临床实用急危重症系列丛书

呼吸内科急危重症

主　编　梁名吉

副主编　李　锐　王希明

编　者（按姓氏笔画排序）：

于　涛　于丽艳　方春晓　王希明　冯　卓

石　磊　刘艳君　孙石春　孙晓辉　岑　军

何　影　李　东　李　锐　张　彤　张　楠

张洪桥　芦志丹　高　翔　高楠楠　梁名吉

魏庆生

中国协和医科大学出版社

图书在版编目（CIP）数据

呼吸内科急危重症／梁名吉主编. —北京：中国协和医科大学出版社，2018.1

（临床实用急危重症系列丛书）

ISBN 978 - 7 - 5679 - 0741 - 6

Ⅰ.①呼…　Ⅱ.①梁…　Ⅲ.①呼吸系统疾病－急性病－诊疗②呼吸系统疾病－险症－诊疗　Ⅳ.①R560.597

中国版本图书馆 CIP 数据核字（2017）第 241093 号

临床实用急危重症系列丛书

呼吸内科急危重症

主　　编：梁名吉
策划编辑：吴桂梅
责任编辑：孙阳鹏

出版发行：**中国协和医科大学出版社**
　　　　　（北京东单三条九号　邮编 100730　电话 65260431）
网　　址：www.pumcp.com
经　　销：新华书店总店北京发行所
印　　刷：北京玺诚印务有限公司

开　　本：710 × 1000　1/16 开
印　　张：23.25
字　　数：360 千字
版　　次：2018 年 1 月第 1 版
印　　次：2018 年 1 月第 1 次印刷
定　　价：62.00 元

ISBN 978 - 7 - 5679 - 0741 - 6

前 言

呼吸系统在人体的各种系统中与外环境接触最频繁，接触面积大，由于大气污染、吸烟、人口老龄化及其他因素，使得呼吸系统疾病对人类健康的危害日益严重。呼吸系统的急危重症直接威胁着人类的生命安危。呼吸科医生肩负的重要使命之一就是急危重症的救治，做好呼吸系统疾病的预防和及早诊治就显得尤为重要。

且随着医学本身及相关学科的发展，新的诊疗技术和方法层出不穷，解决了许多以往无法克服的难题，为患者和医生提供了更多的选择。生理学、生化、免疫、药理、核医学、激光、超声、电子技术等各领域科研的进展为呼吸系统疾病的诊断提供了条件。现采用细胞及分子生物学技术对一些呼吸系统疾病的病因、发病机制、病理生理等研究，使疾病更准确、更早期得以诊断。

本书共分为十九章，主要讲述与呼吸系统以及全身其他各系统疾病相关的呼吸急危重症，内容包括：慢性阻塞性肺疾病、重症肺炎、重症支气管哮喘、支气管扩张症、慢性肺源性心脏病、肺栓塞、呼吸衰竭、急性呼吸窘迫综合征、大咯血、间质性肺疾病、肺性脑病、气胸、肺动脉高压、恶性胸腔积液、肺癌、重症甲型 H1N1 流感、呼吸系统急危重症的操作技术、呼吸系统急危重症的治疗技术、呼吸系统急危重症患者的护理。全书写法简洁实用，以呼吸系统急危重症为纲，阐述了各重症的病因、发病机制、临床表现、辅助检查、诊断及鉴别诊断、治疗、预防等内容。

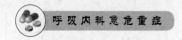

本书可供呼吸科医师、内科医师、全科医师、急诊科医师及医学院校师生在临床实践中查阅参考，具有很强的临床实用性和指导意义。

由于编者水平有限，书中难免存在疏漏或未尽之处，恳请广大读者批评指正。

编　者

2017 年 8 月

目 录

第一章　慢性阻塞性肺疾病

第一节　慢性阻塞性肺疾病

慢性阻塞性肺疾病（COPD）是常见的呼吸系统疾病，是一种可以预防和可以治疗的常见疾病，其特征是持续存在的气流受限。气流受限呈进行性发展，伴有气道和肺对有害颗粒或气体所致慢性炎症反应的增加。急性加重和合并症影响患者整体疾病的严重程度。

【病因】

COPD 发病是遗传与环境致病因素共同作用的结果。某些遗传因素可增加 COPD 发病的危险性。已知的遗传因素为 α_1- 抗胰蛋白酶缺乏。支气管哮喘和气道高反应性是 COPD 的危险因素，气道高反应性可能与机体某些基因和环境因素有关。

COPD 确切的病因可能与以下机制有关：

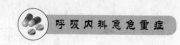

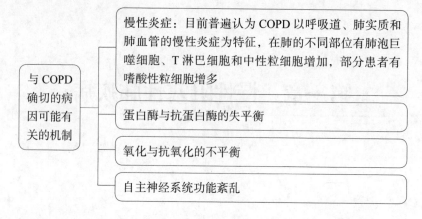

与COPD确切的病因可能有关的机制
- 慢性炎症：目前普遍认为COPD以呼吸道、肺实质和肺血管的慢性炎症为特征，在肺的不同部位有肺泡巨噬细胞、T淋巴细胞和中性粒细胞增加，部分患者有嗜酸性粒细胞增多
- 蛋白酶与抗蛋白酶的失平衡
- 氧化与抗氧化的不平衡
- 自主神经系统功能紊乱

【临床表现】

1. 症状表现

起病缓慢、病程较长。主要的症状表现有：

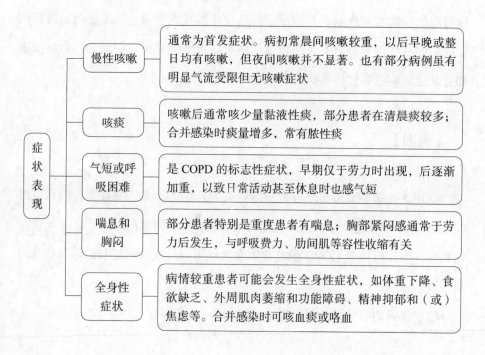

症状表现
- 慢性咳嗽：通常为首发症状。病初常晨间咳嗽较重，以后早晚或整日均有咳嗽，但夜间咳嗽并不显著。也有部分病例虽有明显气流受限但无咳嗽症状
- 咳痰：咳嗽后通常咳少量黏液性痰，部分患者在清晨痰较多；合并感染时痰量增多，常有脓性痰
- 气短或呼吸困难：是COPD的标志性症状，早期仅于劳力时出现，后逐渐加重，以致日常活动甚至休息时也感气短
- 喘息和胸闷：部分患者特别是重度患者有喘息；胸部紧闷感通常于劳力后发生，与呼吸费力、肋间肌等容性收缩有关
- 全身性症状：病情较重患者可能会发生全身性症状，如体重下降、食欲缺乏、外周肌肉萎缩和功能障碍、精神抑郁和（或）焦虑等。合并感染时可咳血痰或咯血

2. 体征表现

COPD 早期体征可不明显。随疾病进展，常有以下体征：

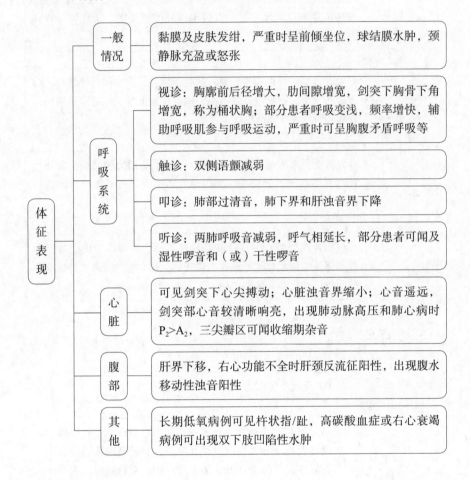

一般情况：黏膜及皮肤发绀，严重时呈前倾坐位，球结膜水肿，颈静脉充盈或怒张

呼吸系统：
视诊：胸廓前后径增大，肋间隙增宽，剑突下胸骨下角增宽，称为桶状胸；部分患者呼吸变浅，频率增快，辅助呼吸肌参与呼吸运动，严重时可呈胸腹矛盾呼吸等

触诊：双侧语颤减弱

叩诊：肺部过清音，肺下界和肝浊音界下降

听诊：两肺呼吸音减弱，呼气相延长，部分患者可闻及湿性啰音和（或）干性啰音

心脏：可见剑突下心尖搏动；心脏浊音界缩小；心音遥远，剑突部心音较清晰响亮，出现肺动脉高压和肺心病时 $P_2 > A_2$，三尖瓣区可闻收缩期杂音

腹部：肝界下移，右心功能不全时肝颈反流征阳性，出现腹水移动性浊音阳性

其他：长期低氧病例可见杵状指/趾，高碳酸血症或右心衰竭病例可出现双下肢凹陷性水肿

【辅助检查】

1. 肺功能检查

肺功能检查是判断气流受限的客观指标。吸入支气管舒张剂后第一秒用力呼气容积（FEV_1）/用力肺活量（FVC）<70% 可确定为气流受限。FEV_1 占预计值百分比是评估 COPD 严重程度的重要指标。

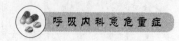

2．X 线胸片检查

X线胸片检查
- 发病早期胸片可无异常，以后出现肺纹理增多、紊乱等非特异性改变
- 发生肺气肿时可见相关表现：肺容积增大，胸廓前后径增长，肋骨走向变平，肺野透亮度增高，横膈位置低平，心脏悬垂狭长，外周肺野纹理纤细稀少等
- 并发肺动脉高压和肺源性心脏病时，除右心增大的 X 线征象外，还可有肺动脉圆锥膨隆，肺门血管影扩大，右下肺动脉增宽和出现残根征等
- X 线胸片改变对 COPD 诊断特异性不高，主要作为确定是否存在肺部并发症及与其他疾病（如气胸、肺大疱、肺炎、肺结核、肺间质纤维化等）鉴别之用

3．胸部 CT 检查

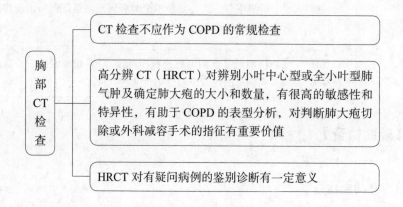

胸部 CT 检查
- CT 检查不应作为 COPD 的常规检查
- 高分辨 CT（HRCT）对辨别小叶中心型或全小叶型肺气肿及确定肺大疱的大小和数量，有很高的敏感性和特异性，有助于 COPD 的表型分析，对判断肺大疱切除或外科减容手术的指征有重要价值
- HRCT 对有疑问病例的鉴别诊断有一定意义

4．血气分析检查

对确定发生低氧血症、高碳酸血症、酸碱平衡失调以及判断呼吸衰竭的类型有重要价值。

5. 其他实验室检查

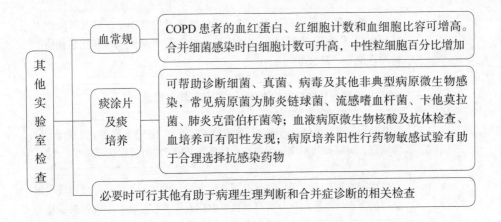

【诊断】

1. 病史

诊断 COPD 时，首先应全面采集病史，包括症状、既往史和系统回顾、接触史。

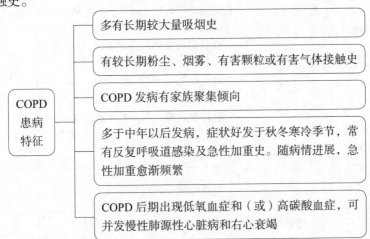

任何患有呼吸困难、慢性咳嗽或多痰的患者，并且有暴露于危险因素的病史，在临床上需要考虑 COPD 的诊断。

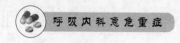

2．诊断要点

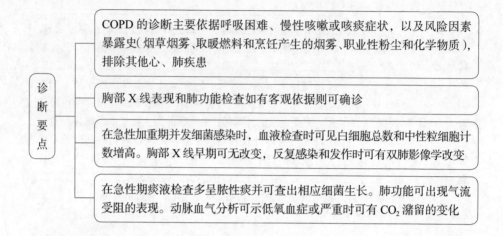

诊断要点

- COPD 的诊断主要依据呼吸困难、慢性咳嗽或咳痰症状，以及风险因素暴露史（烟草烟雾、取暖燃料和烹饪产生的烟雾、职业性粉尘和化学物质），排除其他心、肺疾患
- 胸部 X 线表现和肺功能检查如有客观依据则可确诊
- 在急性加重期并发细菌感染时，血液检查时可见白细胞总数和中性粒细胞计数增高。胸部 X 线早期可无改变，反复感染和发作时可有双肺影像学改变
- 在急性期痰液检查多呈脓性痰并可查出相应细菌生长。肺功能可出现气流受阻的表现。动脉血气分析可示低氧血症或严重时可有 CO_2 潴留的变化

【鉴别诊断】

COPD 应与支气管哮喘、充血性心力衰竭、支气管扩张症、肺结核等疾病相鉴别。

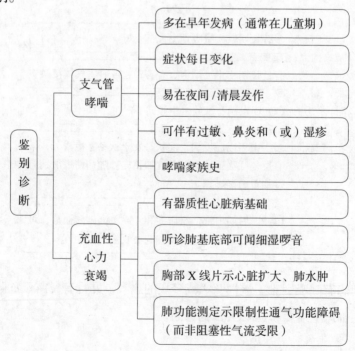

鉴别诊断

支气管哮喘
- 多在早年发病（通常在儿童期）
- 症状每日变化
- 易在夜间/清晨发作
- 可伴有过敏、鼻炎和（或）湿疹
- 哮喘家族史

充血性心力衰竭
- 有器质性心脏病基础
- 听诊肺基底部可闻细湿啰音
- 胸部 X 线片示心脏扩大、肺水肿
- 肺功能测定示限制性通气功能障碍（而非阻塞性气流受限）

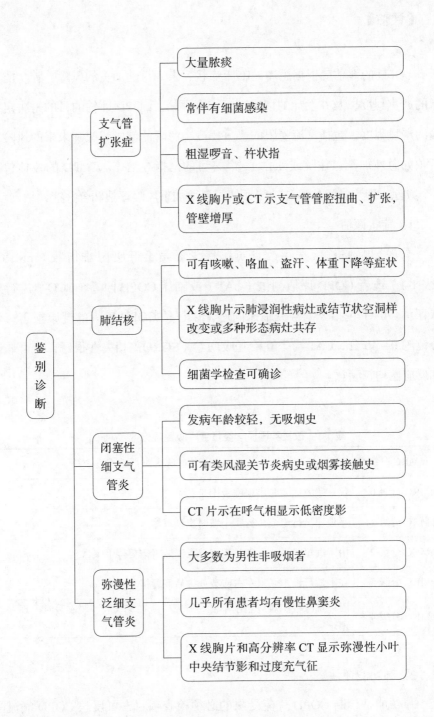

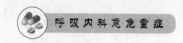

【评估】

COPD 的评估应根据患者的临床症状、未来急性加重的风险、肺功能异常的严重程度以及并发症的情况进行综合评估。COPD 评估的目的是决定疾病的严重程度,包括气流受限的严重程度、患者的健康状况和未来的风险程度(如急性加重、住院或死亡),最终目的是指导治疗。COPD 的评估包括4 个方面,即症状评估、肺功能评估、急性加重风险评估和合并症评估。

1. 症状评估

全球策略修订版选用改良英国医学委员会呼吸困难指数(mMRC)(表 1-1)或者 COPD 评估测试(CAT)或临床 COPD 问卷(CCQ)进行症状评估。CAT 包括 8 个常见临床问题,以评估 COPD 患者的健康损害;评分范围 0 ~ 40 分,CAT 与圣乔治呼吸问卷(SGRQ)相关性很好,其可靠性和反应性均较满意。

表 1-1　改良英国医学委员会呼吸困难指数(mMRC)

mMRC 分级	mMRC 评估呼吸困难严重程度
mMRC 分级 0	仅在费力运动时出现呼吸困难
mMRC 分级 1	平地快步行走或步行爬小坡时出现气短
mMRC 分级 2	由于气短,平地行走时比同龄人慢或者需要停下来休息
mMRC 分级 3	在平地行走 100 米左右或数分钟后需要停下来喘气
mMRC 分级 4	因严重呼吸困难以至于不能离开家,或在穿衣服、脱衣服时出现呼吸困难

2. 肺功能评估

肺功能是诊断 COPD 气流受限的必须检查项目,可反映 COPD 气流受限的严重程度。目前临床上依然维持原有肺功能分界点，即以 FEV_1，占预计值 80%、50%、30% 作为气流受限的分级标准。COPD 患者的气流受限的肺功能分级分为 4 级（grades），即：GOLD1 为轻度，GOLD2 为中度，GOLD3 为重度，GOLD4 为非常严重。COPD 分期（stage）的概念已经被废除，因为单纯基于 FEV_1，进行 COPD 分期是不恰当的，而且分期系统缺乏循证医学证据。此外，2011 年全球策略中已不再将"合并慢性呼吸衰竭"作为 COPD 分级中最为严重的 GOLD4 的一个指标（表 1-2）。

表 1-2　COPD 患者气流受限分级（吸入支气管扩张剂后的 FEV_1）

t	患者肺功能 FEV_1/FVC<70%
GOLD 1：轻度	FEV_1%pred ≥ 80%
GOLD 2：中度	50% ≤ FEV_1%pred<80%
GOLD 3：重度	30% ≤ FEV_1%pred<50%
GOLD 4：非常严重	FEV_1%pred<30%

注：FEV_1%pred 为 FEV_1 占预计值百分比，下同

3. 急性加重风险评估

采用急性加重病史和肺功能评估急性加重的风险，上一年发生 2 次或以上的急性加重提示风险增加，需要正确评估合并症并给予恰当的治疗。

4. 合并症评估

COPD 患者常常伴有合并症，包括心血管疾病、骨骼肌功能下降、代谢综合征、骨质疏松症、焦虑和抑郁、肺癌等。这些合并症可影响患者的住院率和死亡率，应该努力发现患者的合并症并给予适当的治疗。

心血管系统疾病是最重要的合并症

骨质疏松症是 COPD 主要合并症，经常诊断不足。研究表明，COPD 的早期即可存在骨质疏松

肺癌常见于 COPD 患者，且为轻度 COPD 患者的最常见死因

COPD 患者鼻部症状或鼻部炎症性疾病与病情加重及恶化存在相关性

COPD 患者常发生急性和慢性下呼吸道感染

COPD 并发肺动脉高压

AECOPD 常合并静脉血栓栓塞性疾病。严重 AECOPD 患者出现难治性低氧血症时，应考虑肺栓塞的可能性

临床上常见合并肺气肿的 COPD 患者同时合并肺纤维化，此类患者肺容积相对正常而弥散能力显著下降，肺动脉高压发生率较高

COPD 患者常见骨骼肌无力，可早于恶病质。研究表明，晚期 COPD 患者骨骼肌明显萎缩，与呼吸功能、活动耐量、健康状况和死亡率增加相关。系统性炎症是 COPD 患者体重减轻和肌肉萎缩的重要原因

抑郁也是常见合并症，提示预后不佳

合并症评估

5. 综合评估

2016 全球策略修订版指出，应该综合症状评估、肺功能分级以及急性加重的风险等重要指标联合评估 COPD 病情，从而达到改善 COPD 的疾病管理的目的。2016 全球策略修订版 COPD 的综合评估系统将 COPD 患者分为 A、B、C、D 四组，具体详见表 1-3。

表 1-3　COPD 患者病情的综合评估

患者	特征	肺功能分级	年急性加重次数	mMRC	CAT
A 组	低危，症状少	GOLD 1～2	≤1（未入院）	0～1	<10
B 组	低危，症状多	GOLD 1～2	≤1（未入院）	≥2	≥10
C 组	高危，症状少	GOLD 3～4	≥2（≥1次入院）	0～1	<10
D 组	高危，症状多	GOLD 3～4	≥2（≥1次入院）	≥2	≥10

COPD 的综合评估系统反映了 COPD 的复杂性，明显优于先前应用单一的气流受限进行疾病的分期，其最终目的是更加合理地指导患者的治疗。

【治疗措施】

1. 治疗原则与目的

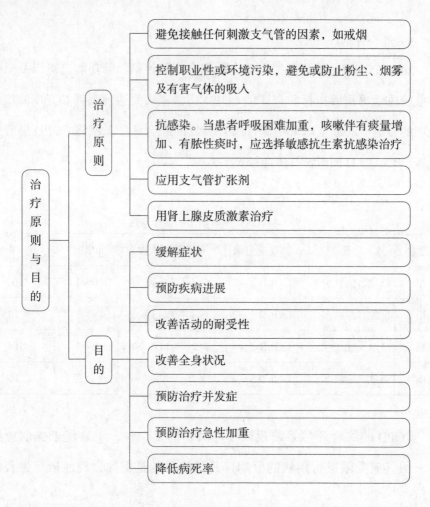

避免接触任何刺激支气管的因素，如戒烟

控制职业性或环境污染，避免或防止粉尘、烟雾及有害气体的吸入

抗感染。当患者呼吸困难加重，咳嗽伴有痰量增加、有脓性痰时，应选择敏感抗生素抗感染治疗

应用支气管扩张剂

用肾上腺皮质激素治疗

缓解症状

预防疾病进展

改善活动的耐受性

改善全身状况

预防治疗并发症

预防治疗急性加重

降低病死率

2. 稳定期预防治疗感染

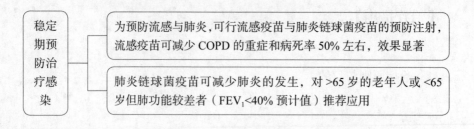

为预防流感与肺炎,可行流感疫苗与肺炎链球菌疫苗的预防注射,流感疫苗可减少 COPD 的重症和病死率 50% 左右,效果显著

肺炎链球菌疫苗可减少肺炎的发生，对 >65 岁的老年人或 <65 岁但肺功能较差者（FEV_1<40% 预计值）推荐应用

3．稳定期支气管扩张剂治疗

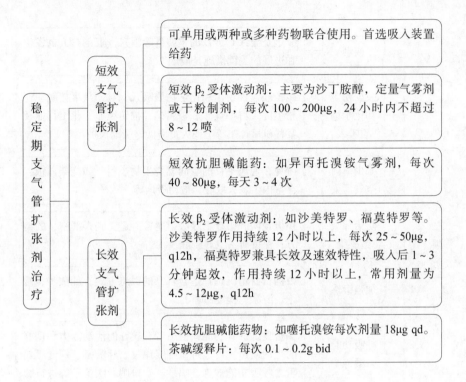

稳定期支气管扩张剂治疗
- 短效支气管扩张剂
  - 可单用或两种或多种药物联合使用。首选吸入装置给药
  - 短效 β_2 受体激动剂：主要为沙丁胺醇，定量气雾剂或干粉制剂，每次 100～200μg，24 小时内不超过 8～12 喷
  - 短效抗胆碱能药：如异丙托溴铵气雾剂，每次 40～80μg，每天 3～4 次
- 长效支气管扩张剂
  - 长效 β_2 受体激动剂：如沙美特罗、福莫特罗等。沙美特罗作用持续 12 小时以上，每次 25～50μg，q12h，福莫特罗兼具长效及速效特性，吸入后 1～3 分钟起效，作用持续 12 小时以上，常用剂量为 4.5～12μg，q12h
  - 长效抗胆碱能药物：如噻托溴铵每次剂量 18μg qd。茶碱缓释片：每次 0.1～0.2g bid

4．氧疗的治疗指征与目的

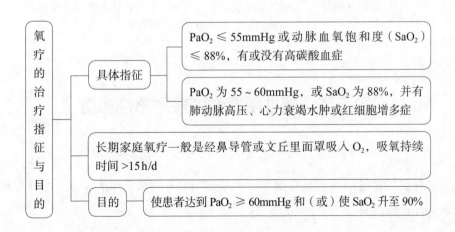

氧疗的治疗指征与目的
- 具体指征
  - $PaO_2 \leq 55mmHg$ 或动脉血氧饱和度（SaO_2）$\leq 88\%$，有或没有高碳酸血症
  - PaO_2 为 55～60mmHg，或 SaO_2 为 88%，并有肺动脉高压、心力衰竭水肿或红细胞增多症
- 长期家庭氧疗一般是经鼻导管或文丘里面罩吸入 O_2，吸氧持续时间 >15h/d
- 目的
  - 使患者达到 $PaO_2 \geq 60mmHg$ 和（或）使 SaO_2 升至 90%

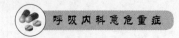

【预防】

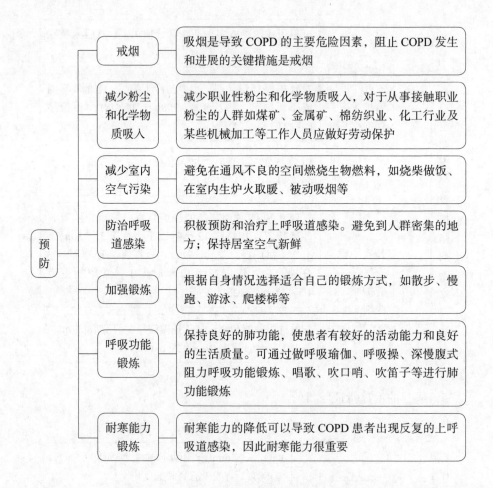

预防	戒烟	吸烟是导致 COPD 的主要危险因素，阻止 COPD 发生和进展的关键措施是戒烟
	减少粉尘和化学物质吸入	减少职业性粉尘和化学物质吸入，对于从事接触职业粉尘的人群如煤矿、金属矿、棉纺织业、化工行业及某些机械加工等工作人员应做好劳动保护
	减少室内空气污染	避免在通风不良的空间燃烧生物燃料，如烧柴做饭、在室内生炉火取暖、被动吸烟等
	防治呼吸道感染	积极预防和治疗上呼吸道感染。避免到人群密集的地方；保持居室空气新鲜
	加强锻炼	根据自身情况选择适合自己的锻炼方式，如散步、慢跑、游泳、爬楼梯等
	呼吸功能锻炼	保持良好的肺功能，使患者有较好的活动能力和良好的生活质量。可通过做呼吸瑜伽、呼吸操、深慢腹式阻力呼吸功能锻炼、唱歌、吹口哨、吹笛子等进行肺功能锻炼
	耐寒能力锻炼	耐寒能力的降低可以导致 COPD 患者出现反复的上呼吸道感染，因此耐寒能力很重要

第二节　慢性阻塞性肺疾病急性加重

慢性阻塞性肺疾病急性加重期（AECOPD）的判定与治疗是治疗和控制 COPD 进展的关键。

【病因】

1. 基本原因

引起 AECOPD 的最常见原因是呼吸道感染，以病毒和细菌感染最为多见。部分患者急性加重的原因难以确定，环境理化因素改变亦可能参与其中。对引发 AECOPD 的因素应尽可能加以避免、去除或控制。

2. 诱发因素

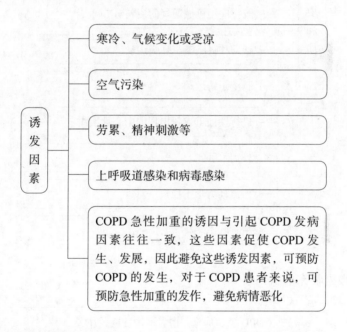

诱
发
因
素

- 寒冷、气候变化或受凉
- 空气污染
- 劳累、精神刺激等
- 上呼吸道感染和病毒感染
- COPD 急性加重的诱因与引起 COPD 发病因素往往一致，这些因素促使 COPD 发生、发展，因此避免这些诱发因素，可预防 COPD 的发生，对于 COPD 患者来说，可预防急性加重的发作，避免病情恶化

【AECOPD 的评估】

与患者急性加重前病史、症状、体征、肺功能测定、动脉血气分析和其他实验室检查指标进行比较，可以判断本次急性加重的严重程度。

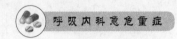

1. 病史和体征

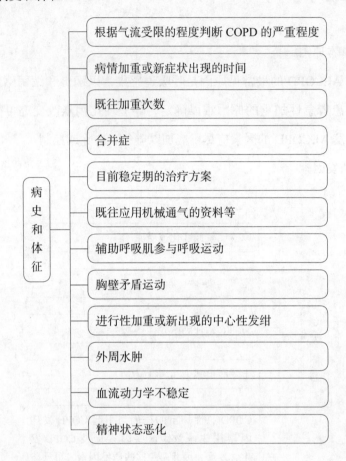

病
史
和
体
征

- 根据气流受限的程度判断 COPD 的严重程度
- 病情加重或新症状出现的时间
- 既往加重次数
- 合并症
- 目前稳定期的治疗方案
- 既往应用机械通气的资料等
- 辅助呼吸肌参与呼吸运动
- 胸壁矛盾运动
- 进行性加重或新出现的中心性发绀
- 外周水肿
- 血流动力学不稳定
- 精神状态恶化

2. 根据临床症状判断

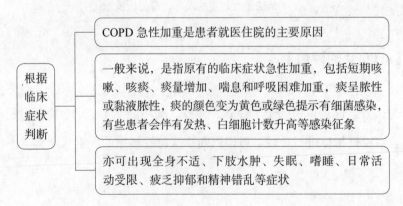

根据
临床
症状
判断

- COPD 急性加重是患者就医住院的主要原因
- 一般来说，是指原有的临床症状急性加重，包括短期咳嗽、咳痰、痰量增加、喘息和呼吸困难加重，痰呈脓性或黏液脓性，痰的颜色变为黄色或绿色提示有细菌感染，有些患者会伴有发热、白细胞计数升高等感染征象
- 亦可出现全身不适、下肢水肿、失眠、嗜睡、日常活动受限、疲乏抑郁和精神错乱等症状

3．辅助检查

诊断 COPD 急性加重需注意除外其他具有类似临床表现的疾病，如肺炎、气胸、胸腔积液、心肌梗死、心力衰竭（肺心病以外的原因所致）、肺栓塞、肺部肿瘤等。因此，当 COPD 患者病情突然加重，必须详细询问病史、体格检查，并作相应的实验室及其他检查，如胸部 X 线、肺 CT、肺功能测定、心电图、动脉血气分析、痰液的细菌学检查等。

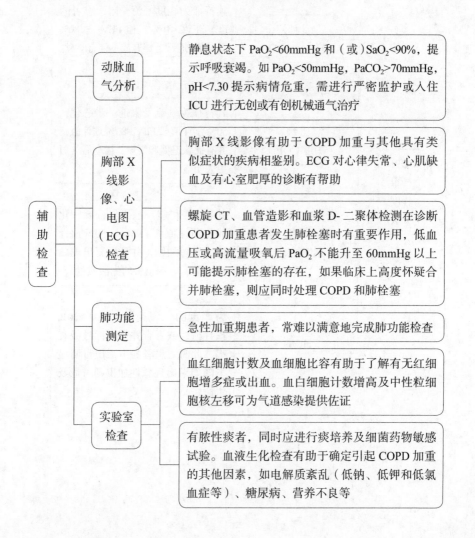

辅助检查

动脉血气分析：静息状态下 $PaO_2<60mmHg$ 和（或）$SaO_2<90\%$，提示呼吸衰竭。如 $PaO_2<50mmHg$，$PaCO_2>70mmHg$，pH<7.30 提示病情危重，需进行严密监护或入住 ICU 进行无创或有创机械通气治疗

胸部 X 线影像、心电图（ECG）检查：
- 胸部 X 线影像有助于 COPD 加重与其他具有类似症状的疾病相鉴别。ECG 对心律失常、心肌缺血及有心室肥厚的诊断有帮助
- 螺旋 CT、血管造影和血浆 D- 二聚体检测在诊断 COPD 加重患者发生肺栓塞时有重要作用，低血压或高流量吸氧后 PaO_2 不能升至 60mmHg 以上可能提示肺栓塞的存在，如果临床上高度怀疑合并肺栓塞，则应同时处理 COPD 和肺栓塞

肺功能测定：急性加重期患者，常难以满意地完成肺功能检查

实验室检查：
- 血红细胞计数及血细胞比容有助于了解有无红细胞增多症或出血。血白细胞计数增高及中性粒细胞核左移可为气道感染提供佐证
- 有脓性痰者，同时应进行痰培养及细菌药物敏感试验。血液生化检查有助于确定引起 COPD 加重的其他因素，如电解质紊乱（低钠、低钾和低氯血症等）、糖尿病、营养不良等

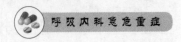

4. COPD 严重程度分级

COPD 严重程度评估分级需根据患者的症状、肺功能改变程度、是否存在合并症（呼吸衰竭、心力衰竭）等确定，其中反映气流受限程度的 FEV_1 下降有重要参考意义。根据肺功能检测结果，将 COPD 严重性分为 4 级。

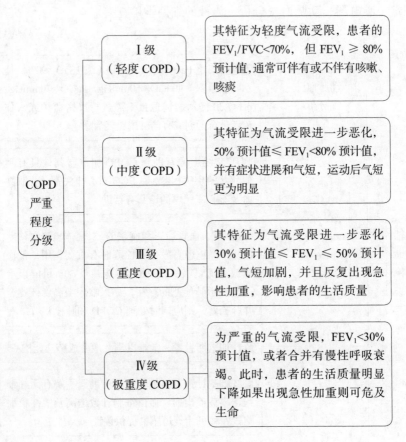

COPD 严重程度分级

I 级（轻度 COPD）：其特征为轻度气流受限，患者的 $FEV_1/FVC<70\%$，但 $FEV_1 \geqslant 80\%$ 预计值，通常可伴有或不伴有咳嗽、咳痰

II 级（中度 COPD）：其特征为气流受限进一步恶化，50% 预计值 $\leqslant FEV_1<80\%$ 预计值，并有症状进展和气短，运动后气短更为明显

III 级（重度 COPD）：其特征为气流受限进一步恶化 30% 预计值 $\leqslant FEV_1 \leqslant 50\%$ 预计值，气短加剧，并且反复出现急性加重，影响患者的生活质量

IV 级（极重度 COPD）：为严重的气流受限，$FEV_1<30\%$ 预计值，或者合并有慢性呼吸衰竭。此时，患者的生活质量明显下降如果出现急性加重则可危及生命

【门诊或住院治疗指征】

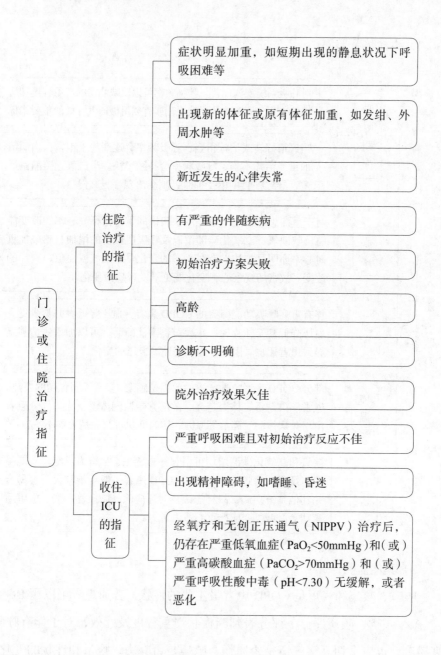

症状明显加重，如短期出现的静息状况下呼吸困难等

出现新的体征或原有体征加重，如发绀、外周水肿等

新近发生的心律失常

有严重的伴随疾病

初始治疗方案失败

高龄

诊断不明确

院外治疗效果欠佳

严重呼吸困难且对初始治疗反应不佳

出现精神障碍，如嗜睡、昏迷

经氧疗和无创正压通气（NIPPV）治疗后，仍存在严重低氧血症（$PaO_2<50mmHg$）和（或）严重高碳酸血症（$PaCO_2>70mmHg$）和（或）严重呼吸性酸中毒（pH<7.30）无缓解，或者恶化

门诊或住院治疗指征

住院治疗的指征

收住ICU的指征

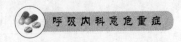

【监护】

1. 生命体征监测

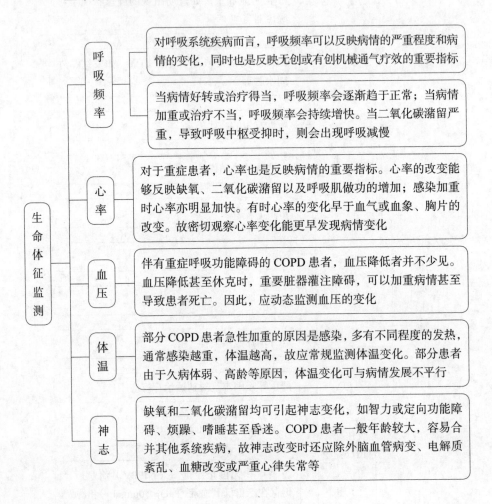

生命体征监测

呼吸频率
- 对呼吸系统疾病而言,呼吸频率可以反映病情的严重程度和病情的变化,同时也是反映无创或有创机械通气疗效的重要指标
- 当病情好转或治疗得当,呼吸频率会逐渐趋于正常;当病情加重或治疗不当,呼吸频率会持续增快。当二氧化碳潴留严重,导致呼吸中枢受抑时,则会出现呼吸减慢

心率
- 对于重症患者,心率也是反映病情的重要指标。心率的改变能够反映缺氧、二氧化碳潴留以及呼吸肌做功的增加;感染加重时心率亦明显加快。有时心率的变化早于血气或血象、胸片的改变。故密切观察心率变化能更早发现病情变化

血压
- 伴有重症呼吸功能障碍的COPD患者,血压降低者并不少见。血压降低甚至休克时,重要脏器灌注障碍,可以加重病情甚至导致患者死亡。因此,应动态监测血压的变化

体温
- 部分COPD患者急性加重的原因是感染,多有不同程度的发热,通常感染越重,体温越高,故应常规监测体温变化。部分患者由于久病体弱、高龄等原因,体温变化可与病情发展不平行

神志
- 缺氧和二氧化碳潴留均可引起神志变化,如智力或定向功能障碍、烦躁、嗜睡甚至昏迷。COPD患者一般年龄较大,容易合并其他系统疾病,故神志改变时还应除外脑血管病变、电解质紊乱、血糖改变或严重心律失常等

2. 其他监测

咳嗽、咳痰和气短是COPD患者最主要的症状,普通患者可以用BCSS(气短、咳嗽、咳痰评分)评分表判断症状严重程度及疗效,对于伴有呼吸衰竭者,也应密切观察气道是否通畅、咳痰是否有力、痰量和性状的变化、辅助呼吸肌运动和三凹征,以及是否出现胸腹矛盾运动等表现。此外还包括

心肺查体、发绀、水肿等，生命体征监测如前所述。

3．呼吸功能监测

呼吸功能监测 COPD 伴有重症呼吸功能障碍患者有时需要无创或有创机械通气，这时呼吸功能监测就变得至关重要。主要包括以下内容：

（1）气道压力：气道压对血流动力学、气体交换的影响明显，并与肺气压伤的发生密切相关，因此监测气道压很重要。

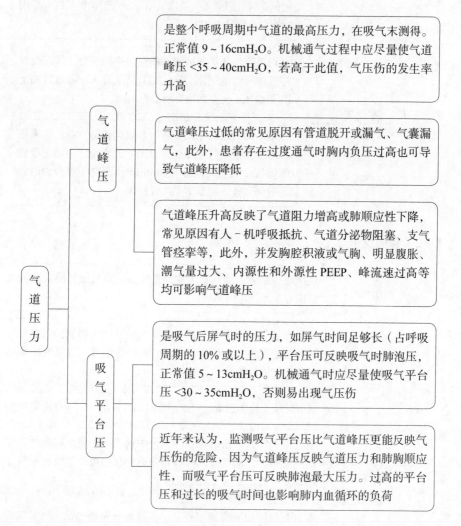

气道压力

气道峰压
- 是整个呼吸周期中气道的最高压力，在吸气末测得。正常值 9~16cmH$_2$O。机械通气过程中应尽量使气道峰压 <35~40cmH$_2$O，若高于此值，气压伤的发生率升高
- 气道峰压过低的常见原因有管道脱开或漏气、气囊漏气，此外，患者存在过度通气时胸内负压过高也可导致气道峰压降低
- 气道峰压升高反映了气道阻力增高或肺顺应性下降，常见原因有人-机呼吸抵抗、气道分泌物阻塞、支气管痉挛等，此外，并发胸腔积液或气胸、明显腹胀、潮气量过大、内源性和外源性 PEEP、峰流速过高等均可影响气道峰压

吸气平台压
- 是吸气后屏气时的压力，如屏气时间足够长（占呼吸周期的 10% 或以上），平台压可反映吸气时肺泡压，正常值 5~13cmH$_2$O。机械通气时应尽量使吸气平台压 <30~35cmH$_2$O，否则易出现气压伤
- 近年来认为，监测吸气平台压比气道峰压更能反映气压伤的危险，因为气道峰压反映气道压力和肺胸顺应性，而吸气平台压可反映肺泡最大压力。过高的平台压和过长的吸气时间也影响肺内血循环的负荷

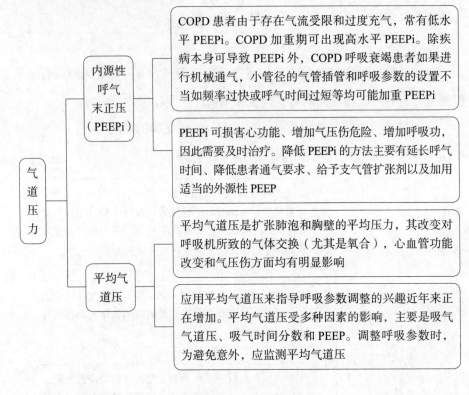

气道压力
- 内源性呼气末正压（PEEPi）
  - COPD 患者由于存在气流受限和过度充气，常有低水平 PEEPi。COPD 加重期可出现高水平 PEEPi。除疾病本身可导致 PEEPi 外，COPD 呼吸衰竭患者如果进行机械通气，小管径的气管插管和呼吸参数的设置不当如频率过快或呼气时间过短等均可能加重 PEEPi
  - PEEPi 可损害心功能、增加气压伤危险、增加呼吸功，因此需要及时治疗。降低 PEEPi 的方法主要有延长呼气时间、降低患者通气要求、给予支气管扩张剂以及加用适当的外源性 PEEP
- 平均气道压
  - 平均气道压是扩张肺泡和胸壁的平均压力，其改变对呼吸机所致的气体交换（尤其是氧合），心血管功能改变和气压伤方面均有明显影响
  - 应用平均气道压来指导呼吸参数调整的兴趣近年来正在增加。平均气道压受多种因素的影响，主要是吸气气道压、吸气时间分数和 PEEP。调整呼吸参数时，为避免意外，应监测平均气道压

（2）肺通气

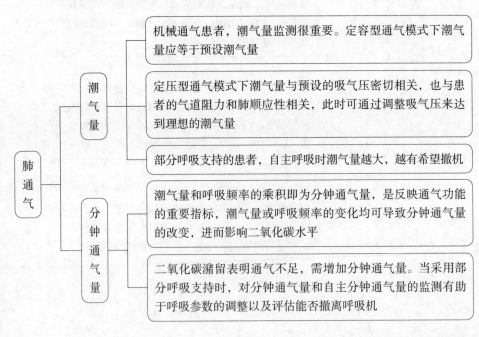

肺通气
- 潮气量
  - 机械通气患者，潮气量监测很重要。定容型通气模式下潮气量应等于预设潮气量
  - 定压型通气模式下潮气量与预设的吸气压密切相关，也与患者的气道阻力和肺顺应性相关，此时可通过调整吸气压来达到理想的潮气量
  - 部分呼吸支持的患者，自主呼吸时潮气量越大，越有希望撤机
- 分钟通气量
  - 潮气量和呼吸频率的乘积即为分钟通气量，是反映通气功能的重要指标，潮气量或呼吸频率的变化均可导致分钟通气量的改变，进而影响二氧化碳水平
  - 二氧化碳潴留表明通气不足，需增加分钟通气量。当采用部分呼吸支持时，对分钟通气量和自主分钟通气量的监测有助于呼吸参数的调整以及评估能否撤离呼吸机

（3）气体流量

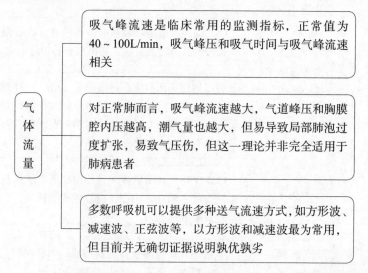

气体流量
- 吸气峰流速是临床常用的监测指标，正常值为40～100L/min，吸气峰压和吸气时间与吸气峰流速相关
- 对正常肺而言，吸气峰流速越大，气道峰压和胸膜腔内压越高，潮气量也越大，但易导致局部肺泡过度扩张，易致气压伤，但这一理论并非完全适用于肺病患者
- 多数呼吸机可以提供多种送气流速方式，如方形波、减速波、正弦波等，以方形波和减速波最为常用，但目前并无确切证据说明孰优孰劣

（4）气道阻力：COPD 患者气道阻力明显增加。机械通气时气管插管产生的阻力在总呼吸阻力中占很大比例，与管腔内径关系最大，其次是吸气峰流速和气管插管长度。

（5）肺顺应性：COPD 患者动态肺顺应性降低，这与气流阻塞有关，往往会导致呼吸功的增加。

（6）呼吸功：对于部分通气支持患者，由于呼吸机的切换和患者自身的呼吸动作之间存在时间差，始终存在使患者呼吸功增加的可能，故应调节好触发灵敏度、PEEP、吸气峰流速等以尽可能减少呼吸功。

（7）最大吸气压：是测定呼吸肌肌力的指标，可用于判断是否需要建立或撤离机械通气。

（8）气道闭合压：是反映呼吸中枢驱动力的指标，测定方法是在规律呼吸之外的间歇，在没有预先告知患者的情况下让气道在吸气前闭合，在患者还没有意识到气道闭合和对它做出反应之前这一瞬间（典型的为 0.1 秒）测出气道压改变（P0.1 秒）。

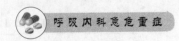

4. 并发症的监测

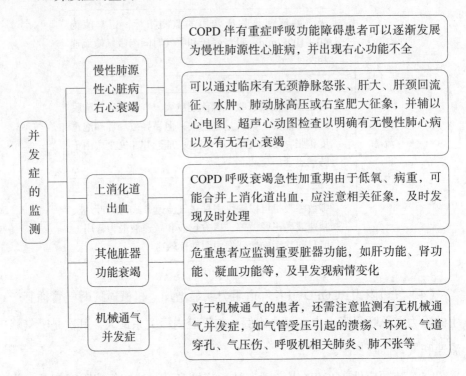

并发症的监测

- 慢性肺源性心脏病右心衰竭
  - COPD 伴有重症呼吸功能障碍患者可以逐渐发展为慢性肺源性心脏病，并出现右心功能不全
  - 可以通过临床有无颈静脉怒张、肝大、肝颈回流征、水肿、肺动脉高压或右室肥大征象，并辅以心电图、超声心动图检查以明确有无慢性肺心病以及有无右心衰竭
- 上消化道出血
  - COPD 呼吸衰竭急性加重期由于低氧、病重，可能合并上消化道出血，应注意相关征象，及时发现及时处理
- 其他脏器功能衰竭
  - 危重患者应监测重要脏器功能，如肝功能、肾功能、凝血功能等，及早发现病情变化
- 机械通气并发症
  - 对于机械通气的患者，还需注意监测有无机械通气并发症，如气管受压引起的溃疡、坏死、气道穿孔、气压伤、呼吸机相关肺炎、肺不张等

5. 伴发疾病监测

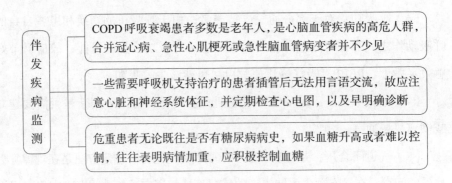

伴发疾病监测

- COPD 呼吸衰竭患者多数是老年人，是心脑血管疾病的高危人群，合并冠心病、急性心肌梗死或急性脑血管病变者并不少见
- 一些需要呼吸机支持治疗的患者插管后无法用言语交流，故应注意心脏和神经系统体征，并定期检查心电图，以及早明确诊断
- 危重患者无论既往是否有糖尿病病史，如果血糖升高或者难以控制，往往表明病情加重，应积极控制血糖

6. 药物不良反应监测

由于 COPD 伴有重症呼吸功能障碍患者往往使用的药物较多，应注意药物对肝肾功能的损害、过敏反应以及神经精神症状，及时处理。

7. COPD 伴有重症呼吸功能障碍稳定期的监测

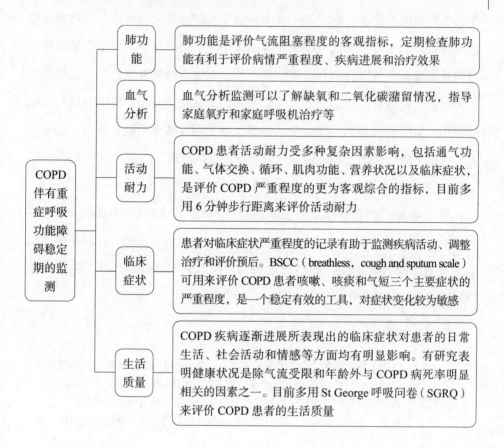

	肺功能	肺功能是评价气流阻塞程度的客观指标，定期检查肺功能有利于评价病情严重程度、疾病进展和治疗效果
COPD 伴有重症呼吸功能障碍稳定期的监测	血气分析	血气分析监测可以了解缺氧和二氧化碳潴留情况，指导家庭氧疗和家庭呼吸机治疗等
	活动耐力	COPD 患者活动耐力受多种复杂因素影响，包括通气功能、气体交换、循环、肌肉功能、营养状况以及临床症状，是评价 COPD 严重程度的更为客观综合的指标，目前多用 6 分钟步行距离来评价活动耐力
	临床症状	患者对临床症状严重程度的记录有助于监测疾病活动、调整治疗和评价预后。BSCC（breathless，cough and sputum scale）可用来评价 COPD 患者咳嗽、咳痰和气短三个主要症状的严重程度，是一个稳定有效的工具，对症状变化较为敏感
	生活质量	COPD 疾病逐渐进展所表现出的临床症状对患者的日常生活、社会活动和情感等方面均有明显影响。有研究表明健康状况是除气流受限和年龄外与 COPD 病死率明显相关的因素之一。目前多用 St George 呼吸问卷（SGRQ）来评价 COPD 患者的生活质量

【治疗措施】

AECOPD 的治疗需在缓解期治疗的基础上有所加强，如用抗胆碱药物与 β_2 受体激动剂雾化治疗，以尽快缓解症状，常用药物有异丙托溴铵及沙丁胺醇。对呼吸困难、喘息症状明显者，全身应用糖皮质激素，可使症状缓解，病情改善。当 AECOPD 具有三个症状即呼吸困难、痰量增加、脓性痰时，推荐使用抗菌药物，如果仅有两个症状且其中一个是脓性痰时，也推荐使用，对需要机械通气的 AECOPD 患者，推荐应用抗菌药物。推荐治疗疗程为 5 ~ 10 天。

由于 COPD 急性加重反复发作的患者常常应用抗菌药物治疗，加之细菌培养影响因素较多，痰培养阳性率不高，且难以及时获得结果，初始经验治疗显得尤为重要。因此应根据患者临床情况、痰液性质、当地病原菌感染趋势及细菌耐药情况选用合适的抗菌药物。对伴有呼吸衰竭的患者，早期应用无创正压通气可以改善缺氧，降低动脉血二氧化碳分压，减少有创呼吸机的应用。对于痰液黏稠、气道分泌物多，容易误吸者等不适合进行无创通气者，可根据病情考虑气管插管或气管切开进行机械通气。

1. 控制性氧疗

氧疗是 AECOPD 住院患者的基础治疗。无严重合并症的 AECOPD 患者氧疗后易达到满意的氧合水平（$PaO_2>60mmHg$ 或 $SaO_2>90\%$）。但宜给予低浓度吸氧，吸入氧浓度一般不超过 35%，吸入氧浓度过高，可发生潜在的 CO_2 潴留及呼吸性酸中毒。

2. 抗感染治疗

抗感染治疗

COPD 急性加重可能与细菌感染有关，当患者呼吸困难加重、痰量增多及脓性痰时，应根据 COPD 严重程度及相应的细菌分布情况，结合当地常见致病菌类型及耐药流行趋势和药物敏感情况尽早选择敏感抗生素。如对初始治疗方案反应欠佳，应及时根据细菌培养及药敏试验结果调整抗生素

通常 COPD Ⅰ级（轻度）或Ⅱ级（中度）患者加重时，主要致病菌多为肺炎链球菌、流感嗜血杆菌及卡他莫拉菌；属于Ⅲ级（重度）及Ⅳ级（极重度）COPD 急性加重时，除以上常见细菌外，尚可有肠杆菌科细菌、铜绿假单胞菌及耐甲氧西林金黄色葡萄球菌

发生铜绿假单胞菌的危险因素有：近期住院、频繁应用抗菌药物、以往有铜绿假单胞菌分离或寄植的历史等

要根据细菌可能的分布采用适当的抗菌药物治疗。抗菌治疗应尽可能将细菌负荷降低到最低水平，以延长 COPD 临床缓解期的持续时间

长期应用广谱抗生素和糖皮质激素易继发深部真菌感染，应密切观察真菌感染的临床征象并及时采用防治真菌感染的措施

3. 支气管舒张药的应用

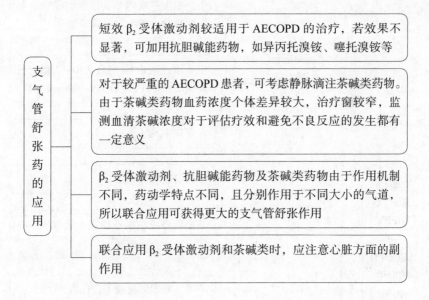

支气管舒张药的应用
- 短效 β₂ 受体激动剂较适用于 AECOPD 的治疗，若效果不显著，可加用抗胆碱能药物，如异丙托溴铵、噻托溴铵等
- 对于较严重的 AECOPD 患者，可考虑静脉滴注茶碱类药物。由于茶碱类药物血药浓度个体差异较大，治疗窗较窄，监测血清茶碱浓度对于评估疗效和避免不良反应的发生都有一定意义
- β₂ 受体激动剂、抗胆碱能药物及茶碱类药物由于作用机制不同，药动学特点不同，且分别作用于不同大小的气道，所以联合应用可获得更大的支气管舒张作用
- 联合应用 β₂ 受体激动剂和茶碱类时，应注意心脏方面的副作用

4. 糖皮质激素的应用

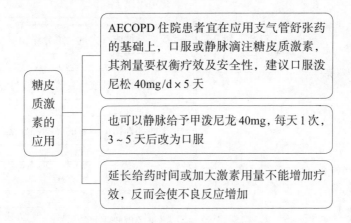

糖皮质激素的应用
- AECOPD 住院患者宜在应用支气管舒张药的基础上，口服或静脉滴注糖皮质激素，其剂量要权衡疗效及安全性，建议口服泼尼松 40mg/d × 5 天
- 也可以静脉给予甲泼尼龙 40mg，每天 1 次，3 ~ 5 天后改为口服
- 延长给药时间或加大激素用量不能增加疗效，反而会使不良反应增加

5. 机械通气治疗

（1）无创性机械通气（NIPPV）在 AECOPD 的应用指征

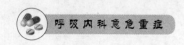

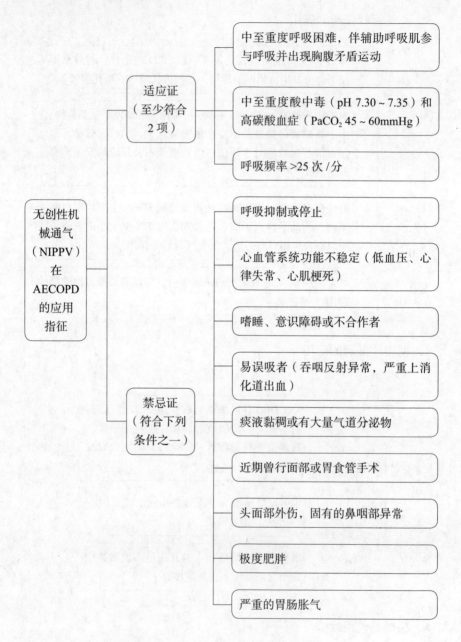

无创性机械通气（NIPPV）在 AECOPD 的应用指征

适应证（至少符合 2 项）
- 中至重度呼吸困难，伴辅助呼吸肌参与呼吸并出现胸腹矛盾运动
- 中至重度酸中毒（pH 7.30～7.35）和高碳酸血症（$PaCO_2$ 45～60mmHg）
- 呼吸频率 >25 次/分

禁忌证（符合下列条件之一）
- 呼吸抑制或停止
- 心血管系统功能不稳定（低血压、心律失常、心肌梗死）
- 嗜睡、意识障碍或不合作者
- 易误吸者（吞咽反射异常，严重上消化道出血）
- 痰液黏稠或有大量气道分泌物
- 近期曾行面部或胃食管手术
- 头面部外伤，固有的鼻咽部异常
- 极度肥胖
- 严重的胃肠胀气

（2）有创性机械通气在 AECOPD 的应用指征

有创性机械通气在AECOPD的应用指征
- 严重呼吸困难，辅助呼吸肌参与呼吸，并出现胸腹矛盾呼吸
- 呼吸频率 >35 次/分
- 危及生命的低氧血症（PaO_2<40mmHg 或 PaO_2/FiO_2<200mmHg）
- 严重的呼吸性酸中毒（pH 7.25）及高碳酸血症
- 呼吸抑制或停止
- 嗜睡，意识障碍
- 严重心血管系统并发症（低血压、休克、心力衰竭）
- 其他并发症（代谢紊乱、脓毒血症、肺炎、肺栓塞、气压伤、大量胸腔积液）
- 无创性正压通气治疗失败或存在无创性正压通气的使用禁忌证

6. 其他治疗措施

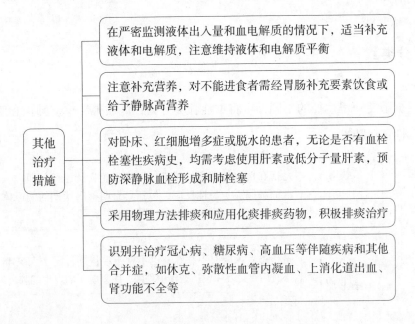

其他治疗措施
- 在严密监测液体出入量和血电解质的情况下，适当补充液体和电解质，注意维持液体和电解质平衡
- 注意补充营养，对不能进食者需经胃肠补充要素饮食或给予静脉高营养
- 对卧床、红细胞增多症或脱水的患者，无论是否有血栓栓塞性疾病史，均需考虑使用肝素或低分子量肝素，预防深静脉血栓形成和肺栓塞
- 采用物理方法排痰和应用化痰排痰药物，积极排痰治疗
- 识别并治疗冠心病、糖尿病、高血压等伴随疾病和其他合并症，如休克、弥散性血管内凝血、上消化道出血、肾功能不全等

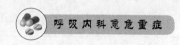
第二章　重症肺炎

　　肺炎是威胁人类健康的常见感染性疾病之一。重症肺炎又称中毒性肺炎或暴发性肺炎，是由各种病原体所致肺实质性炎性反应，造成严重菌血症或毒血症进而引起血压下降、休克、神志模糊、烦躁不安、谵妄和昏迷。多见于老年人，青壮年也可发病，病情严重者可出现弥散性血管内凝血、肾功能不全而死亡。近年来，由于社会人口的老龄化、免疫损害宿主增加、病原体变迁、抗生素耐药率上升和接受机械通气治疗者增多等原因，重症肺炎的病死率仍居高不下。

【分类】

　　根据肺炎获得途径的不同，可将重症肺炎分为社区获得性重症肺炎和医院获得性重症肺炎。

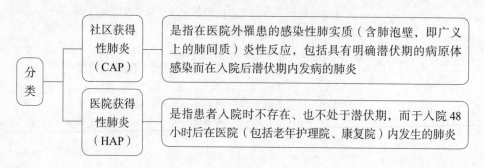

分类

社区获得性肺炎（CAP）：是指在医院外罹患的感染性肺实质（含肺泡壁，即广义上的肺间质）炎性反应，包括具有明确潜伏期的病原体感染而在入院后潜伏期内发病的肺炎

医院获得性肺炎（HAP）：是指患者入院时不存在、也不处于潜伏期，而于入院48小时后在医院（包括老年护理院、康复院）内发生的肺炎

【病因与发病机制】

重症肺炎可由多种病原微生物引起，最常见的为肺炎链球菌、金黄色葡萄球菌、溶血性链球菌，近年革兰阴性杆菌引起的重症肺炎有明显增加的趋势。本病常见诱因是受凉、酗酒和上呼吸道感染，老年人、平素体弱者或在原有心肺疾病的基础上易发本病。

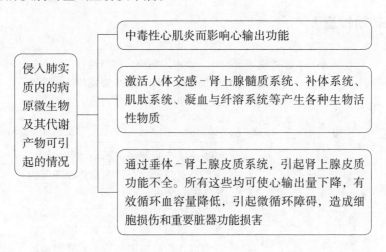

侵入肺实质内的病原微生物及其代谢产物可引起的情况

- 中毒性心肌炎而影响心输出功能
- 激活人体交感－肾上腺髓质系统、补体系统、肌肽系统、凝血与纤溶系统等产生各种生物活性物质
- 通过垂体－肾上腺皮质系统，引起肾上腺皮质功能不全。所有这些均可使心输出量下降，有效循环血容量降低，引起微循环障碍，造成细胞损伤和重要脏器功能损害

【临床表现】

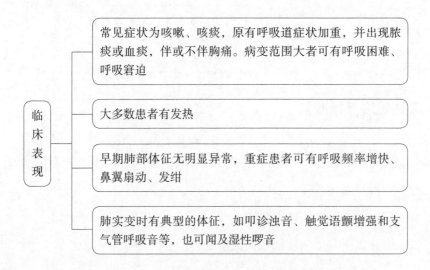

临床表现

- 常见症状为咳嗽、咳痰，原有呼吸道症状加重，并出现脓痰或血痰，伴或不伴胸痛。病变范围大者可有呼吸困难、呼吸窘迫
- 大多数患者有发热
- 早期肺部体征无明显异常，重症患者可有呼吸频率增快、鼻翼扇动、发绀
- 肺实变时有典型的体征，如叩诊浊音、触觉语颤增强和支气管呼吸音等，也可闻及湿性啰音

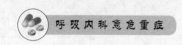
临床表现
- 合并胸腔积液者，患侧胸部叩诊浊音，触觉语颤减弱，呼吸音减弱
- 肺部革兰阴性杆菌感染的共同点在于肺实变或病变融合，组织坏死后容易形成多发性脓肿，常累及双肺下叶；若波及胸膜，可引起胸膜渗液或脓胸

【辅助检查】

辅助检查
- 患者临床表现并结合询问病史，体格检查，如胸部 X 线检查是诊断的主要手段，胸部 X 线片显示两肺片状、斑片状浸润性阴影或间质性改变，伴或不伴胸腔积液
- 痰涂片检查 —— 可快速区分肺部炎症感染细菌分类，痰培养及药敏检查可明确病原菌及指导临床治疗
- 血生化检查 —— 血中电解质、糖、尿素氮、肌酐及肝脏酶谱和心肌酶谱的检查对呼吸困难的病因诊断有帮助
- 血常规检查 —— 可初步诊断有无血液系统疾病，如果白细胞及中性粒细胞计数增高，提示有感染性疾病

【住院治疗标准】

满足下列标准之一，尤其是两种或两种以上条件并存时，建议住院治疗。

1. 年龄

患者年龄大于 65 岁时。

2. 存在以下基础疾病或相关因素之一

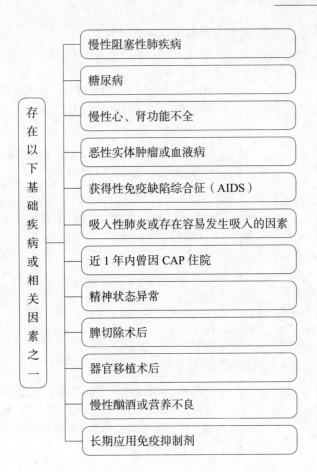

存在以下基础疾病或相关因素之一：

- 慢性阻塞性肺疾病
- 糖尿病
- 慢性心、肾功能不全
- 恶性实体肿瘤或血液病
- 获得性免疫缺陷综合征（AIDS）
- 吸入性肺炎或存在容易发生吸入的因素
- 近1年内曾因CAP住院
- 精神状态异常
- 脾切除术后
- 器官移植术后
- 慢性酗酒或营养不良
- 长期应用免疫抑制剂

3. 存在以下异常体征之一

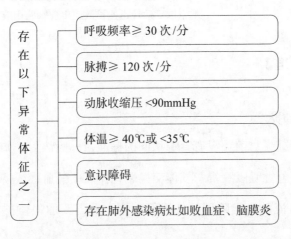

存在以下异常体征之一：

- 呼吸频率≥30次/分
- 脉搏≥120次/分
- 动脉收缩压<90mmHg
- 体温≥40℃或<35℃
- 意识障碍
- 存在肺外感染病灶如败血症、脑膜炎

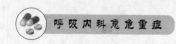

4. 存在以下实验室检查和影像学检查异常之一

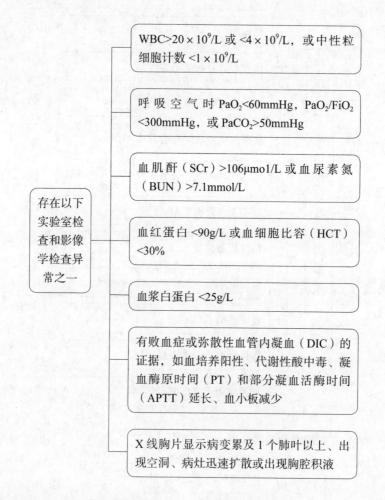

存在以下实验室检查和影像学检查异常之一

WBC>20×10^9/L 或 <4×10^9/L，或中性粒细胞计数 <1×10^9/L

呼吸空气时 PaO$_2$<60mmHg，PaO$_2$/FiO$_2$ <300mmHg，或 PaCO$_2$>50mmHg

血肌酐（SCr）>106μmol/L 或血尿素氮（BUN）>7.1mmol/L

血红蛋白 <90g/L 或血细胞比容（HCT）<30%

血浆白蛋白 <25g/L

有败血症或弥散性血管内凝血（DIC）的证据，如血培养阳性、代谢性酸中毒、凝血酶原时间（PT）和部分凝血活酶时间（APTT）延长、血小板减少

X 线胸片显示病变累及 1 个肺叶以上、出现空洞、病灶迅速扩散或出现胸腔积液

【诊断标准】

1. 重症肺炎

诊断重症肺炎目前还没有普遍认同的标准，一般认为，如果肺炎患者需要呼吸支持（急性呼吸衰竭、气体交换恶化伴高碳酸血症或持续低氧血症）、循环支持（血流动力学障碍、外周低灌注）和需要加强监护和治疗（肺炎

引起的感染中毒症或基础疾病所致的其他器官功能障碍）可被认定为重症肺炎。目前许多国家制定了重症肺炎的诊断标准，虽然有所不同，但均注重肺部病变的范围、器官灌注和氧合状态。

我国制定的重症肺炎标准为出现下列征象中 1 项或以上者可诊断为重症肺炎。

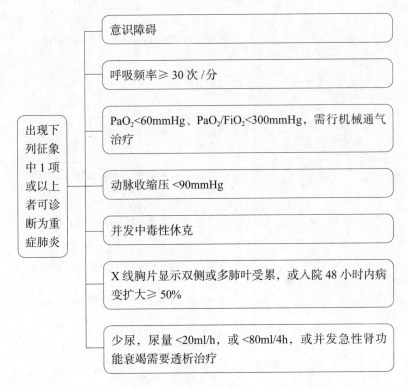

2. 重症 CAP

符合 1 项主要标准或 3 项次要标准以上者可诊断为重症肺炎，考虑收入 ICU 治疗。

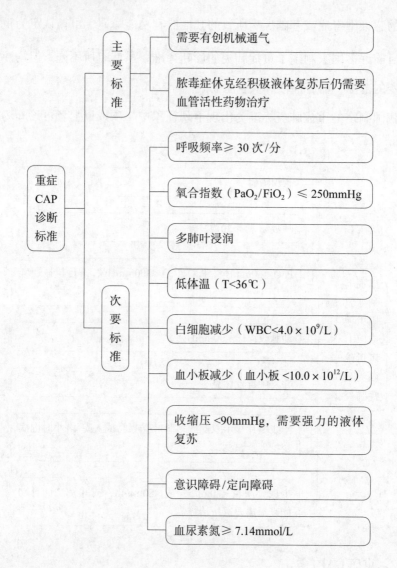

3. 重症 HAP

ATS标准（1995年）与 CAP标准相同，但呼吸频率改为需要入住ICU。

4. 重症呼吸机相关肺炎（VAP）

符合 1 项主要标准或 2 项次要标准以上者可诊断为 VAP。

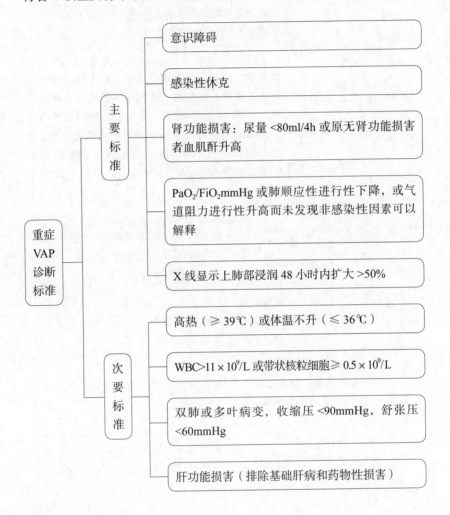

重症
VAP
诊断
标准

主
要
标
准

意识障碍

感染性休克

肾功能损害：尿量 <80ml/4h 或原无肾功能损害者血肌酐升高

PaO$_2$/FiO$_2$mmHg 或肺顺应性进行性下降，或气道阻力进行性升高而未发现非感染性因素可以解释

X 线显示上肺部浸润 48 小时内扩大 >50%

次
要
标
准

高热（≥ 39℃）或体温不升（≤ 36℃）

WBC>11 × 10^9/L 或带状核粒细胞≥ 0.5 × 10^9/L

双肺或多叶病变，收缩压 <90mmHg，舒张压 <60mmHg

肝功能损害（排除基础肝病和药物性损害）

【病原学诊断】

尽量在抗生素治疗前采集标本。嘱患者先行漱口，无痰患者可用高渗盐水雾化吸入导痰。痰标本应尽快送检，不宜超过 2 小时

痰

挑取脓性部分涂片做革兰染色，镜下筛选合格标本（鳞状上皮细胞 <10 个/低倍视野，多核白细胞 >25 个/低倍视野，或二者比例 <1:2.5）；以合格标本接种于血琼脂平板和巧克力平板 2 种培养基，用标准 4 区划线法接种做半定量培养，痰细菌浓度 $\geq 10^7$cfu/ml，可认为是致病菌

病原学诊断

经气管镜或人工气道吸引

吸引的标本培养的病原菌浓度 $\geq 10^5$cfu/ml 可认为是病原菌，低于此浓度者则多为污染菌

支气管肺泡灌洗（BAL）

BAL 采样标本 $\geq 10^4$cfu/ml，可认为是感染的病原体

防污染标本毛刷或防污染 BAL

标本细菌浓度 $\geq 10^3$cfu/ml，可认为是致病菌

血和胸腔积液培养

血或胸腔积液培养到病原菌可以确定为肺炎的病原菌。但应排除操作过程中皮肤细菌的污染

侵袭性诊断技术

如经皮细针吸引，属于创伤性检查，容易引起并发症。该技术仅选择性适用于经验性治疗无效或病情仍然进展者、怀疑特殊病原体感染，而常规方法难以确诊者及与非感染性肺部浸润性病变鉴别困难者

【监护】

1. 基本监测

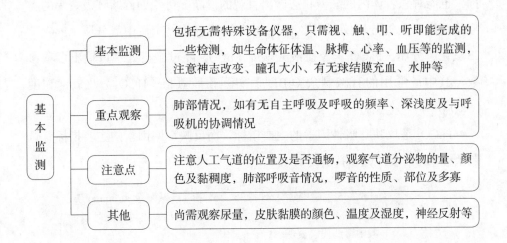

基本监测

基本监测	包括无需特殊设备仪器，只需视、触、叩、听即能完成的一些检测，如生命体征体温、脉搏、心率、血压等的监测，注意神志改变、瞳孔大小、有无球结膜充血、水肿等
重点观察	肺部情况，如有无自主呼吸及呼吸的频率、深浅度及与呼吸机的协调情况
注意点	注意人工气道的位置及是否通畅，观察气道分泌物的量、颜色及黏稠度，肺部呼吸音情况，啰音的性质、部位及多寡
其他	尚需观察尿量，皮肤黏膜的颜色、温度及湿度，神经反射等

2. 重点监护

（1）体温

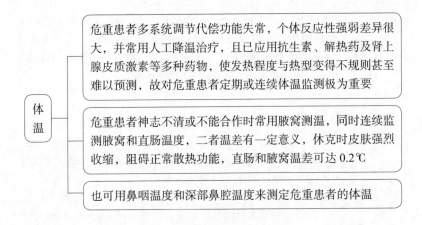

体温

危重患者多系统调节代偿功能失常，个体反应性强弱差异很大，并常用人工降温治疗，且已应用抗生素、解热药及肾上腺皮质激素等多种药物，使发热程度与热型变得不规则甚至难以预测，故对危重患者定期或连续体温监测极为重要

危重患者神志不清或不能合作时常用腋窝测温，同时连续监测腋窝和直肠温度，二者温差有一定意义，休克时皮肤强烈收缩，阻碍正常散热功能，直肠和腋窝温差可达 0.2℃

也可用鼻咽温度和深部鼻腔温度来测定危重患者的体温

（2）循环功能监测：在重症肺炎并发循环障碍时，可有以下变化：右心房平均压正常或下降、肺动脉楔压下降、左心室搏出量指数升高、肺小动脉阻力正常或下降、体循环阻力下降。在用较高压力的 PEEP 机械通气治疗时，

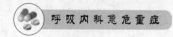

需行心输出量监测。

（3）呼吸功能监测

1）动脉血气监测：为呼吸监测的重要手段，可监测患者的血液氧合指标，也能对患者体内的酸碱状态做出直观的诊断。可帮助诊断呼吸衰竭的类型及程度。血气分析仪利用 CO_2 及 O_2 电极能直接测定血中氧分压（PaO_2）、二氧化碳分压（$PaCO_2$）及血液酸碱度（pH），经过微机处理可输出多项参数，其中最常用的有碱剩余（±BE）、实际碳酸氢根（HCO_3^-）及氧饱和度（SaO_2）等。

$PaCO_2$ 是反映呼吸性因素的主要指标，而反映代谢因素的主要指标有碱剩余（BE）、缓冲碱，特别是 HCO_3^-。

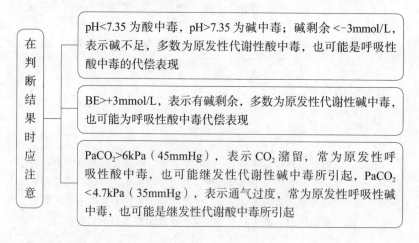

在判断结果时应注意

pH<7.35 为酸中毒，pH>7.35 为碱中毒；碱剩余 <-3mmol/L，表示碱不足，多数为原发性代谢性酸中毒，也可能是呼吸性酸中毒的代偿表现

BE>+3mmol/L，表示有碱剩余，多数为原发性代谢性碱中毒，也可能为呼吸性酸中毒代偿表现

$PaCO_2$>6kPa（45mmHg），表示 CO_2 潴留，常为原发性呼吸性酸中毒，也可能继发性代谢性碱中毒所引起，$PaCO_2$<4.7kPa（35mmHg），表示通气过度，常为原发性呼吸性碱中毒，也可能是继发性代谢酸中毒所引起

2）脉搏血氧饱和度（SpO_2）监测

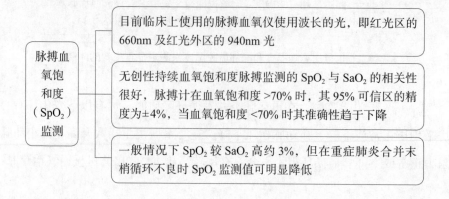

脉搏血氧饱和度（SpO_2）监测

目前临床上使用的脉搏血氧仪使用波长的光，即红光区的 660nm 及红光外区的 940nm 光

无创性持续血氧饱和度脉搏监测的 SpO_2 与 SaO_2 的相关性很好，脉搏计在血氧饱和度 >70% 时，其 95% 可信区的精度为±4%，当血氧饱和度 <70% 时其准确性趋于下降

一般情况下 SpO_2 较 SaO_2 高约 3%，但在重症肺炎合并末梢循环不良时 SpO_2 监测值可明显降低

3）经皮氧与二氧化碳监测

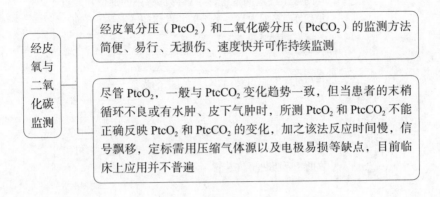

经皮氧与二氧化碳监测
- 经皮氧分压（$PtcO_2$）和二氧化碳分压（$PtcCO_2$）的监测方法简便、易行、无损伤、速度快并可作持续监测
- 尽管 $PtcO_2$，一般与 $PtcCO_2$ 变化趋势一致，但当患者的末梢循环不良或有水肿、皮下气肿时，所测 $PtcO_2$ 和 $PtcCO_2$ 不能正确反映 $PtcO_2$ 和 $PtcCO_2$ 的变化，加之该法反应时间慢，信号飘移，定标需用压缩气体源以及电极易损等缺点，目前临床上应用并不普遍

4）混合静脉血氧饱和度（SvO_2）监测

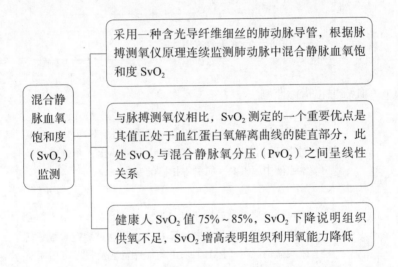

混合静脉血氧饱和度（SvO_2）监测
- 采用一种含光导纤维细丝的肺动脉导管，根据脉搏测氧仪原理连续监测肺动脉中混合静脉血氧饱和度 SvO_2
- 与脉搏测氧仪相比，SvO_2 测定的一个重要优点是其值正处于血红蛋白氧解离曲线的陡直部分，此处 SvO_2 与混合静脉氧分压（PvO_2）之间呈线性关系
- 健康人 SvO_2 值 75% ～ 85%，SvO_2 下降说明组织供氧不足，SvO_2 增高表明组织利用氧能力降低

（4）呼吸机监测：所有呼吸机均有自动监测装置，其类型与多寡随机型不同而异，主要有压力及容量监测，有的还有吸气氧浓度（FiO_2）及湿化器的温度监测。有些呼吸机附有气道阻力（Raw）和肺顺应性（C）的监测，但由于这两项指标值多变，临床难以掌握其正常值，强调动态观察其变化趋势来帮助了解肺功能状态。

（5）胸部 X 线检测

接受机械通气的患者只能行床边 X 线摄片，可帮助人工气道的定位，了解肺部感染的部位和严重程度，及时发现各类肺部并发症如肺不张、气胸、继发肺部感染等

胸部 X 线检测

帮助掌握脱机和拔除人工气道的指征

摄片时应尽可能采取半卧位，躯体抬高 30°~45°，危重患者不易配合吸气相摄片，可借助于呼吸机屏气装置

应尽可能去除可能遮挡 X 线的物体如检测电板、导管、呼吸机的导管等

应间隔 2~3 天复查摄片

（6）血液生化指标监测

根据病情需要，应定期复查电解质、肝、肾功能等指标，对重症肺炎患者，应记录 24 小时液体出入量，密切观察血液中尿素氮、肌酐等指标的变化

血液生化指标监测

通过计算肌酐清除率来估计肾小球滤过率（GFR），或采用测定菊粉清除率来计算 GFR，可通过测定对氨基马尿酸盐清除率（PAH）来正确估计肾血流量，可用尿及血浆渗透量比值估计尿浓缩功能，从而评价肾脏功能的变化。对体液失衡的监测也很重要

临床上都以测定血浆（或血清）电解质浓度作为了解电解质内稳定的参考依据，在临床工作中应定时测定、观察其动态变化

血液生化指标监测

重症肺炎患者易出现代谢性酸中毒，可测定阴离子间隙（AG），[AG]=[Na$^+$]-（[HCO$_3$]+[Cl$^-$]），约为 12mmol/L，当患者的 [AG] 值升高超过 12～16mmol/L，往往提示有代谢性酸中毒存在

尤其在乳酸性酸中毒时，但应排除其他因素，如应用较大剂量羧苄西林或青霉素钠盐或尿毒症等引起的 [AG] 增高

【治疗措施】

1. 治疗关键

治疗关键

确立诊断根据患者临床表现并结合询问病史，体格检查，严密监测生命征，尽快行胸部 X 线片、血液常规及生化、血气分析、心电图检查明确诊断。对已经确诊肺炎的患者，如出现意识障碍、呼吸频率改变、呼吸频率 >30 次/分或 <14 次/分，血流动力学不稳定，每小时尿量 <20ml

保证呼吸道通畅、合理氧疗，应用支气管扩张剂、糖皮质激素、积极排痰，改善通气。对伴鼾声者给予托下颌法或仰头抬颌法或置入口咽导管解除舌根后坠；有痰应立即吸引；积极氧疗 30 分钟后，患者意识障碍、呼吸功能不全症状无缓解者复查动脉血气分析。有呼吸衰竭征兆给予积极纠正，无效者及时给予插管给予机械通气治疗

积极治疗原发病、积极合理的使用抗生素。及时纠正水电解质紊乱和酸碱平衡失调，维持循环血容量及各器官功能，防治多器官障碍综合征

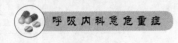

2. 基本治疗

基本治疗
├─ 一般治疗
│   ├─ 环境安静，卧床休息，进食适量清淡易消化饮食，避免饱餐，监测生命征、血氧、血气分析等。严密观察，使心率维持在 <120 次/分，呼吸 <30 次/分，$PaO_2 \geqslant 60mmHg$，$SaO_2 \geqslant 90\%$
│   └─ 如心率≥140 次/分，呼吸 >35 次/分，合理氧疗后仍达不到上述氧合指标，则需及时给予机械通气
└─ 药物治疗
    ├─ 加强原发病治疗，保持呼吸道通畅
    ├─ 控制呼吸道感染，合理应用抗生素。明确为细菌感染或病毒感染继发细菌感染者给予使用抗生素。原则上应根据病原菌选用敏感药物，在使用抗生素应采集痰标本行细菌学检查时，在未获得痰培养及药物敏感结果前可根据经验选择本地区病原抗菌谱给予抗生素治疗
    ├─ 对症支持治疗，卧床休息，保持排便通畅，进食清淡易消化饮食，静脉补液及雾化吸入祛痰剂改善脱水使痰液稀释，调整水、电解质和酸碱平衡
    └─ 高龄或有基础心肾疾病者，应注意调节补液速度和总量。补充维生素及纠正营养不良，防止发生并发症。维持各器官功能，防治多器官障碍综合征

3. 氧疗、气道管理及机械通气

氧疗、气道管理及机械通气

氧疗

根据缺氧情况进行氧疗，维持血氧饱和度在 90% 以上。但对于有高碳酸血症风险者，在获得血气结果前，血氧饱和度宜维持在 88%～92%

缺氧严重也可以用面罩吸入提高氧浓度

对分泌物不能咳出可给予气道湿化以利于痰液引流

但要注意吸氧浓度和持续时间，以避免长时期高浓度给氧引起氧中毒

氧疗和药物治疗效果不佳时

机体仍存在严重的低氧血症和（或）二氧化碳潴留，$PaO_2 < 45mmHg$，$pH < 7.20$，呼吸频率 > 30 次/分。应及时采用机械通气治疗，以挽救患者的生命

无创正压通气对神志清醒，全身极度衰弱者。经鼻/面罩行无创正压通气，无需建立有创人工气道，简便易行。可给予每分通气量 8～10L。呼吸频率 12～16 次/分，吸/呼时比维持在 1:2，保持呼吸道通畅和湿化。吸氧浓度依据血气分析结果进行调整

当患者不能配合或耐受无创正压通气、意识障碍、呼吸不规则或出现呼吸暂停、气道分泌物增多、咳嗽和吞咽反射明显减弱或消失时，应行气管插管或气管切开行有创机械通气。对于并发急性呼吸窘迫综合征（ARDS）或重度低氧血症（氧合指数 <150mmHg）的 CAP 患者，应考虑有创通气

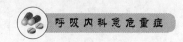

第三章　重症支气管哮喘

　　支气管哮喘简称哮喘，是临床上比较常见的呼吸系统慢性疾病，是由多种细胞包括气道的炎症细胞和结构细胞（如嗜酸性粒细胞、肥大细胞、T淋巴细胞、中性粒细胞、平滑肌细胞、气道上皮细胞等）和细胞产物参与的气道慢性炎症性疾病。这种慢性炎症导致气道高反应性，通常出现广泛多变的可逆性气流受限，并引起反复发作性的喘息、气急、胸闷或咳嗽等症状，常在夜间和（或）清晨发作、加剧，多数患者可自行缓解或经治疗后缓解。

　　支气管哮喘如诊治不及时，随病程的延长可产生气道不可逆性缩窄和气道重塑。而当哮喘得到控制后，多数患者很少出现哮喘发作，严重哮喘发作则更少见。许多研究表明规范化的诊断和治疗，特别是长期管理对提高哮喘的控制水平，改善患者生活质量有重要作用。

【病因与发病机制】

　　哮喘的病因还不十分清楚，患者个体过敏体质及外界环境的影响是发病的危险因素。哮喘与多基因遗传有关，同时受遗传因素和环境因素的双重影响。

　　支气管哮喘的发病机制目前尚不完全清楚。可能与以下因素有关：

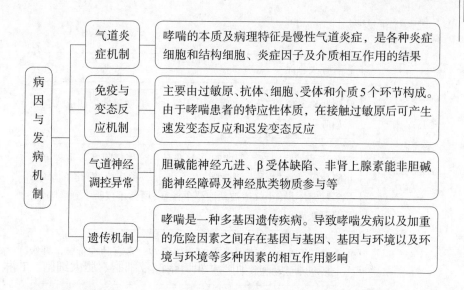

病因与发病机制
- 气道炎症机制：哮喘的本质及病理特征是慢性气道炎症，是各种炎症细胞和结构细胞、炎症因子及介质相互作用的结果
- 免疫与变态反应机制：主要由过敏原、抗体、细胞、受体和介质5个环节构成。由于哮喘患者的特应性体质，在接触过敏原后可产生速发变态反应和迟发变态反应
- 气道神经调控异常：胆碱能神经亢进、β受体缺陷、非肾上腺素能非胆碱能神经障碍及神经肽类物质参与等
- 遗传机制：哮喘是一种多基因遗传疾病。导致哮喘发病以及加重的危险因素之间存在基因与基因、基因与环境以及环境与环境等多种因素的相互作用影响

【临床表现】

1. 症状表现

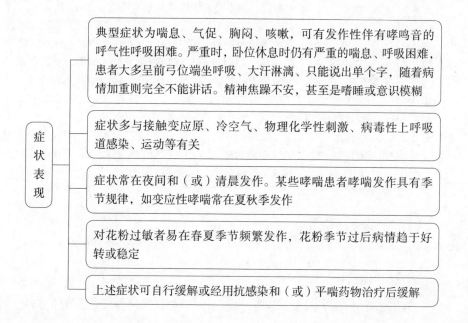

症状表现
- 典型症状为喘息、气促、胸闷、咳嗽，可有发作性伴有哮鸣音的呼气性呼吸困难。严重时，卧位休息时仍有严重的喘息、呼吸困难，患者大多呈前弓位端坐呼吸、大汗淋漓、只能说出单个字，随着病情加重则完全不能讲话。精神焦躁不安，甚至是嗜睡或意识模糊
- 症状多与接触变应原、冷空气、物理化学性刺激、病毒性上呼吸道感染、运动等有关
- 症状常在夜间和（或）清晨发作。某些哮喘患者哮喘发作具有季节规律，如变应性哮喘常在夏秋季发作
- 对花粉过敏者易在春夏季节频繁发作，花粉季节过后病情趋于好转或稳定
- 上述症状可自行缓解或经用抗感染和（或）平喘药物治疗后缓解

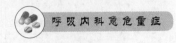

2．体征表现

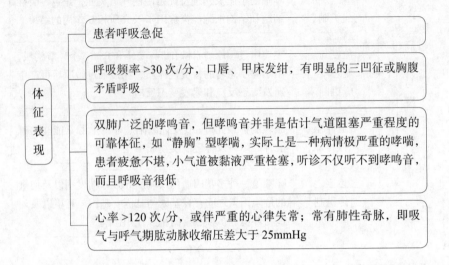

体征表现	患者呼吸急促
	呼吸频率 >30 次/分，口唇、甲床发绀，有明显的三凹征或胸腹矛盾呼吸
	双肺广泛的哮鸣音，但哮鸣音并非是估计气道阻塞严重程度的可靠体征，如"静胸"型哮喘，实际上是一种病情极严重的哮喘，患者疲惫不堪，小气道被黏液严重栓塞，听诊不仅听不到哮鸣音，而且呼吸音很低
	心率 >120 次/分，或伴严重的心律失常；常有肺性奇脉，即吸气与呼气期肱动脉收缩压差大于 25mmHg

3．重症哮喘的表现形式

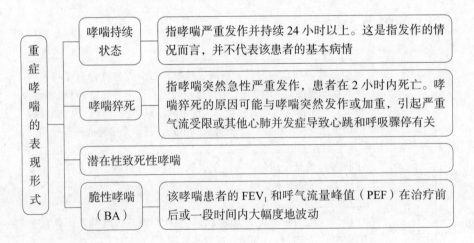

重症哮喘的表现形式	哮喘持续状态	指哮喘严重发作并持续 24 小时以上。这是指发作的情况而言，并不代表该患者的基本病情
	哮喘猝死	指哮喘突然急性严重发作，患者在 2 小时内死亡。哮喘猝死的原因可能与哮喘突然发作或加重，引起严重气流受限或其他心肺并发症导致心跳和呼吸骤停有关
	潜在性致死性哮喘	
	脆性哮喘（BA）	该哮喘患者的 FEV_1 和呼气流量峰值（PEF）在治疗前后或一段时间内大幅度地波动

【相关诊断试验】

1．肺功能检查

肺功能测定有助于确诊哮喘，也是评估哮喘控制程度的重要依据之一。对于有哮喘症状但肺功能正常的患者，测定气道反应性和 PEF 日内变异率有助于确诊哮喘。

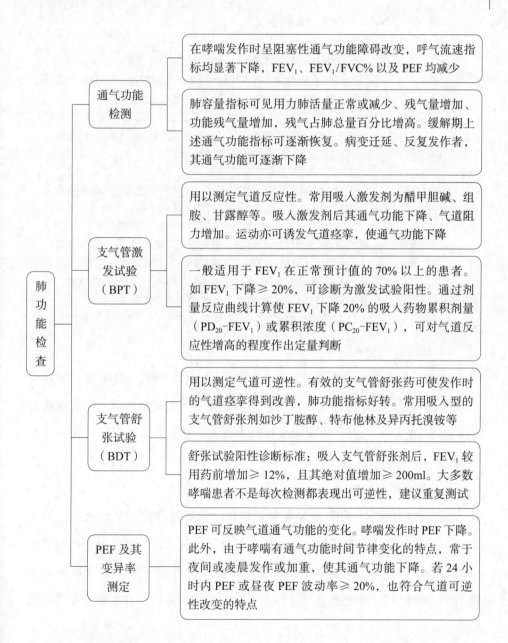

2. 痰液检查

如患者无痰咳出时可通过诱导痰方法进行检查。痰液中嗜酸性粒细胞或中

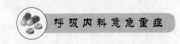

性粒细胞计数可评估与哮喘相关的气道炎症，有助于选择最佳哮喘治疗方案。

3. 呼出气 NO（FeNO）检测

呼出气 NO（FeNO）检测

- 呼出气中 NO 浓度测定是一种无创性的、可重复的快速检测方法，可以直接检测并立即得出结果，是目前唯一用于临床常规的直接检测气道炎症生物学标志物的检查技术

- 检测 FeNO 不仅能够帮助确定可疑存在的早期及轻微气道炎症及其程度，用于哮喘的诊断和鉴别诊断

- 由于 FeNO 测定敏感性高，在临床症状出现之前就可检测到患者的 FeNO 浓度升高，所以可以用于预测哮喘的急性发作

- 研究显示，采用 FeNO 监测气道炎症指导哮喘治疗，可减少激素用药量 40%；可减少哮喘发作率 46%；患者所花总费用降低。对于慢性咳嗽的患者，也可以通过 FeNO 的测定，协助判断咳嗽的病因，判断是否存在咳嗽变异性哮喘及变异性咳嗽

4. 动脉血气分析

哮喘严重发作时可有缺氧，PaO_2 降低，$PaCO_2$ 下降，pH 上升，表现为呼吸性碱中毒。如重症哮喘，病情进一步发展，气道阻塞严重，可有缺氧及 CO_2 潴留，$PaCO_2$ 上升，表现呼吸性酸中毒。如缺氧明显，可合并代谢性酸中毒。

5. 胸部 X 线检查

支气管哮喘患者的胸部 X 线无特异性。常见肺纹理增多、紊乱，也可表现为正常。急性发作或慢性哮喘患者可有肺通气过度，部分患者可有肺大疱、气胸、纵隔气肿或肺动脉高压等合并症。此外胸部 X 线检查可有助于除外因气道异物、肺癌及甲状腺肿等气道阻塞或充血性心衰所致等非哮喘性疾病。

6. 特异性变应原检测

特异性变应原检测可分为体内和体外诊断。体外特异性变应原检测是通

过一次采血即可完成多种微量的特异性抗体试验。体内特异性变应原检测通常采用变应原皮肤点刺试验。体内外特异性变应原测定证实哮喘患者的变态反应状态，有助于了解导致哮喘发生和加重的危险因素，也可帮助确定特异性免疫治疗方案。

【诊断】

1. 诊断标准

符合①~④条或④、⑤条者，可以诊断为支气管哮喘。

诊断标准

①反复发作喘息、气急、胸闷或咳嗽，多与接触变应原、冷空气、物理化学性刺激、病毒性上呼吸道感染、运动等有关

②发作时在双肺可闻及散在或弥漫性，以呼气相为主的哮鸣音，呼气相延长

③上述症状可经治疗缓解或自行缓解

④除外其他疾病所引起的喘息、气急、胸闷和咳嗽

⑤临床表现不典型者（如无明显喘息或体征），应至少具备以下一项试验阳性：支气管激发试验或运动试验阳性。支气管舒张试验阳性（FEV_1 增加 ≥ 12%，在成人且 FEV_1 增加绝对值 ≥ 200ml；或 PEF 增加 ≥ 20% 或 PEF 增加 ≥ 60L/min）。PEF 日内变异率或昼夜波动率 ≥ 20%

2. 分期

根据我国 2016 年版《支气管哮喘防治指南》，哮喘可分为急性发作期、慢性持续期和临床缓解期。我国 2016 年版《支气管哮喘防治指南》强调了"临床缓解期"这一概念，这是与国外指南不同的地方。

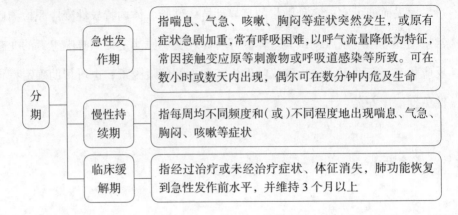

3. 分级

（1）病情严重程度的分级：主要用于治疗前或初始治疗时严重程度的判断，在临床研究中更有其应用价值，见表 3-1。

表 3-1　治疗前或初始治疗时哮喘病情严重程度的分级

分级	临床特点
间歇状态 （第1级）	症状＜每周 1 次
	短暂出现
	夜间哮喘症状≤每月 2 次
	FEV₁≥80% 预计值或 PEF≥80% 个人最佳值，PEF 或 FEV₁ 变异率＜20%
轻度持续 （第2级）	症状≥每周 1 次，但＜每日 1 次
	可能影响活动和睡眠
	夜间哮喘症状＞每月 2 次，但＜每周 1 次
	FEV₁≥80% 预计值或 PEF≥80% 个人最佳值，PEF 或 FEV₁ 变异率 20%～30%
中度持续 （第3级）	每日有症状
	影响活动和睡眠
	夜间哮喘症状≥每周 1 次
	FEV₁ 60%～79% 预计值或 PEF 60%～79% 个人最佳值，PEF 或 FEV₁ 变异率＞30%

分级	临床特点
重度持续 （第4级）	每日有症状
	频繁出现
	经常出现夜间哮喘症状
	体力活动受限
	FEV$_1$<60% 预计值或 PEF<60% 个人最佳值，PEF 或 FEV$_1$ 变异率 >30%

（2）病情控制水平的分级：这种分级方法更容易被临床医师掌握，有助于指导临床治疗，以取得更好的哮喘控制。控制水平的分级，见表3-2。

表 3-2　哮喘控制水平分级

临床特征	完全控制 （满足以下所有条件）	部分控制 （在任何 1 周内出现以下任何一项特征）	未控制 （在任何 1 周内）
白天症状	无（或≤2 次 /周）	>2 次 /周	出现≥3 项部分控制特征
活动受限	无	有	
夜间症状 /憋醒	无	有	
需要使用缓解药的次数	无（或≤2 次 /周）	>2 次 /周	
肺 功 能（PEF 或 FEV$_1$）***	正常或≥正常预计值 /本人最佳值的 80%	<正常预计值（或本人最佳值）的 80%	
急性发作	无	≥每年 1 次*	在任何 1 周内出现 1 次**

*：哮喘患者急性加重后都必须对维持治疗方案进行分析回顾，以确保治疗方案的合理性

**：依照定义，任意 1 周出现 1 次哮喘急性加重表明本周哮喘未得到控制

***：肺功能结果对 <5 岁儿童可靠性不佳。PEF 代表呼气峰流速，FEV$_1$ 代表第 1 秒用力呼气容积

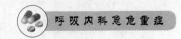

【鉴别诊断】

1. 慢性喘息性支气管炎 /COPD

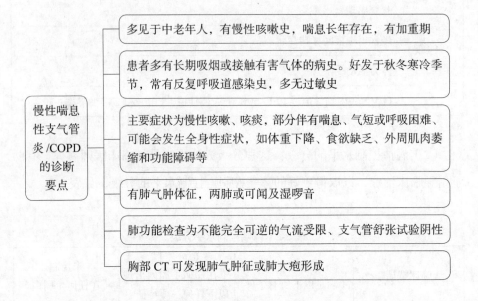

慢性喘息性支气管炎 /COPD 的诊断要点

- 多见于中老年人，有慢性咳嗽史，喘息长年存在，有加重期
- 患者多有长期吸烟或接触有害气体的病史。好发于秋冬寒冷季节，常有反复呼吸道感染史，多无过敏史
- 主要症状为慢性咳嗽、咳痰，部分伴有喘息、气短或呼吸困难、可能会发生全身性症状，如体重下降、食欲缺乏、外周肌肉萎缩和功能障碍等
- 有肺气肿体征，两肺或可闻及湿啰音
- 肺功能检查为不能完全可逆的气流受限、支气管舒张试验阴性
- 胸部 CT 可发现肺气肿征或肺大疱形成

2. 左心衰竭引起的喘息样呼吸困难

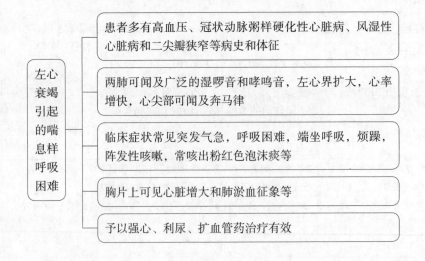

左心衰竭引起的喘息样呼吸困难

- 患者多有高血压、冠状动脉粥样硬化性心脏病、风湿性心脏病和二尖瓣狭窄等病史和体征
- 两肺可闻及广泛的湿啰音和哮鸣音，左心界扩大，心率增快，心尖部可闻及奔马律
- 临床症状常见突发气急，呼吸困难，端坐呼吸，烦躁，阵发性咳嗽，常咳出粉红色泡沫痰等
- 胸片上可见心脏增大和肺淤血征象等
- 予以强心、利尿、扩血管药治疗有效

3. 上气道阻塞

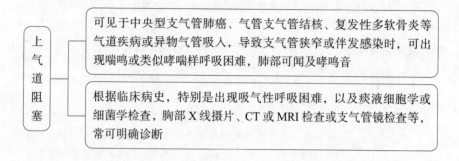

上气道阻塞

可见于中央型支气管肺癌、气管支气管结核、复发性多软骨炎等气道疾病或异物气管吸入，导致支气管狭窄或伴发感染时，可出现喘鸣或类似哮喘样呼吸困难，肺部可闻及哮鸣音

根据临床病史，特别是出现吸气性呼吸困难，以及痰液细胞学或细菌学检查，胸部 X 线摄片、CT 或 MRI 检查或支气管镜检查等，常可明确诊断

4. 变应性支气管肺曲菌病（ABPA）

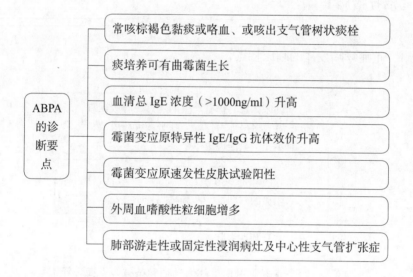

ABPA 的诊断要点

常咳棕褐色黏痰或咯血、或咳出支气管树状痰栓

痰培养可有曲霉菌生长

血清总 IgE 浓度（>1000ng/ml）升高

霉菌变应原特异性 IgE/IgG 抗体效价升高

霉菌变应原速发性皮肤试验阳性

外周血嗜酸性粒细胞增多

肺部游走性或固定性浸润病灶及中心性支气管扩张症

【主要并发症】

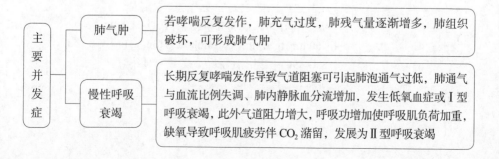

主要并发症

肺气肿　若哮喘反复发作，肺充气过度，肺残气量逐渐增多，肺组织破坏，可形成肺气肿

慢性呼吸衰竭　长期反复哮喘发作导致气道阻塞可引起肺泡通气过低，肺通气与血流比例失调、肺内静脉血分流增加，发生低氧血症或 I 型呼吸衰竭，此外气道阻力增大，呼吸功增加使呼吸肌负荷加重，缺氧导致呼吸肌疲劳伴 CO_2 潴留，发展为 II 型呼吸衰竭

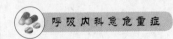

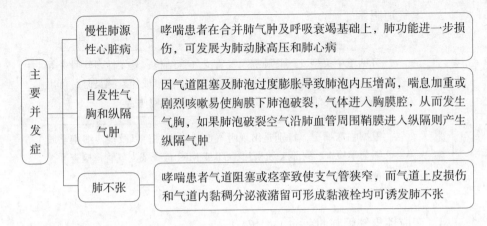

主要并发症	慢性肺源性心脏病	哮喘患者在合并肺气肿及呼吸衰竭基础上,肺功能进一步损伤,可发展为肺动脉高压和肺心病
	自发性气胸和纵隔气肿	因气道阻塞及肺泡过度膨胀导致肺泡内压增高,喘息加重或剧烈咳嗽易使胸膜下肺泡破裂,气体进入胸膜腔,从而发生气胸,如果肺泡破裂空气沿肺血管周围鞘膜进入纵隔则产生纵隔气肿
	肺不张	哮喘患者气道阻塞或痉挛致使支气管狭窄,而气道上皮损伤和气道内黏稠分泌液潴留可形成黏液栓均可诱发肺不张

【治疗措施】

1. 重症哮喘发作的临床特点

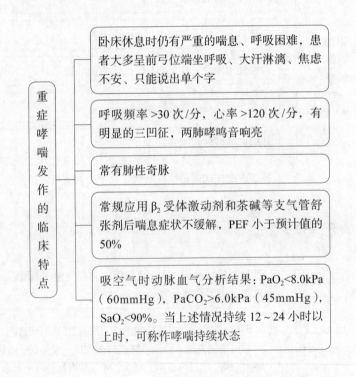

重症哮喘发作的临床特点	卧床休息时仍有严重的喘息、呼吸困难,患者大多呈前弓位端坐呼吸、大汗淋漓、焦虑不安、只能说出单个字
	呼吸频率>30次/分,心率>120次/分,有明显的三凹征,两肺哮鸣音响亮
	常有肺性奇脉
	常规应用β_2受体激动剂和茶碱等支气管舒张剂后喘息症状不缓解,PEF小于预计值的50%
	吸空气时动脉血气分析结果:$PaO_2<8.0kPa$(60mmHg),$PaCO_2>6.0kPa$(45mmHg),$SaO_2<90\%$。当上述情况持续12~24小时以上时,可称作哮喘持续状态

2. 主要监护指标

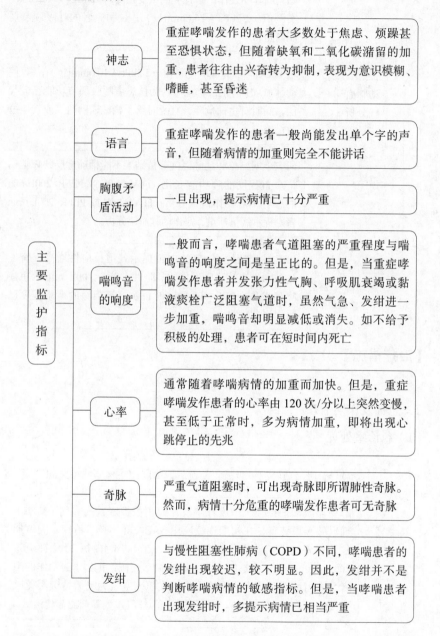

主要监护指标

神志
重症哮喘发作的患者大多数处于焦虑、烦躁甚至恐惧状态，但随着缺氧和二氧化碳潴留的加重，患者往往由兴奋转为抑制，表现为意识模糊、嗜睡，甚至昏迷

语言
重症哮喘发作的患者一般尚能发出单个字的声音，但随着病情的加重则完全不能讲话

胸腹矛盾活动
一旦出现，提示病情已十分严重

喘鸣音的响度
一般而言，哮喘患者气道阻塞的严重程度与喘鸣音的响度之间是呈正比的。但是，当重症哮喘发作患者并发张力性气胸、呼吸肌衰竭或黏液痰栓广泛阻塞气道时，虽然气急、发绀进一步加重，喘鸣音却明显减低或消失。如不给予积极的处理，患者可在短时间内死亡

心率
通常随着哮喘病情的加重而加快。但是，重症哮喘发作患者的心率由 120 次/分以上突然变慢，甚至低于正常时，多为病情加重，即将出现心跳停止的先兆

奇脉
严重气道阻塞时，可出现奇脉即所谓肺性奇脉。然而，病情十分危重的哮喘发作患者可无奇脉

发绀
与慢性阻塞性肺病（COPD）不同，哮喘患者的发绀出现较迟，较不明显。因此，发绀并不是判断哮喘病情的敏感指标。但是，当哮喘患者出现发绀时，多提示病情已相当严重

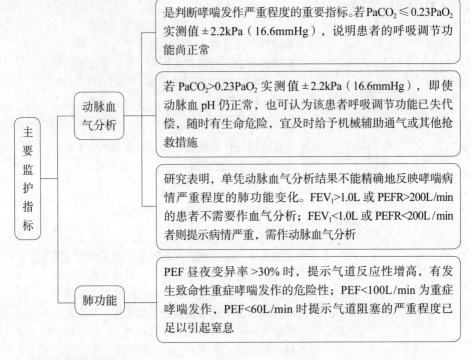

主要监护指标

动脉血气分析
- 是判断哮喘发作严重程度的重要指标。若 $PaCO_2 \leq 0.23PaO_2$ 实测值 ±2.2kPa（16.6mmHg），说明患者的呼吸调节功能尚正常
- 若 $PaCO_2 > 0.23PaO_2$ 实测值 ±2.2kPa（16.6mmHg），即使动脉血 pH 仍正常，也可认为该患者呼吸调节功能已失代偿，随时有生命危险，宜及时给予机械辅助通气或其他抢救措施
- 研究表明，单凭动脉血气分析结果不能精确地反映哮喘病情严重程度的肺功能变化。$FEV_1 > 1.0L$ 或 PEFR>200L/min 的患者不需要作血气分析；$FEV_1 < 1.0L$ 或 PEFR<200L/min 者则提示病情严重，需作动脉血气分析

肺功能
- PEF 昼夜变异率 >30% 时，提示气道反应性增高，有发生致命性重症哮喘发作的危险性；PEF<100L/min 为重症哮喘发作，PEF<60L/min 时提示气道阻塞的严重程度已足以引起窒息

【治疗措施】

1. 急性发作期治疗

（1）急诊室处理

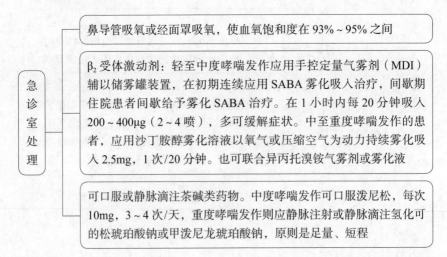

急诊室处理
- 鼻导管吸氧或经面罩吸氧，使血氧饱和度在 93%~95% 之间
- β_2 受体激动剂：轻至中度哮喘发作应用手控定量气雾剂（MDI）辅以储雾罐装置，在初期连续应用 SABA 雾化吸入治疗，间歇期住院患者间歇给予雾化 SABA 治疗。在 1 小时内每 20 分钟吸入 200~400μg（2~4 喷），多可缓解症状。中至重度哮喘发作的患者，应用沙丁胺醇雾化溶液以氧气或压缩空气为动力持续雾化吸入 2.5mg，1 次/20 分钟。也可联合异丙托溴铵气雾剂或雾化液
- 可口服或静脉滴注茶碱类药物。中度哮喘发作可口服泼尼松，每次 10mg，3~4 次/天，重度哮喘发作则应静脉注射或静脉滴注氢化可的松琥珀酸钠或甲泼尼龙琥珀酸钠，原则是足量、短程

（2）急性发作的住院标准：经急诊科治疗 1 小时，症状仍不能有效控制者；治疗前 FEV_1 或 PEF<25% 预计值，或治疗后 FEV_1 或 PEF< 预计值的 40% 者。FEV_1 或 PEF ≥ 40%～60% 者，综合考虑哮喘死亡高危因素及后续治疗反应后，可考虑出院治疗。

1）增加哮喘死亡风险的因素

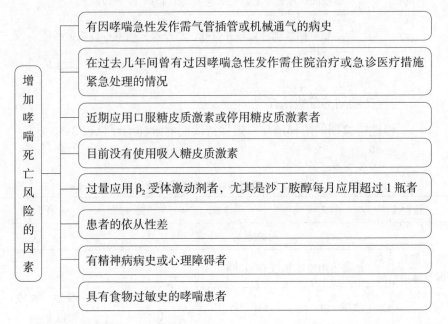

增加哮喘死亡风险的因素

- 有因哮喘急性发作需气管插管或机械通气的病史
- 在过去几年间曾有过因哮喘急性发作需住院治疗或急诊医疗措施紧急处理的情况
- 近期应用口服糖皮质激素或停用糖皮质激素者
- 目前没有使用吸入糖皮质激素
- 过量应用 β_2 受体激动剂者，尤其是沙丁胺醇每月应用超过 1 瓶者
- 患者的依从性差
- 有精神病病史或心理障碍者
- 具有食物过敏史的哮喘患者

2）其他可能需要住院的相关因素

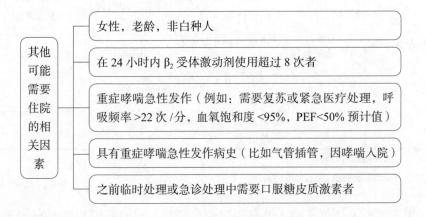

其他可能需要住院的相关因素

- 女性，老龄，非白种人
- 在 24 小时内 β_2 受体激动剂使用超过 8 次者
- 重症哮喘急性发作（例如：需要复苏或紧急医疗处理，呼吸频率 >22 次/分，血氧饱和度 <95%，PEF<50% 预计值）
- 具有重症哮喘急性发作病史（比如气管插管，因哮喘入院）
- 之前临时处理或急诊处理中需要口服糖皮质激素者

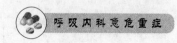

（3）严重急性发作的住院治疗

严重急性发作的住院治疗
- 定期吸入沙丁胺醇雾化液（每次2.5mg，每4~6小时1次），应用异丙托溴铵，口服或静脉用糖皮质激素和茶碱治疗
- 部分重度发作患者，对常规解痉平喘治疗反应不佳时可缓慢静脉注射或滴注硫酸镁≤2g，持续20分钟以上
- 注意早期发现和处理并发症，对呼吸衰竭者可行机械通气治疗

2. 慢性持续期的分级治疗

（1）慢性持续期的阶梯治疗：慢性持续期的阶梯治疗见表3-3。

表 3-3　慢性持续期的阶梯治疗

第1级	第2级	第3级	第4级	第5级
哮喘教育　环境控制				
按需使用速效 β_2 受体激动剂	按需使用速效 β_2 受体激动剂			
控制药物选择	选择一种	选择一种	增加一种或一种以上	增加一种或一种以上
	低剂量 ICS*	低剂量 ICS 加长效 β_2 受体激动剂	中等剂量或高剂量 ICS 加长效 β_2 受体激动剂	口服糖皮质激素（最低剂量）
	白三烯调节剂**	中等剂量或高剂量 ICS	白三烯调节剂	抗 IgE 治疗
		低剂量 ICS 加白三烯调节剂	缓释茶碱	
		低剂量 ICS 加缓释茶碱		

*：吸入性糖皮质激素

**：白三烯受体拮抗剂或合成抑制剂

其他缓解治疗包括吸入性抗胆碱能类药物、口服短效 β_2 受体激动剂、

某些长效 β₂ 受体激动剂和短效茶碱等。不建议规则使用短效和长效 β₂ 受体激动剂，除非和吸入性糖皮质激素（ICS）规则使用一起治疗。

未规范治疗的哮喘患者初诊时可选择第 2 级治疗方案，症状严重者选择第 3 级治疗。

（2）降级治疗方法：当以现有治疗级别使哮喘获完全控制，并持续 3 个月以上时可考虑采用以下方法降级。

降级治疗方法

- 当单独吸入中、高剂量的 ICS 时，可减少 50%。如仍能维持完全控制，在 3 个月后可再减量 50%（B）。如此下去，直至一个可被接受的最低有效量，并维持相当一段时间（1 年）后考虑停药观察（D）

- 当单独吸入低剂量的 ICS 时，可每天减少 1 次给药（A）

- 当 ICS+LABA 联合治疗时，首先减少 ICS 的 50%，继续以 LABA 联合治疗（B）。每 3 个月调整 1 次。ICS 剂量（可减少每次量，或减少给药次数），直至寻找到最低有效量仍获控制，则停用 LABA（D），继续单用最低有效量 ICS1 年，患者如未再发作，可考虑停药观察（D）

- 当 ICS 联合其他非 LABA 控制药治疗时，首先减少 ICS 的 50%，并继续联合治疗。每 3 个月调整 1 次 ICS 剂量，直至寻找到最低有效量时，哮喘仍获控制，可考虑停用联合治疗，继续单用 ICS1 年，患者如未再发作，可考虑停药观察（D）

（3）升级治疗方法：如果选择当前药物治疗方案，哮喘未控制，应升级治疗直至达到哮喘控制；选择当前药物治疗方案，哮喘仅得到部分控制，应考虑升级治疗以获得控制（如增加药物剂量或添加治疗药物）。

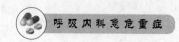

升级治疗方法

若有诱因使哮喘症状加重时，可重复使用快速、短效或快速、长效的 β₂ 受体激动剂，直到诱因祛除。如此种方法持续 2 天以上，有必要对患者进行再次检查，酌情增加控制药物剂量（D）

采用 ICS+LABA 联合治疗时，如果当前治疗级别在 3～4 个月内未能使哮喘完全控制，可升级治疗，并分析其疗效不佳的原因（A）

ICS 联合快速、长效 β₂ 受体激动剂（福莫特罗）作为控制＋缓解＋治疗，在维持高水平控制、减少需全身性使用糖皮质激素或住院患者比例方面已得到证实（A），因此推荐在维持治疗的基础上，按需使用这一联合制剂以缓解哮喘症状

【预防措施】

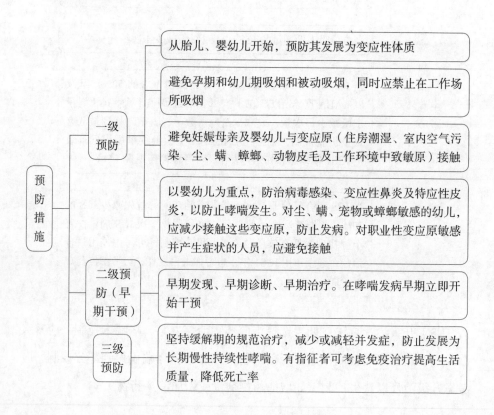

预防措施

一级预防
- 从胎儿、婴幼儿开始，预防其发展为变应性体质
- 避免孕期和幼儿期吸烟和被动吸烟，同时应禁止在工作场所吸烟
- 避免妊娠母亲及婴幼儿与变应原（住房潮湿、室内空气污染、尘、螨、蟑螂、动物皮毛及工作环境中致敏原）接触
- 以婴幼儿为重点，防治病毒感染、变应性鼻炎及特应性皮炎，以防止哮喘发生。对尘、螨、宠物或蟑螂敏感的幼儿，应减少接触这些变应原，防止发病。对职业性变应原敏感并产生症状的人员，应避免接触

二级预防（早期干预）
- 早期发现、早期诊断、早期治疗。在哮喘发病早期立即开始干预

三级预防
- 坚持缓解期的规范治疗，减少或减轻并发症，防止发展为长期慢性持续性哮喘。有指征者可考虑免疫治疗提高生活质量，降低死亡率

第四章　支气管扩张症

支气管扩张症是由于不同病因引起气道及其周围肺组织的慢性炎症，造成气道壁损伤，继之管腔扩张和变形。临床表现为慢性咳嗽、咳痰、间断咯血和反复肺部感染。

【病因】

支气管扩张症并非一种独立的疾病，病因分为先天性和继发性两种，先天性发育缺陷及遗传因素等也可引起支气管扩张。先天性支气管扩张症较少见，包括支气管软骨发育不全（Williams-Campbell 综合征）、先天性巨大气管 - 支气管症、马方综合征。继发性支气管扩张症的发病基础多为支气管阻塞及支气管感染，两者相互促进，并形成恶性循环，破坏管壁的平滑肌、弹力纤维甚至软骨，削弱支气管管壁的支撑结构，逐渐形成支气管持久性扩张。

【病理分型】

支气管扩张存在着几个分类系统，大多数都是以支气管镜和尸检所见到的支气管的解剖异常为基础。目前常用的是 Reid 在 1950 年提出的分类系统，包括以下内容。

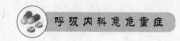

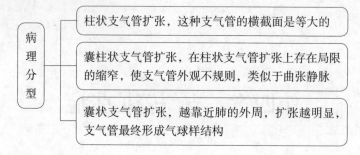

病理分型	柱状支气管扩张，这种支气管的横截面是等大的
	囊柱状支气管扩张，在柱状支气管扩张上存在局限的缩窄，使支气管外观不规则，类似于曲张静脉
	囊状支气管扩张，越靠近肺的外周，扩张越明显，支气管最终形成气球样结构

【临床表现】

1. 症状表现

支气管扩张症临床表现各异。轻者，病变早期临床可无症状，随着病情进展可出现以下临床常见的症状：

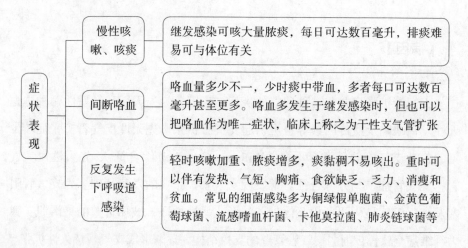

症状表现	慢性咳嗽、咳痰	继发感染可咳大量脓痰，每日可达数百毫升，排痰难易可与体位有关
	间断咯血	咯血量多少不一，少时痰中带血，多者每口可达数百毫升甚至更多。咯血多发生于继发感染时，但也可以把咯血作为唯一症状，临床上称之为干性支气管扩张
	反复发生下呼吸道感染	轻时咳嗽加重、脓痰增多，痰黏稠不易咳出。重时可以伴有发热、气短、胸痛、食欲缺乏、乏力、消瘦和贫血。常见的细菌感染多为铜绿假单胞菌、金黄色葡萄球菌、流感嗜血杆菌、卡他莫拉菌、肺炎链球菌等

2. 体格检查

支气管扩张轻症或早期患者可无异常发现，病变明显或继发感染时，在支气管扩张部位可听到局限性、固定性湿性啰音，有时可闻及哮鸣音。慢性患者可伴有杵状指（趾）。有并发症肺气肿、肺源性心脏病时则有相应的体征。

【辅助检查】

1. 实验室检查

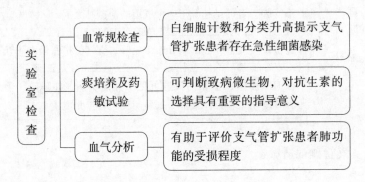

实验室检查
- 血常规检查 —— 白细胞计数和分类升高提示支气管扩张患者存在急性细菌感染
- 痰培养及药敏试验 —— 可判断致病微生物，对抗生素的选择具有重要的指导意义
- 血气分析 —— 有助于评价支气管扩张患者肺功能的受损程度

2. 胸部 X 线检查

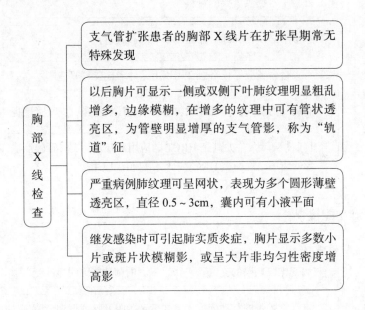

胸部 X 线检查
- 支气管扩张患者的胸部 X 线片在扩张早期常无特殊发现
- 以后胸片可显示一侧或双侧下叶肺纹理明显粗乱增多，边缘模糊，在增多的纹理中可有管状透亮区，为管壁明显增厚的支气管影，称为"轨道"征
- 严重病例肺纹理可呈网状，表现为多个圆形薄壁透亮区，直径 0.5～3cm，囊内可有小液平面
- 继发感染时可引起肺实质炎症，胸片显示多数小片或斑片状模糊影，或呈大片非均匀性密度增高影

3. HRCT 扫描

HRCT 可确诊支气管扩张症，比胸部 X 线更清晰，更能定位。但 HRCT 对早期或轻度支气管扩张症患者的诊断作用，尚存争议。

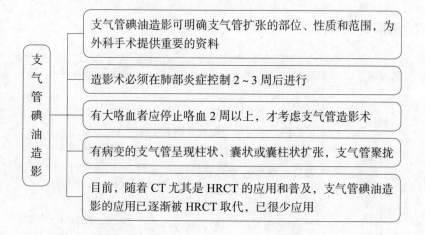

气道扩张、增粗，支气管内径与伴行动脉内径比例增大，大小接近相邻血管，气道向外周走行的正常逐渐变细的规律消失，沿气道有曲张样的狭窄及支气管末端见到气囊

HRCT 的特异性异常

肺气肿患者可见起源于一个气道的薄壁肺大疱

过敏性支气管肺曲菌病分布于上叶，支气管扩张最常累及下叶

在 HRCT 上，扩张的气道可见于其他疾病，如哮喘、慢支、肺纤维化（牵拉性支扩），易与支气管扩张混淆

4. 支气管碘油造影

支气管碘油造影可明确支气管扩张的部位、性质和范围，为外科手术提供重要的资料

支气管碘油造影

造影术必须在肺部炎症控制 2~3 周后进行

有大咯血者应停止咯血 2 周以上，才考虑支气管造影术

有病变的支气管呈现柱状、囊状或囊柱状扩张，支气管聚拢

目前，随着 CT 尤其是 HRCT 的应用和普及，支气管碘油造影的应用已逐渐被 HRCT 取代，已很少应用

5. 肺功能检查

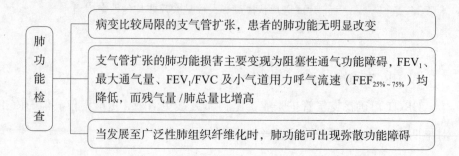

病变比较局限的支气管扩张，患者的肺功能无明显改变

肺功能检查

支气管扩张的肺功能损害主要变现为阻塞性通气功能障碍，FEV_1、最大通气量、FEV_1/FVC 及小气道用力呼气流速（$FEF_{25\%\sim75\%}$）均降低，而残气量/肺总量比增高

当发展至广泛性肺组织纤维化时，肺功能可出现弥散功能障碍

6. 纤维支气管镜检查

支气管扩张症患者不需常规行支气管镜检查，支气管镜下表现多无特异性，较难看到解剖结构的异常和黏膜炎症表现。可做支气管肺泡灌洗液检查，能进行细菌、细胞病理学、免疫学的检查，可进一步明确病因，指导诊断和治疗。

【诊断要点】

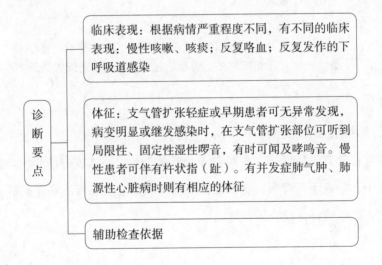

诊断要点
- 临床表现：根据病情严重程度不同，有不同的临床表现：慢性咳嗽、咳痰；反复咯血；反复发作的下呼吸道感染
- 体征：支气管扩张轻症或早期患者可无异常发现，病变明显或继发感染时，在支气管扩张部位可听到局限性、固定性湿性啰音，有时可闻及哮鸣音。慢性患者可伴有杵状指（趾）。有并发症肺气肿、肺源性心脏病时则有相应的体征
- 辅助检查依据

【鉴别诊断】

1. 慢性阻塞性肺疾病

慢性阻塞性肺疾病常有吸烟史或接触有害粉尘或物质职业史，多发生在中年以上的患者，在气候多变的冬春季节咳嗽、咳痰明显，多为白色黏液痰。肺功能呈阻塞性通气功能障碍，HRCT 常发现小叶中央型肺气肿征象。

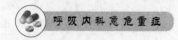

2．肺脓肿

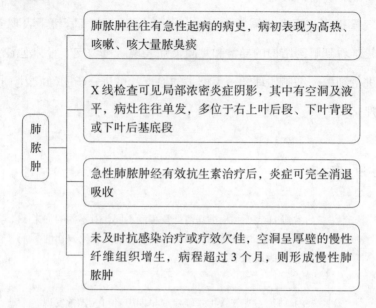

肺脓肿

- 肺脓肿往往有急性起病的病史，病初表现为高热、咳嗽、咳大量脓臭痰

- X线检查可见局部浓密炎症阴影，其中有空洞及液平，病灶往往单发，多位于右上叶后段、下叶背段或下叶后基底段

- 急性肺脓肿经有效抗生素治疗后，炎症可完全消退吸收

- 未及时抗感染治疗或疗效欠佳，空洞呈厚壁的慢性纤维组织增生，病程超过 3 个月，则形成慢性肺脓肿

3．肺结核

肺结核常有午后低热、夜间盗汗、消瘦、乏力等结核中毒症状。肺部病变多位于上叶或下叶背段，胸部影像学检查可见增殖、浸润和空洞等多种表现形式，痰结核杆菌检查阳性可确诊。

【治疗措施】

1．内科治疗

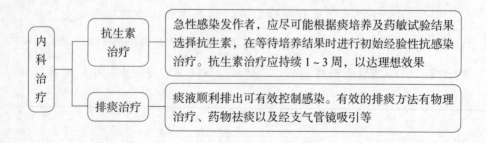

内科治疗

- 抗生素治疗：急性感染发作者，应尽可能根据痰培养及药敏试验结果选择抗生素，在等待培养结果时进行初始经验性抗感染治疗。抗生素治疗应持续 1~3 周，以达理想效果

- 排痰治疗：痰液顺利排出可有效控制感染。有效的排痰方法有物理治疗、药物祛痰以及经支气管镜吸引等

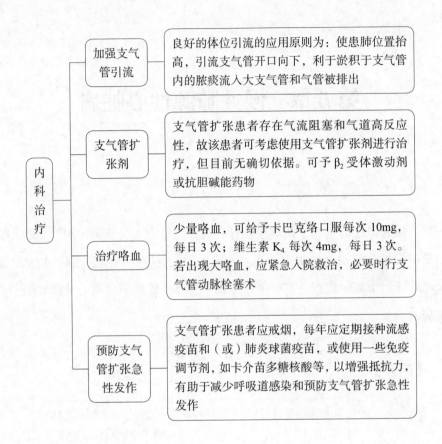

内科治疗

- 加强支气管引流 — 良好的体位引流的应用原则为：使患肺位置抬高，引流支气管开口向下，利于淤积于支气管内的脓痰流入大支气管和气管被排出
- 支气管扩张剂 — 支气管扩张患者存在气流阻塞和气道高反应性，故该患者可考虑使用支气管扩张剂进行治疗，但目前无确切依据。可予 β_2 受体激动剂或抗胆碱能药物
- 治疗咯血 — 少量咯血，可给予卡巴克络口服每次 10mg，每日 3 次；维生素 K_4 每次 4mg，每日 3 次。若出现大咯血，应紧急入院救治，必要时行支气管动脉栓塞术
- 预防支气管扩张急性发作 — 支气管扩张患者应戒烟，每年应定期接种流感疫苗和（或）肺炎球菌疫苗，或使用一些免疫调节剂，如卡介苗多糖核酸等，以增强抵抗力，有助于减少呼吸道感染和预防支气管扩张急性发作

2. 外科治疗

经治疗而反复感染或大咯血的支气管扩张症患者，可考虑手术切除。

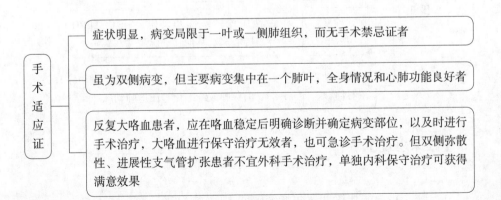

手术适应证

- 症状明显，病变局限于一叶或一侧肺组织，而无手术禁忌证者
- 虽为双侧病变，但主要病变集中在一个肺叶，全身情况和心肺功能良好者
- 反复大咯血患者，应在咯血稳定后明确诊断并确定病变部位，以及时进行手术治疗，大咯血进行保守治疗无效者，也可急诊手术治疗。但双侧弥散性、进展性支气管扩张患者不宜外科手术治疗，单独内科保守治疗可获得满意效果

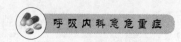

第五章　慢性肺源性心脏病

慢性肺源性心脏病，简称慢性肺心病，是指由支气管肺组织、胸廓或肺血管的慢性病变引起肺组织结构和（或）功能异常，产生肺血管阻力增加，肺动脉压力增高，使右心室扩张和（或）肥厚，伴或不伴右心功能衰竭的心脏病。

【病因】

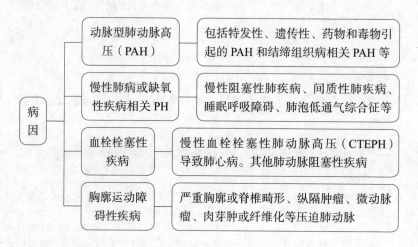

【临床表现】

1. 肺、心功能代偿期（包括缓解期）

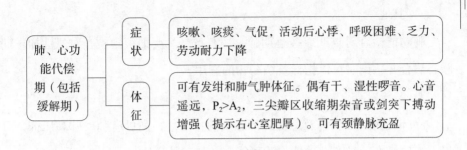

2. 肺、心功能失代偿期（包括急性加重期）

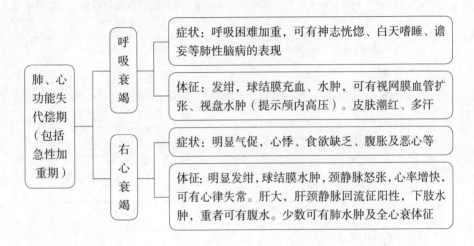

【辅助检查】

1. 动脉血气分析

肺心病肺功能代偿期可出现低氧血症或合并高碳酸血症。

2. 血液检查

缺氧的肺心病患者，红细胞及血红蛋白可升高，血细胞比容高达50%以上。合并感染时，白细胞总数增高，中性粒细胞增加，出现核左移现象。血清学检查可有肾功能或肝功能改变，也可出现高钾、低钠、低氯、低钙、低镁等改变。

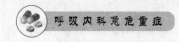

3．其他

肺功能检查对早期或缓解期肺心病有意义。痰细菌学检查对急性加重期肺心病合并感染时可以指导抗菌药物的选用。

4．X线检查

除肺、胸基础疾病及急性肺部感染的特征外，尚可有肺动脉高压征，且以下5项标准，具有1项即提示可能存在肺动脉高压。

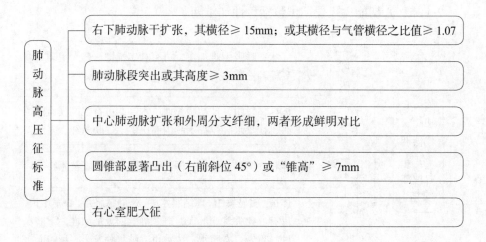

肺动脉高压征标准

- 右下肺动脉干扩张，其横径≥15mm；或其横径与气管横径之比值≥1.07
- 肺动脉段突出或其高度≥3mm
- 中心肺动脉扩张和外周分支纤细，两者形成鲜明对比
- 圆锥部显著凸出（右前斜位45°）或"锥高"≥7mm
- 右心室肥大征

5．心电图检查

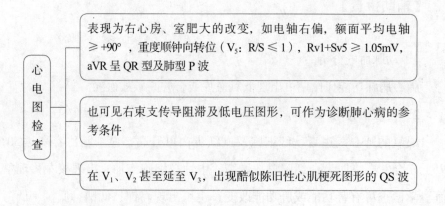

心电图检查

- 表现为右心房、室肥大的改变，如电轴右偏，额面平均电轴≥+90°，重度顺钟向转位（V_5：$R/S \leq 1$），Rv1+Sv5≥1.05mV，aVR呈QR型及肺型P波
- 也可见右束支传导阻滞及低电压图形，可作为诊断肺心病的参考条件
- 在V_1、V_2甚至延至V_3，出现酷似陈旧性心肌梗死图形的QS波

6．心电向量图检查

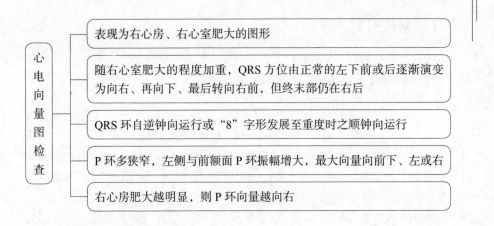

心电向量图检查

- 表现为右心房、右心室肥大的图形
- 随右心室肥大的程度加重，QRS方位由正常的左下前或后逐渐演变为向右、再向下、最后转向右前，但终末部仍在右后
- QRS环自逆钟向运行或"8"字形发展至重度时之顺钟向运行
- P环多狭窄，左侧与前额面P环振幅增大，最大向量向前下、左或右
- 右心房肥大越明显，则P环向量越向右

7. 超声心动图检查

测定右心室流出道内径（≥30mm），右心室内径（≥20mm），右心室前壁的厚度（≥5mm），左、右心室内径的比值（<2.0），右肺动脉内径或肺动脉干及右心房肥大等指标，以诊断肺心病。

【诊断】

慢性肺心病由慢性肺、胸疾病等发展而来，呼吸和循环系统的症状混杂出现，早期诊断较困难。以下各项可作为诊断参考。

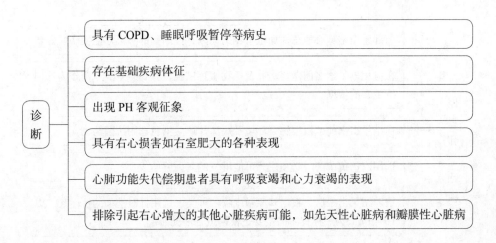

诊断

- 具有COPD、睡眠呼吸暂停等病史
- 存在基础疾病体征
- 出现PH客观征象
- 具有右心损害如右室肥大的各种表现
- 心肺功能失代偿期患者具有呼吸衰竭和心力衰竭的表现
- 排除引起右心增大的其他心脏疾病可能，如先天性心脏病和瓣膜性心脏病

【鉴别诊断】

慢性肺源性心脏病的鉴别诊断，见表 5-1。

表 5-1 慢性肺源性心脏病的鉴别诊断

冠心病	心绞痛、心肌梗死病史或心电图表现，可有左心衰竭、原发性高血压、高脂血症、糖尿病史。体检、X 线、心电图、超声心动图检查呈左心室肥厚为主的征象
风湿性心脏病	有风湿性关节炎和心肌炎病史，超声心动图有特殊表现
原发性心肌病	全心增大，无慢性呼吸道疾病史，无肺动脉高压的 X 线表现等，超声心动图可协助诊断

【治疗措施】

除治疗肺胸基础疾病，改善肺心功能外，还需维护各系统器官的功能，采取措施予以救治。控制感染，通畅呼吸道，改善呼吸功能，纠正缺氧和二氧化碳潴留，纠正呼吸和心力衰竭。

1. 积极控制肺部感染

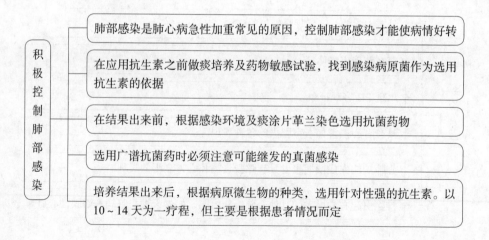

积极控制肺部感染

- 肺部感染是肺心病急性加重常见的原因，控制肺部感染才能使病情好转
- 在应用抗生素之前做痰培养及药物敏感试验，找到感染病原菌作为选用抗生素的依据
- 在结果出来前，根据感染环境及痰涂片革兰染色选用抗菌药物
- 选用广谱抗菌药时必须注意可能继发的真菌感染
- 培养结果出来后，根据病原微生物的种类，选用针对性强的抗生素。以 10 ~ 14 天为一疗程，但主要是根据患者情况而定

2. 通畅呼吸道

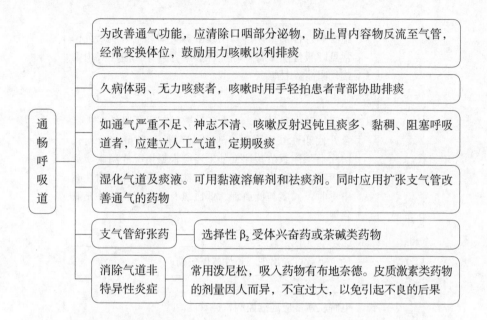

3. 纠正缺氧和二氧化碳潴留

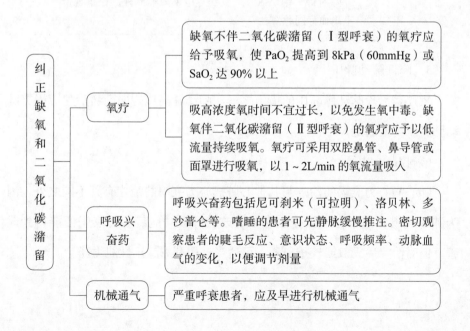

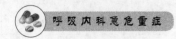

4. 纠正酸碱失衡和电解质紊乱

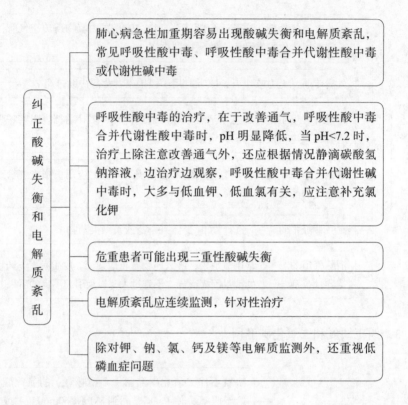

纠正酸碱失衡和电解质紊乱

- 肺心病急性加重期容易出现酸碱失衡和电解质紊乱，常见呼吸性酸中毒、呼吸性酸中毒合并代谢性酸中毒或代谢性碱中毒

- 呼吸性酸中毒的治疗，在于改善通气，呼吸性酸中毒合并代谢性酸中毒时，pH 明显降低，当 pH<7.2 时，治疗上除注意改善通气外，还应根据情况静滴碳酸氢钠溶液，边治疗边观察，呼吸性酸中毒合并代谢性碱中毒时，大多与低血钾、低血氯有关，应注意补充氯化钾

- 危重患者可能出现三重性酸碱失衡

- 电解质紊乱应连续监测，针对性治疗

- 除对钾、钠、氯、钙及镁等电解质监测外，还重视低磷血症问题

5. 降低肺动脉压

氧疗是治疗肺动脉高压的措施之一。肺动脉高压靶向药物治疗应根据肺动脉高压类型而定。

6. 控制心力衰竭

肺心病心力衰竭的治疗与其他心脏病心力衰竭的治疗有其不同之处，因为肺心病患者通常在积极控制感染、改善呼吸功能后心力衰竭便能得到改善。但对治疗后无效或较重患者，可适当选用利尿、正性肌力药。

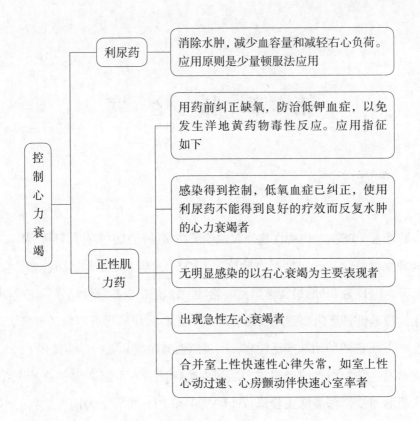

控制心力衰竭
├─ 利尿药 —— 消除水肿，减少血容量和减轻右心负荷。应用原则是少量顿服法应用
└─ 正性肌力药
　　├─ 用药前纠正缺氧，防治低钾血症，以免发生洋地黄药物毒性反应。应用指征如下
　　├─ 感染得到控制，低氧血症已纠正，使用利尿药不能得到良好的疗效而反复水肿的心力衰竭者
　　├─ 无明显感染的以右心衰竭为主要表现者
　　├─ 出现急性左心衰竭者
　　└─ 合并室上性快速性心律失常，如室上性心动过速、心房颤动伴快速心室率者

7. 肺性脑病

肺心病因严重低氧血症和高碳酸血症常合并肺性脑病，临床上出现神经精神症状和颅内高压、脑水肿等表现。应予呼吸兴奋剂、糖皮质激素治疗，酌情予机械通气排出二氧化碳，注意纠正酸碱紊乱。

8. 加强护理

严密观察病情变化，宜加强心肺功能的监护。翻身、拍背排除呼吸道分泌物是改善通气功能一项有效措施。

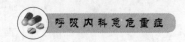

第六章 肺 栓 塞

肺栓塞（PE）是内源性或外源性栓子堵塞肺动脉引起肺循环障碍的临床和病理生理综合征。包括肺血栓栓塞（PTE）、羊水栓塞、脂肪栓塞、空气栓塞等。PTE 为 PE 的最常见类型。急性 PTE 是指血栓急性堵塞一定范围血管床，按其血管床阻塞程度及患者既往有无心肺疾病可有不同的临床表现。急性 PTE 可造成肺动脉广泛栓塞，出现急性肺源性心脏病。肺梗死（PI）为肺栓塞发生肺组织血流受阻或中断而发生坏死者。引起 PTE 的血栓主要来自深静脉血栓，深静脉血栓形成（DVT）和 PTE 实质上为同一疾病的不同阶段、不同部位的表现，两者统称为静脉血栓栓塞症（VTE）。

【病因与危险因素】

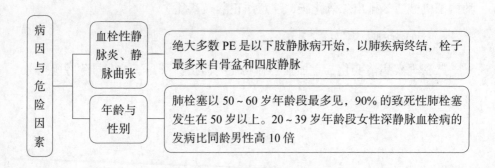

| 病因与危险因素 | 血栓性静脉炎、静脉曲张 | 绝大多数 PE 是以下肢静脉病开始，以肺疾病终结，栓子最多来自骨盆和四肢静脉 |
| | 年龄与性别 | 肺栓塞以 50~60 岁年龄段最多见，90% 的致死性肺栓塞发生在 50 岁以上。20~39 岁年龄段女性深静脉血栓病的发病比同龄男性高 10 倍 |

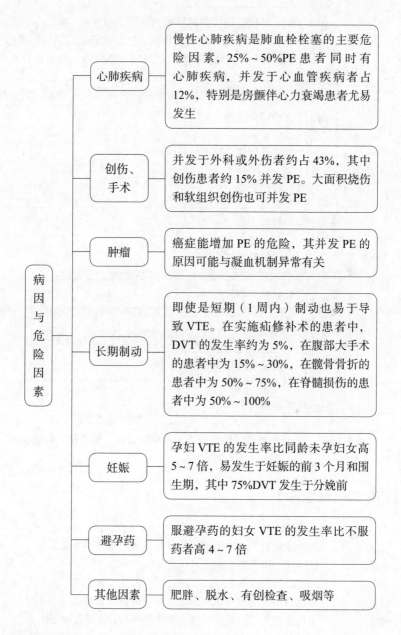

病因与危险因素

心肺疾病　慢性心肺疾病是肺血栓栓塞的主要危险因素，25%～50%PE患者同时有心肺疾病，并发于心血管疾病者占12%，特别是房颤伴心力衰竭患者尤易发生

创伤、手术　并发于外科或外伤者约占43%，其中创伤患者约15%并发PE。大面积烧伤和软组织创伤也可并发PE

肿瘤　癌症能增加PE的危险，其并发PE的原因可能与凝血机制异常有关

长期制动　即使是短期（1周内）制动也易于导致VTE。在实施疝修补术的患者中，DVT的发生率约为5%，在腹部大手术的患者中为15%～30%，在髋骨骨折的患者中为50%～75%，在脊髓损伤的患者中为50%～100%

妊娠　孕妇VTE的发生率比同龄未孕妇女高5～7倍，易发生于妊娠的前3个月和围生期，其中75%DVT发生于分娩前

避孕药　服避孕药的妇女VTE的发生率比不服药者高4～7倍

其他因素　肥胖、脱水、有创检查、吸烟等

【易患因素】

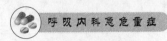

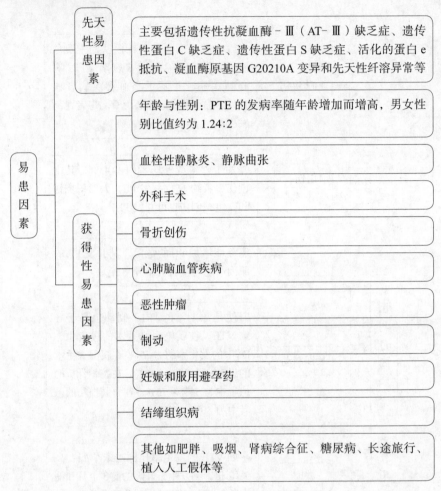

	先天性易患因素	主要包括遗传性抗凝血酶－Ⅲ（AT-Ⅲ）缺乏症、遗传性蛋白C缺乏症、遗传性蛋白S缺乏症、活化的蛋白e抵抗、凝血酶原基因G20210A变异和先天性纤溶异常等
易患因素	获得性易患因素	年龄与性别：PTE的发病率随年龄增加而增高，男女性别比值约为1.24:2
		血栓性静脉炎、静脉曲张
		外科手术
		骨折创伤
		心肺脑血管疾病
		恶性肿瘤
		制动
		妊娠和服用避孕药
		结缔组织病
		其他如肥胖、吸烟、肾病综合征、糖尿病、长途旅行、植入人工假体等

【PTE 的病理生理】

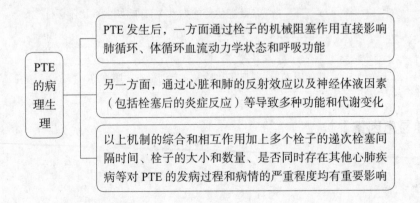

	PTE发生后，一方面通过栓子的机械阻塞作用直接影响肺循环、体循环血流动力学状态和呼吸功能
PTE的病理生理	另一方面，通过心脏和肺的反射效应以及神经体液因素（包括栓塞后的炎症反应）等导致多种功能和代谢变化
	以上机制的综合和相互作用加上多个栓子的递次栓塞间隔时间、栓子的大小和数量、是否同时存在其他心肺疾病等对PTE的发病过程和病情的严重程度均有重要影响

【临床表现】

1. 临床 PTE 分型

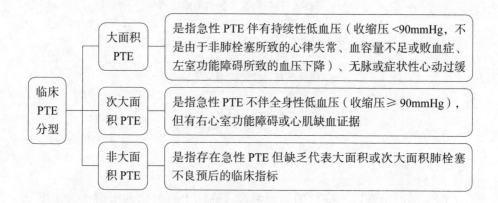

临床 PTE 分型

大面积 PTE：是指急性 PTE 伴有持续性低血压（收缩压 <90mmHg，不是由于非肺栓塞所致的心律失常、血容量不足或败血症、左室功能障碍所致的血压下降）、无脉或症状性心动过缓

次大面积 PTE：是指急性 PTE 不伴全身性低血压（收缩压 ≥ 90mmHg），但有右心室功能障碍或心肌缺血证据

非大面积 PTE：是指存在急性 PTE 但缺乏代表大面积或次大面积肺栓塞不良预后的临床指标

2. 大面积及次大面积 PTE 的表现

大面积及次大面积 PTE 往往存在严重的右心功能不全，表现为至少以下一项。

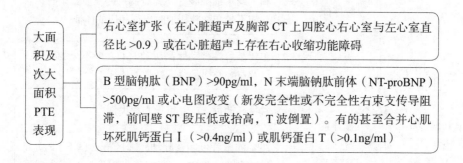

大面积及次大面积 PTE 表现

右心室扩张（在心脏超声及胸部 CT 上四腔心右心室与左心室直径比 >0.9）或在心脏超声上存在右心收缩功能障碍

B 型脑钠肽（BNP）>90pg/ml，N 末端脑钠肽前体（NT-proBNP）>500pg/ml 或心电图改变（新发完全性或不完全性右束支传导阻滞，前间壁 ST 段压低或抬高，T 波倒置）。有的甚至合并心肌坏死肌钙蛋白 I（>0.4ng/ml）或肌钙蛋白 T（>0.1ng/ml）

3. PTE 的症状表现

PTE 的症状多种多样，但均缺乏特异性，症状的严重程度亦有很大差别，可从无症状、隐匿，到血流动力学不稳定，甚或发生猝死。常见症状有以下几点。

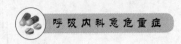

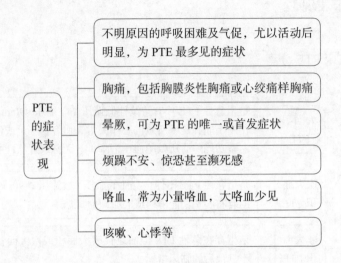

各病例可出现以上症状的不同组合。临床上有时出现所谓"三联征"，即同时出现呼吸困难、胸痛及咯血，但仅见于约 20% 的患者。

4. PTE 的体征表现

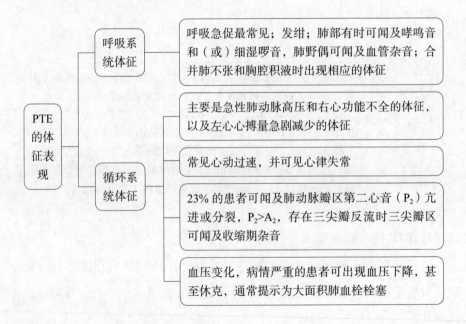

5. PE 的常见症状

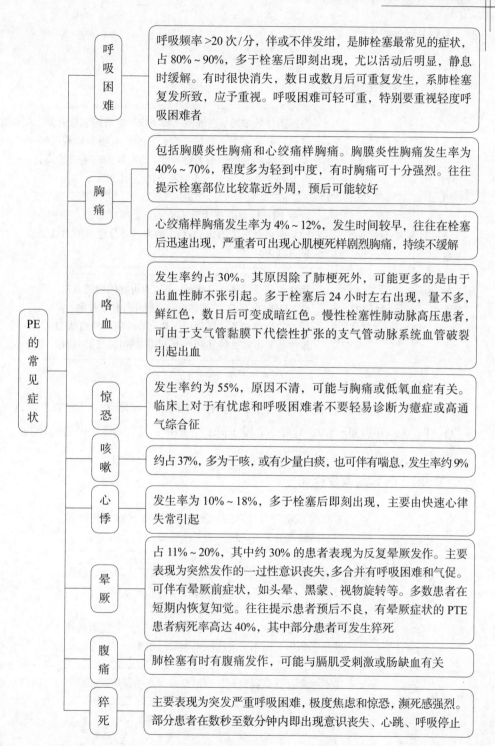

呼吸困难：呼吸频率 >20 次/分，伴或不伴发绀，是肺栓塞最常见的症状，占 80%～90%，多于栓塞后即刻出现，尤以活动后明显，静息时缓解。有时很快消失，数日或数月后可重复发生，系肺栓塞复发所致，应予重视。呼吸困难可轻可重，特别要重视轻度呼吸困难者

胸痛：包括胸膜炎性胸痛和心绞痛样胸痛。胸膜炎性胸痛发生率为 40%～70%，程度多为轻到中度，有时胸痛可十分强烈。往往提示栓塞部位比较靠近外周，预后可能较好

心绞痛样胸痛发生率为 4%～12%，发生时间较早，往往在栓塞后迅速出现，严重者可出现心肌梗死样剧烈胸痛，持续不缓解

咯血：发生率约占 30%。其原因除了肺梗死外，可能更多的是由于出血性肺不张引起。多于栓塞后 24 小时左右出现，量不多，鲜红色，数日后可变成暗红色。慢性栓塞性肺动脉高压患者，可由于支气管黏膜下代偿性扩张的支气管动脉系统血管破裂引起出血

惊恐：发生率约为 55%，原因不清，可能与胸痛或低氧血症有关。临床上对于有忧虑和呼吸困难者不要轻易诊断为癔症或高通气综合征

咳嗽：约占 37%，多为干咳，或有少量白痰，也可伴有喘息，发生率约 9%

心悸：发生率为 10%～18%，多于栓塞后即刻出现，主要由快速心律失常引起

晕厥：占 11%～20%，其中约 30% 的患者表现为反复晕厥发作。主要表现为突然发作的一过性意识丧失，多合并有呼吸困难和气促。可伴有晕厥前症状，如头晕、黑蒙、视物旋转等。多数患者在短期内恢复知觉。往往提示患者预后不良，有晕厥症状的 PTE 患者病死率高达 40%，其中部分患者可发生猝死

腹痛：肺栓塞有时有腹痛发作，可能与膈肌受刺激或肠缺血有关

猝死：主要表现为突发严重呼吸困难，极度焦虑和惊恐，濒死感强烈。部分患者在数秒至数分钟内即出现意识丧失、心跳、呼吸停止

PE 的常见症状

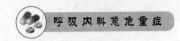

【辅助检查】

1. PTE 的实验室检查

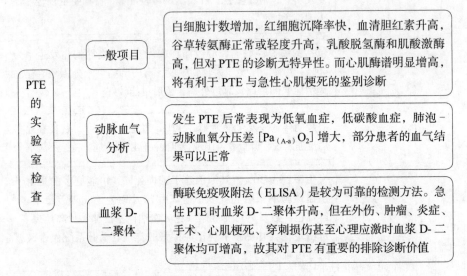

PTE 的实验室检查

一般项目：白细胞计数增加，红细胞沉降率快，血清胆红素升高，谷草转氨酶正常或轻度升高，乳酸脱氢酶和肌酸激酶高，但对 PTE 的诊断无特异性。而心肌酶谱明显增高，将有利于 PTE 与急性心肌梗死的鉴别诊断

动脉血气分析：发生 PTE 后常表现为低氧血症，低碳酸血症，肺泡 - 动脉血氧分压差 $[Pa_{(A-a)}O_2]$ 增大，部分患者的血气结果可以正常

血浆 D- 二聚体：酶联免疫吸附法（ELISA）是较为可靠的检测方法。急性 PTE 时血浆 D- 二聚体升高，但在外伤、肿瘤、炎症、手术、心肌梗死、穿刺损伤甚至心理应激时血浆 D- 二聚体均可增高，故其对 PTE 有重要的排除诊断价值

2. PTE 的心电图检查

可以表现为电轴右偏、不完全或完全右束支传导阻滞，肺性 P 波、$S_IQ_{III}T_{III}$型，Ⅱ、Ⅲ、aVF 导联 ST 段下降，"冠状 T 波"，部分患者心电图正常，因此，心电图正常不能排除本病。

3. PTE 的 X 线胸片检查

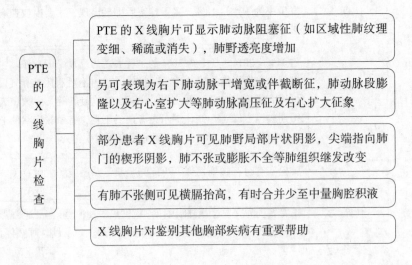

PTE 的 X 线胸片检查

PTE 的 X 线胸片可显示肺动脉阻塞征（如区域性肺纹理变细、稀疏或消失），肺野透亮度增加

另可表现为右下肺动脉干增宽或伴截断征，肺动脉段膨隆以及右心室扩大等肺动脉高压征及右心扩大征象

部分患者 X 线胸片可见肺野局部片状阴影，尖端指向肺门的楔形阴影，肺不张或膨胀不全等肺组织继发改变

有肺不张侧可见横膈抬高，有时合并少至中量胸腔积液

X 线胸片对鉴别其他胸部疾病有重要帮助

4. PTE 的超声心动图

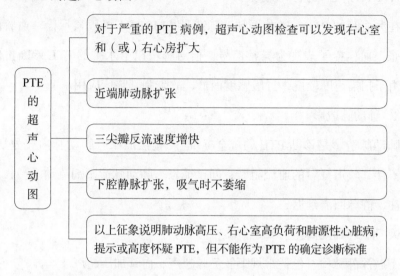

PTE 的超声心动图 ─┬─ 对于严重的 PTE 病例，超声心动图检查可以发现右心室和（或）右心房扩大

├─ 近端肺动脉扩张

├─ 三尖瓣反流速度增快

├─ 下腔静脉扩张，吸气时不萎缩

└─ 以上征象说明肺动脉高压、右心室高负荷和肺源性心脏病，提示或高度怀疑 PTE，但不能作为 PTE 的确定诊断标准

5. PTE 的核素肺灌注扫描

核素肺通气/灌注扫描是 PTE 的重要诊断方法，PTE 典型征象是呈肺段或肺叶分布的肺灌注缺损，并与通气显像不匹配。当肺核素显像正常时，可以可靠地排除 PTE。

6. PTE 的 CT 肺动脉造影

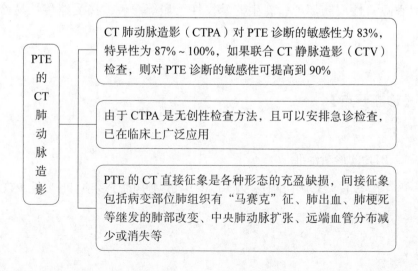

PTE 的 CT 肺动脉造影 ─┬─ CT 肺动脉造影（CTPA）对 PTE 诊断的敏感性为 83%，特异性为 87%～100%，如果联合 CT 静脉造影（CTV）检查，则对 PTE 诊断的敏感性可提高到 90%

├─ 由于 CTPA 是无创性检查方法，且可以安排急诊检查，已在临床上广泛应用

└─ PTE 的 CT 直接征象是各种形态的充盈缺损，间接征象包括病变部位肺组织有"马赛克"征、肺出血、肺梗死等继发的肺部改变、中央肺动脉扩张、远端血管分布减少或消失等

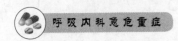

7. PTE 的磁共振肺动脉造影

在大血管的 PTE，磁共振肺动脉造影（MRPA）可以显示栓塞血管的近端扩张，血栓栓子表现为异常信号，但对肺段以下水平的 PTE 诊断价值有限。由于扫描速度较慢，且敏感度尚低，故限制其临床应用。

8. 肺动脉造影

肺动脉造影是诊断 PTE 的"金标准"。直接征象有肺动脉内充盈缺损，伴或不伴"轨道征"的血流阻断；间接征象为肺动脉造影剂流动缓慢，局部低灌注，静脉回流延迟。

9. 下肢深静脉检查

下肢深静脉检查包括常规下肢静脉超声、血管加压超声。

10. 遗传性易栓症相关检查

对发病年龄较轻（<50 岁）、有明确的 VTE 家族史、复发性 VTE、少见部位（如下腔静脉、肠系膜静脉、脑、肝、肾静脉等）的 VTE、无诱因 VTE、女性口服避孕药或绝经后接受雌激素替代治疗的 VTE、复发性不良妊娠（流产、胎儿发育停滞、死胎等）、口服华法林治疗中发生双香豆素性皮肤坏死、新生儿暴发性紫癜等患者，接受遗传性易栓症检查。

【诊断要点】

1. PTE 的诊断标准

当存在第①~③项中的任一项和第④~⑤项中的任一项可诊断为 PTE。

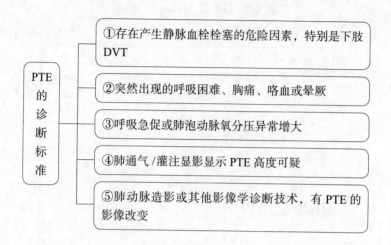

2. 加拿大韦尔斯（Wells）评分

加拿大韦尔斯（Wells）评分模型，见表6-1。

表6-1　韦尔斯（Wells）评分

参　　数	积分
既往有 PTE 或 DVT 病史	1.5
近期有手术史或制动	1.5
肿瘤	1
咯血	1
心率 >100 次 / 分	1.5
临床有 DVT 临床表现	3
PTE 的可能性大于其他诊断	3

注：判定标准：积分和 0~2，低度可能；3~6，中度可能；≥7，高度可能

3. 日内瓦（Geneva）评分

日内瓦（Geneva）评分模型，见表6-2。

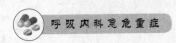
表 6-2　日内瓦（Geneva）评分

参　　数		积分
年龄（岁）	60 ~ 79	1
	≥ 80	2
既往史	有 PTE 或 DVT 病史	2
	近期有手术史	3
体征	心率 >100 次 / 分	1
血气分析（mmHg）	$PaCO_2$<36	2
	$PaCO_2$<39	1
	PaO_2<48.7	4
	PaO_2 48.7 ~ 60	3
	PaO_2 60 ~ 71.3	2
	PaO_2 71.3 ~ 82.4	1
胸片	楔状肺不张	1
	肋膈角抬高	1

注：判定标准：积分和 0 ~ 4，低度可能；5 ~ 8，中度可能；≥ 9，高度可能

4. 三种不同临床可能性的患者排除或确诊 PTE 的策略

（1）低度临床可能

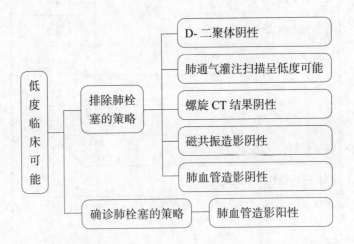

（2）中度临床可能

88

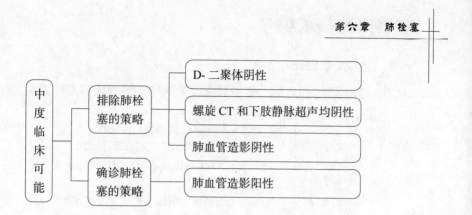

（3）高度临床可能

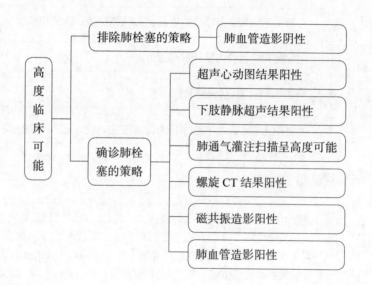

【鉴别诊断】

肺栓塞的临床类型不一，需与其鉴别的疾病也不相同。以肺部表现为主者常被误诊为其他胸肺疾病，以肺动脉高压和心脏病为主者，则易误诊为其他心脏疾病。临床最易误诊的重要疾病是急性心肌梗死、冠状动脉供血不足、肺炎、充血性心力衰竭（左心）、心肌病、特发性肺动脉高压、胸膜炎、支气管哮喘、心包炎、主动脉夹层动脉瘤及肋骨骨折等。

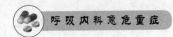

1. 急性心肌梗死

常有高血压、糖尿病、血脂异常及吸烟等心血管疾病高危因素。

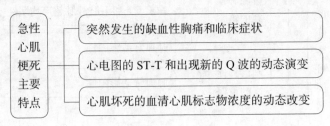

急性心肌梗死主要特点：
- 突然发生的缺血性胸痛和临床症状
- 心电图的 ST-T 和出现新的 Q 波的动态演变
- 心肌坏死的血清心肌标志物浓度的动态改变

2. 肺炎

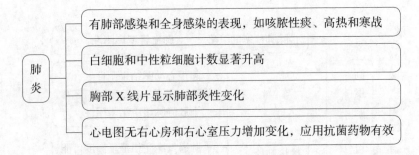

肺炎：
- 有肺部感染和全身感染的表现，如咳脓性痰、高热和寒战
- 白细胞和中性粒细胞计数显著升高
- 胸部 X 线片显示肺部炎性变化
- 心电图无右心房和右心室压力增加变化，应用抗菌药物有效

3. 支气管哮喘

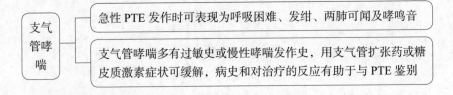

支气管哮喘：
- 急性 PTE 发作时可表现为呼吸困难、发绀、两肺可闻及哮鸣音
- 支气管哮喘多有过敏史或慢性哮喘发作史，用支气管扩张药或糖皮质激素症状可缓解，病史和对治疗的反应有助于与 PTE 鉴别

4. 胸膜炎

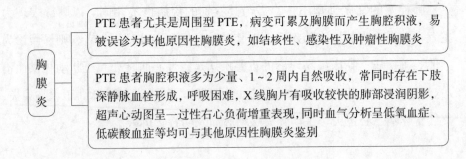

胸膜炎：
- PTE 患者尤其是周围型 PTE，病变可累及胸膜而产生胸腔积液，易被误诊为其他原因性胸膜炎，如结核性、感染性及肿瘤性胸膜炎
- PTE 患者胸腔积液多为少量、1～2 周内自然吸收，常同时存在下肢深静脉血栓形成，呼吸困难，X 线胸片有吸收较快的肺部浸润阴影，超声心动图呈一过性右心负荷增重表现,同时血气分析呈低氧血症、低碳酸血症等均可与其他原因性胸膜炎鉴别

5. 特发性肺动脉高压

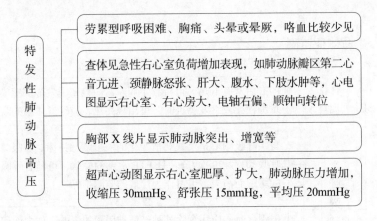

特发性肺动脉高压

- 劳累型呼吸困难、胸痛、头晕或晕厥，咯血比较少见
- 查体见急性右心室负荷增加表现，如肺动脉瓣区第二心音亢进、颈静脉怒张、肝大、腹水、下肢水肿等，心电图显示右心室、右心房大，电轴右偏、顺钟向转位
- 胸部 X 线片显示肺动脉突出、增宽等
- 超声心动图显示右心室肥厚、扩大，肺动脉压力增加，收缩压 30mmHg、舒张压 15mmHg，平均压 20mmHg

6. 主动脉夹层动脉瘤

常有高血压病史，在劳累、情绪剧烈波动时突然发生撕裂样胸痛、腹痛等，疼痛一开始即达到高峰，放射至背、腰、肋、腹和下肢，两上肢的血压和脉搏可不一致，可有主动脉瓣关闭不全、偏瘫等表现，心电图无明显异常变化（可有左心室肥大劳损），血清心肌损伤标志物无明显升高，二维超声心动图、磁共振检查可确诊。

鉴别诊断的思路如下：

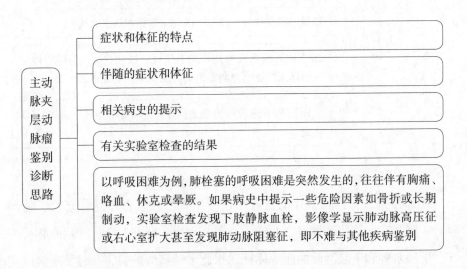

主动脉夹层动脉瘤鉴别诊断思路

- 症状和体征的特点
- 伴随的症状和体征
- 相关病史的提示
- 有关实验室检查的结果
- 以呼吸困难为例，肺栓塞的呼吸困难是突然发生的，往往伴有胸痛、咯血、休克或晕厥。如果病史中提示一些危险因素如骨折或长期制动，实验室检查发现下肢静脉血栓，影像学显示肺动脉高压征或右心室扩大甚至发现肺动脉阻塞征，即不难与其他疾病鉴别

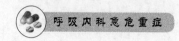

【监护】

1. 生命体征监测

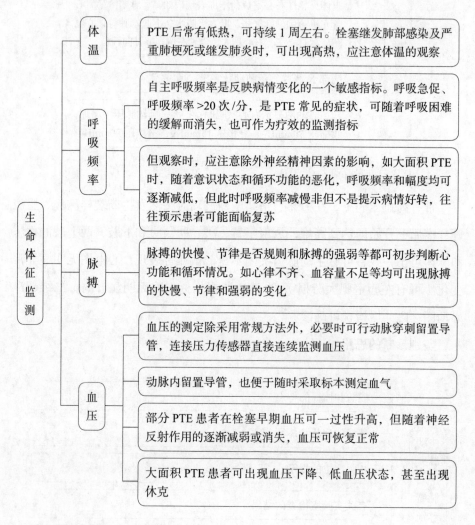

生命体征监测

- 体温：PTE 后常有低热，可持续 1 周左右。栓塞继发肺部感染及严重肺梗死或继发肺炎时，可出现高热，应注意体温的观察

- 呼吸频率：
  - 自主呼吸频率是反映病情变化的一个敏感指标。呼吸急促、呼吸频率 >20 次/分，是 PTE 常见的症状，可随着呼吸困难的缓解而消失，也可作为疗效的监测指标
  - 但观察时，应注意除外神经精神因素的影响，如大面积 PTE 时，随着意识状态和循环功能的恶化，呼吸频率和幅度均可逐渐减低，但此时呼吸频率减慢非但不是提示病情好转，往往预示患者可能面临复苏

- 脉搏：脉搏的快慢、节律是否规则和脉搏的强弱等都可初步判断心功能和循环情况。如心律不齐、血容量不足等均可出现脉搏的快慢、节律和强弱的变化

- 血压：
  - 血压的测定除采用常规方法外，必要时可行动脉穿刺留置导管，连接压力传感器直接连续监测血压
  - 动脉内留置导管，也便于随时采取标本测定血气
  - 部分 PTE 患者在栓塞早期血压可一过性升高，但随着神经反射作用的逐渐减弱或消失，血压可恢复正常
  - 大面积 PTE 患者可出现血压下降、低血压状态，甚至出现休克

2. 物理检查

在肺栓塞、肺梗死治疗的过程中，应经常检查患者颈静脉充盈、肺部啰音、呼吸音、胸膜摩擦音、心音、心率、心律、肝脏大小、肝颈静脉反流征、下肢水肿和下肢静脉曲张等体征，据此了解病情进展、及时发现病情变

化或并发症的发生。

3．血流动力学监测

血流动力学监测

- 血压、脉搏、尿量的测定是最基本的血流动力学监测手段

- 在肺动脉内插入并留置带有 4 个气腔的漂浮导管，可测得右心房压力、右心室压力、肺动脉压、平均肺动脉压、肺动脉关闭压及心输出量等，脉动脉关闭压（PAOP）也称为肺毛细血管楔压（PCWP）

- 同时，也可以得到混合静脉血标本，测定出混合静脉血氧分压和血氧饱和度。可以进一步计算出氧消耗量、氧输送能力、肺内血液分流率及肺血管阻力等重要参数

- 临床上常用 PAOP 来反映左心室的前负荷，但应注意只有在左心室的顺应性正常或固定不变时 PAOP 才能真正反映左心室前负荷变化

- 因充血性心力衰竭引起的心源性肺水肿，PAOP 明显增高；而因通透性增高引起的肺水肿，PAOP 并不增高。如血压偏低时，PAOP<7.5mmHg，是补充血容量的指征；如无血压下降趋势，PAOP>15mmHg 则为应用利尿剂的指征

- 混合静脉血氧分压或血氧饱和度，能较好地反映组织器官的氧合情况

- 孤立的 CVP 值不能反映心室的顺应性，CVP 的动态变化比绝对值更有用

4．气体交换功能的监测

（1）血氧分压的监测

1）动脉血氧分压（PaO_2）的监测

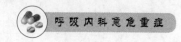

动脉血氧分压（PaO₂）的监测

- PaO₂ 是在动脉血液中以物理状态存在的 O_2 的压力，其大小与年龄及体位有关：坐位 PaO_2（mmHg）=104.2-0.27× 年龄（岁）；卧位 PaO_2（mmHg）=103.5-0.42× 年龄（岁）

- PaO_2 是反映动脉血氧合程度的指标，但不能说明动脉的氧含量，PaO_2 受肺通气量、血流量、V/Q 比值、心输出量、混合静脉血氧分压、组织耗氧量和吸氧浓度等多因素影响

- 最常用的监测方法为动脉采血进行血气分析，其缺点为不能连续动态监测。而且该方法为创伤性，反复动脉穿刺易造成局部血肿

2）动脉血氧饱和度（SaO_2）的监测：SaO_2 反映血红蛋白和氧结合的程度和机体的氧合状态，受 PaO_2 和氧解离曲线的影响。

监测 SaO_2 的两种方法

- 其一是采取动脉血标本经血气分析仪测出

- 其二是用测氧仪通过红外线来测定氧合血红蛋白含量

- 测氧仪测得的氧饱和度与血气分析仪测得的动脉血氧饱和度相关性较好，绝对值也十分接近，但随脉氧分压改变而略有变化，可用公式表示
  测氧仪测得值 =100.8%SaO_2（PaO_2>80mmHg）
  =101.9%SaO_2（80mmHg），PaO_2>60mmHg）
  =103.3%SaO_2（PaO_2>60mmHg）

- 测定局部如有色素沉着、黄疸等会影响测氧仪测定结果，局部血流灌注不良时，误差也会增大

3）混合静脉血氧分压（PvO_2）和混合静脉血氧含量（CvO_2）及混合静脉血氧饱和度（SvO_2）

混合静脉血氧分压（PvO_2）和混合静脉血氧含量（CvO_2）及混合静脉血氧饱和度（SvO_2）

PvO_2、SvO_2 和 CvO_2 在一定程度上是反映组织供氧情况的指标，代表组织细胞水平氧的情况，PvO_2 和 SvO_2 可通过右心导管直接取右心的血样测定

CvO_2 可根据 SvO_2 及血红蛋白求得

根据 $VO_2=QT \times （CaO_2-CvO_2）$
$CvO_2=CaO_2-VO_2/QT$
可见 CvO_2 受动脉血氧含量（CaO_2）、氧利用量（VO_2）和心输出量（QT）的影响，因此，PvO_2、SvO_2 和 CvO_2 不仅与组织供氧、氧耗有关，而且还反映了循环功能状态

（2）二氧化碳监测

1）动脉血二氧化碳分压（$PaCO_2$）

动脉血二氧化碳分压（$PaCO_2$）

体内代谢所产生的 CO_2 通过肺排出，肺泡内 CO_2 分压（P_ACO_2）受到体内 CO_2 产生量（VCO_2）和肺泡通气量（V_A）影响。
$PACO_2=VCO_2 \times 0.863/V_A$

CO_2 的弥散能力较强，肺泡毛细血管中的 CO_2 很快进入肺泡，直至与肺泡内 CO_2 达到平衡。因此，动脉－肺泡内 CO_2 分压差 $[P_{(A-a)}CO_2]$ 应等于零。可见 $PaCO_2$ 可基本上代替 P_ACO_2
$PaO_2=P_ACO_2=VCO_2 \times 0.683/V_A$

一般情况下，VCO_2 较为稳定。故 $PaCO_2$ 直接反映了 V_A 的变化。因此 $PaCO_2$ 实际上是反映通气功能的重要指标，也是判断酸碱平衡的重要指标

2）经皮二氧化碳分压（$PtcCO_2$）

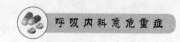

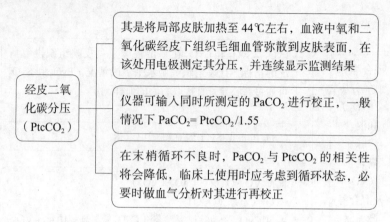

经皮二氧化碳分压（PtcCO₂）

其是将局部皮肤加热至44℃左右，血液中氧和二氧化碳经皮下组织毛细血管弥散到皮肤表面，在该处用电极测定其分压，并连续显示监测结果

仪器可输入同时所测定的 $PaCO_2$ 进行校正，一般情况下 $PaCO_2 = PtcCO_2/1.55$

在末梢循环不良时，$PaCO_2$ 与 $PtcCO_2$ 的相关性将会降低，临床上使用时应考虑到循环状态，必要时做血气分析对其进行再校正

3）呼气末二氧化碳分压（$P_{ET}CO_2$）：$P_{ET}CO_2$ 与 $PaCO_2$ 相关性较好，在自主呼吸时二者几乎相等而在肺梗死、休克、心力衰竭时，$P_{ET}CO_2$ 与 $PaCO_2$ 差值可明显增大。

【治疗措施】

1. 根据严重程度选择治疗策略

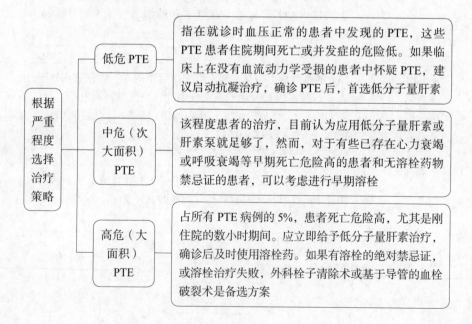

根据严重程度选择治疗策略

低危 PTE

指在就诊时血压正常的患者中发现的 PTE，这些 PTE 患者住院期间死亡或并发症的危险低。如果临床上在没有血流动力学受损的患者中怀疑 PTE，建议启动抗凝治疗，确诊 PTE 后，首选低分子量肝素

中危（次大面积）PTE

该程度患者的治疗，目前认为应用低分子量肝素或肝素泵就足够了，然而，对于有些已存在心力衰竭或呼吸衰竭等早期死亡危险高的患者和无溶栓药物禁忌证的患者，可以考虑进行早期溶栓

高危（大面积）PTE

占所有 PTE 病例的 5%，患者死亡危险高，尤其是刚住院的数小时期间。应立即给予低分子量肝素治疗，确诊后及时使用溶栓药。如果有溶栓的绝对禁忌证，或溶栓治疗失败，外科栓子清除术或基于导管的血栓破裂术是备选方案

2. 一般治疗原则

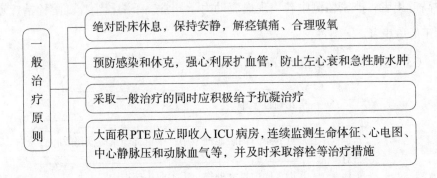

一般治疗原则
- 绝对卧床休息，保持安静，解痉镇痛、合理吸氧
- 预防感染和休克，强心利尿扩血管，防止左心衰和急性肺水肿
- 采取一般治疗的同时应积极给予抗凝治疗
- 大面积PTE应立即收入ICU病房，连续监测生命体征、心电图、中心静脉压和动脉血气等，并及时采取溶栓等治疗措施

3. 呼吸支持治疗

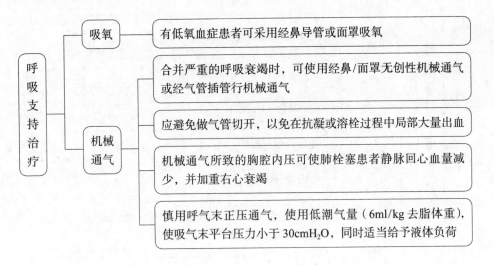

呼吸支持治疗
- 吸氧
  - 有低氧血症患者可采用经鼻导管或面罩吸氧
- 机械通气
  - 合并严重的呼吸衰竭时，可使用经鼻/面罩无创性机械通气或经气管插管行机械通气
  - 应避免做气管切开，以免在抗凝或溶栓过程中局部大量出血
  - 机械通气所致的胸腔内压可使肺栓塞患者静脉回心血量减少，并加重右心衰竭
  - 慎用呼气末正压通气，使用低潮气量（6ml/kg去脂体重），使吸气末平台压力小于30cmH$_2$O，同时适当给予液体负荷

4. 溶栓治疗

（1）目的

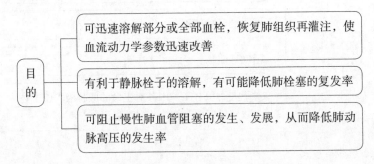

目的
- 可迅速溶解部分或全部血栓，恢复肺组织再灌注，使血流动力学参数迅速改善
- 有利于静脉栓子的溶解，有可能降低肺栓塞的复发率
- 可阻止慢性肺血管阻塞的发生、发展，从而降低肺动脉高压的发生率

97

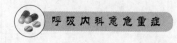

（2）适应证：高危肺栓塞。对非高危患者不推荐常规溶栓治疗。但对于中高危患者，严密监测中若出现血流动力学异常，予溶栓治疗。溶栓治疗不用于低危患者。

（3）急性肺栓塞溶栓治疗的禁忌证

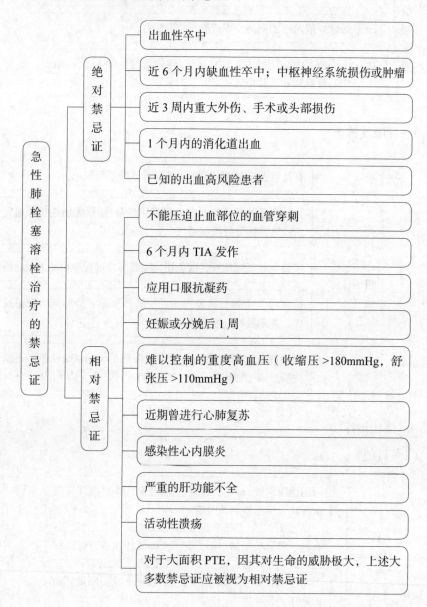

```
急性肺栓塞溶栓治疗的禁忌证 ┬ 绝对禁忌证 ┬ 出血性卒中
                         │          ├ 近 6 个月内缺血性卒中；中枢神经系统损伤或肿瘤
                         │          ├ 近 3 周内重大外伤、手术或头部损伤
                         │          ├ 1 个月内的消化道出血
                         │          └ 已知的出血高风险患者
                         └ 相对禁忌证 ┬ 不能压迫止血部位的血管穿刺
                                     ├ 6 个月内 TIA 发作
                                     ├ 应用口服抗凝药
                                     ├ 妊娠或分娩后 1 周
                                     ├ 难以控制的重度高血压（收缩压 >180mmHg，舒张压 >110mmHg）
                                     ├ 近期曾进行心肺复苏
                                     ├ 感染性心内膜炎
                                     ├ 严重的肝功能不全
                                     ├ 活动性溃疡
                                     └ 对于大面积 PTE，因其对生命的威胁极大，上述大多数禁忌证应被视为相对禁忌证
```

（4）急性肺栓塞的溶栓药物及用法

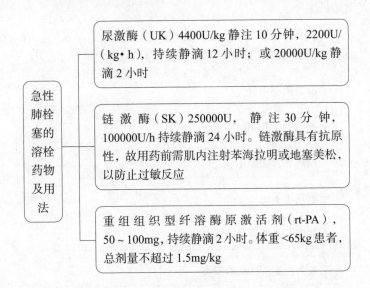

急性肺栓塞的溶栓药物及用法

- 尿激酶（UK）4400U/kg 静注 10 分钟，2200U/（kg·h），持续静滴 12 小时；或 20000U/kg 静滴 2 小时
- 链激酶（SK）250000U，静注 30 分钟，100000U/h 持续静滴 24 小时。链激酶具有抗原性，故用药前需肌内注射苯海拉明或地塞美松，以防止过敏反应
- 重组组织型纤溶酶原激活剂（rt-PA），50～100mg，持续静滴 2 小时。体重 <65kg 患者，总剂量不超过 1.5mg/kg

（5）并发症：溶栓治疗的主要并发症为出血。用药前应充分评估出血的危险性与后果，必要时应配血，做好输血准备。溶栓前宜留置外周静脉套管针，以方便溶栓中取血监测，避免反复穿刺血管。

5. 抗凝治疗

（1）目的：防止血栓再形成及复发，预防死亡及再发栓塞事件。

（2）适应证

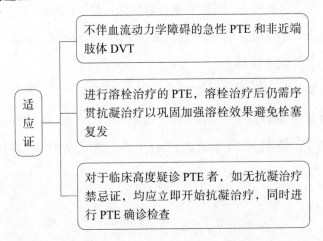

适应证

- 不伴血流动力学障碍的急性 PTE 和非近端肢体 DVT
- 进行溶栓治疗的 PTE，溶栓治疗后仍需序贯抗凝治疗以巩固加强溶栓效果避免栓塞复发
- 对于临床高度疑诊 PTE 者，如无抗凝治疗禁忌证，均应立即开始抗凝治疗，同时进行 PTE 确诊检查

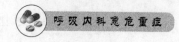

（3）禁忌证

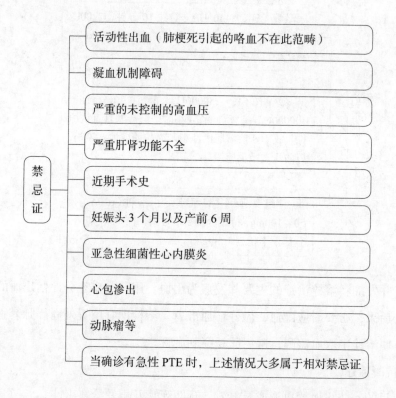

禁忌证
- 活动性出血（肺梗死引起的咯血不在此范畴）
- 凝血机制障碍
- 严重的未控制的高血压
- 严重肝肾功能不全
- 近期手术史
- 妊娠头 3 个月以及产前 6 周
- 亚急性细菌性心内膜炎
- 心包渗出
- 动脉瘤等
- 当确诊有急性 PTE 时，上述情况大多属于相对禁忌证

（4）用于抗凝治疗的药物：抗凝治疗急性肺栓塞的药物包括普通肝素、低分子量肝素、华法林等。普通肝素推荐用法：静脉：2000～5000U 或 80U/kg 静注，继以 18U/（kg·h）持续静滴；或静脉注射负荷量：2000～5000U，继 250U/（kg·12h）皮下注射。

（5）根据 APTT 检测结果调整静脉肝素剂量的方法：按照体重调整剂量，首剂负荷量 80U/kg，之后以 18U（kg·h）速度泵入。随后根据 APTT 调整肝素剂量，在最初 24 小时内每 4～6 小时测定 APTT，具体详见下表 6-3。

表 6-3　根据 APTT 检测结果调整静脉肝素剂量的方法

治疗前测基础 APTT	初始剂量及调整剂量	下次 APTT 测定时间（小时）
APTT<35s（<1.2 倍正常值）	80U/kg 静注继以 18U（kg·h）持续静滴，然后增加 4U/(kg·h) 静滴	4～6
APTT 35～45s（1.2～1.5 倍正常值）	40U/kg 静注，增加 20U/(kg·h) 静滴	6
APTT 46～70s（1.5～2.3 倍正常值）	无需调整剂量	6
APTT 71～90s（2.3～3.0 倍正常值）	减少静注 2U/(kg·h)	6
APTT>90s（>3.0 倍正常值）	停药 1 小时，减少静滴剂量 3U/(kg·h)	6

（6）使用肝素的时机：疑诊 PTE 时，即开始使用；UK 或 SK 治疗结束后，APTT 达正常上限的 2 倍时加用；rt-PA 溶栓者，可否与肝素共同使用未做要求。

（7）低分子量肝素（LMWH）推荐用法：肝素需根据体重给药，皮下注射，1～2 次/天。不同低分子量肝素剂量不同，具体用法见表 6-4。

表 6-4　各种低分子量肝素的具体用法

名称	使用方法
达肝素钠	200U/kg 皮下注射，1 次/天，单次 <18000U
依诺肝素钠	1mg/kg 皮下注射，1 次/12 小时，或 1.5mg/kg，皮下注射，1 次/天，单次 <180mg
那曲肝素钙	85U/kg 皮下注射，1 次/12 小时，连用 10 天；或 171U/kg 皮下注射，1 次/天，单次 <17100U
亨扎肝素纳	175U/kg 皮下注射，1 次/天

（8）华法林的使用方法：华法林在肝素/低分子量肝素开始应用后的第 1～3 天加用，初始剂量为 3～5mg/d，与肝素/低分子量肝素重叠至少 4～5 天，国际标准化比率（INR）连续 2 天达 2.5（2～3）后停用肝素或低分子量

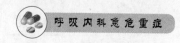

肝素。持续应用时间通常为 3 ~ 6 个月以上。

（9）非维生素 K 拮抗剂的新型抗凝药物（NOAC）：包括达比加群、利伐沙班、阿哌沙班和依度沙班。上述 4 种新型抗凝药物不能应用于严重肾功能损害患者。NOAC 可代替华法林应用于 PTE 患者。利伐沙班、阿哌沙班可作为单药治疗（无需联用肠外抗凝药物），但急性期治疗的前 3 周（利伐沙班）和前 7 天（阿哌沙班），需增加口服剂量。达比加群和依度沙班必须联合肠外抗凝药物应用。目前，仍需积累安全性及疗效相关的数据。

6. 肺动脉血栓摘除术

手术治疗适用于经积极的非手术治疗无效的紧急情况。

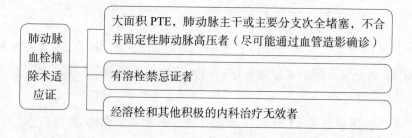

7. 静脉滤器

不推荐对急性 PTE 患者常规置入下腔静脉滤器。对抗凝治疗存在绝对禁忌证或接受足够强度抗凝治疗后，仍复发的急性 PTE 者，可选择静脉滤器置入。

【预防措施】

PTE 主要的预防措施包括机械性预防和药物预防。

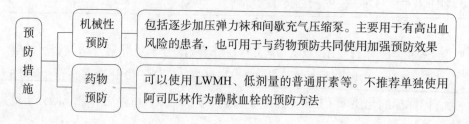

第七章　呼吸衰竭

第一节　急性呼吸衰竭

呼吸衰竭是指各种病因引起气体交换功能严重障碍，在海平面呼吸空气时动脉血氧分压低于 60mmHg 和（或）动脉血二氧化碳分压高于 50mmHg 所引起的临床综合征。临床上可将呼吸衰竭分为急性和慢性两类。急性呼吸衰竭多由于急性病变，如外伤、电击、药物中毒或吸入毒性气体等急性发病因素所致。

【分类】

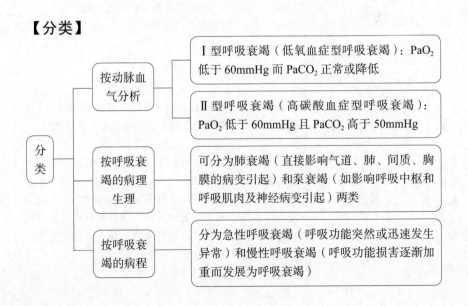

【病因】

1. 急性 I 型呼吸衰竭

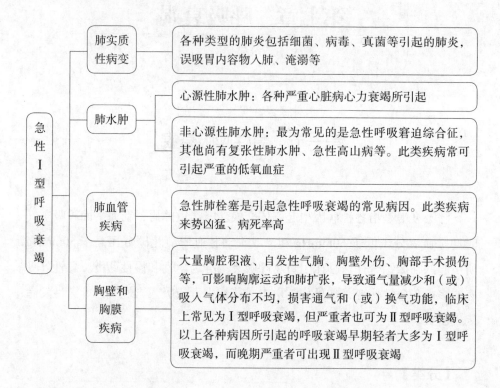

急性 I 型呼吸衰竭	肺实质性病变	各种类型的肺炎包括细菌、病毒、真菌等引起的肺炎，误吸胃内容物入肺、淹溺等
	肺水肿	心源性肺水肿：各种严重心脏病心力衰竭所引起
		非心源性肺水肿：最为常见的是急性呼吸窘迫综合征，其他尚有复张性肺水肿、急性高山病等。此类疾病常可引起严重的低氧血症
	肺血管疾病	急性肺栓塞是引起急性呼吸衰竭的常见病因。此类疾病来势凶猛、病死率高
	胸壁和胸膜疾病	大量胸腔积液、自发性气胸、胸壁外伤、胸部手术损伤等，可影响胸廓运动和肺扩张，导致通气量减少和（或）吸入气体分布不均，损害通气和（或）换气功能，临床上常见为 I 型呼吸衰竭，但严重者也可为 II 型呼吸衰竭。以上各种病因所引起的呼吸衰竭早期轻者大多为 I 型呼吸衰竭，而晚期严重者可出现 II 型呼吸衰竭

2. 急性 II 型呼吸衰竭

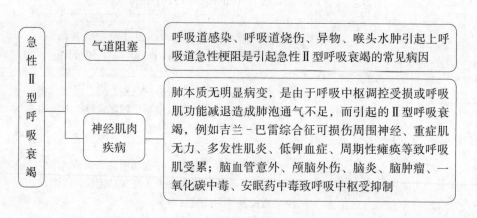

急性 II 型呼吸衰竭	气道阻塞	呼吸道感染、呼吸道烧伤、异物、喉头水肿引起上呼吸道急性梗阻是引起急性 II 型呼吸衰竭的常见病因
	神经肌肉疾病	肺本质无明显病变，是由于呼吸中枢调控受损或呼吸肌功能减退造成肺泡通气不足，而引起的 II 型呼吸衰竭，例如吉兰 - 巴雷综合征可损伤周围神经、重症肌无力、多发性肌炎、低钾血症、周期性瘫痪等致呼吸肌受累；脑血管意外、颅脑外伤、脑炎、脑肿瘤、一氧化碳中毒、安眠药中毒致呼吸中枢受抑制

【临床表现】

起病急骤，多有脑外伤、溺水、电击、脊髓损伤、神经肌肉接头的病变，并很快出现呼吸减慢或停止。并伴发绀、抽搐、昏迷。具体表现如下。

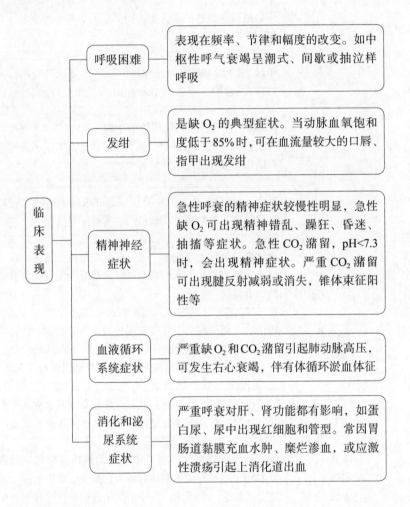

	呼吸困难	表现在频率、节律和幅度的改变。如中枢性呼气衰竭呈潮式、间歇或抽泣样呼吸
	发绀	是缺 O_2 的典型症状。当动脉血氧饱和度低于85%时，可在血流量较大的口唇、指甲出现发绀
临床表现	精神神经症状	急性呼衰的精神症状较慢性明显，急性缺 O_2 可出现精神错乱、躁狂、昏迷、抽搐等症状。急性 CO_2 潴留，pH<7.3时，会出现精神症状。严重 CO_2 潴留可出现腱反射减弱或消失，锥体束征阳性等
	血液循环系统症状	严重缺 O_2 和 CO_2 潴留引起肺动脉高压，可发生右心衰竭，伴有体循环淤血体征
	消化和泌尿系统症状	严重呼衰对肝、肾功能都有影响，如蛋白尿、尿中出现红细胞和管型。常因胃肠道黏膜充血水肿、糜烂渗血，或应激性溃疡引起上消化道出血

【辅助检查】

1. 实验室检查

实验室检查

血气分析

是诊断呼吸衰竭酸碱平衡失调及作出分型以决定治疗方式的必要依据

在单纯高碳酸型呼吸衰竭（通气功能不足）时，其 PaO_2 下降幅度一般约相当于 $PaCO_2$ 的上升幅度，如 PaO_2 下降数值明显超过 $PaCO_2$ 的上升数值时，则应考虑并发低氧型呼吸衰竭

单纯 $PaO_2 < 8.0kPa$（60mmHg），为Ⅰ型呼吸衰竭；同时伴有 $PaCO_2 > 6.65kPa$（50mmHg）为Ⅱ型呼吸衰竭

pH 低于 7.35 提示失代偿性酸中毒，pH 高于 7.5 提示失代偿性碱中毒，根据原发病及 $PaCO_2$ 和 HCO_3^- 的改变可判断是呼吸性或代谢性酸碱失衡

PaO_2、$PaCO_2$、$P_{(A-a)}O_2$ 等指标是呼吸衰竭时决定行呼吸机治疗、参数调整及撤机的必需指标与依据

血红蛋白

血红蛋白过低（<50g/L）时，缺氧严重也无发绀出现，而血红蛋白及红细胞增高则呼吸衰竭常为慢性或伴有急性加重情况

肾功能

肾功能改变可发生于呼吸衰竭患者，主要是功能性肾衰竭，因肾血管反射性收缩，肾小球滤过率（GFR）减少所致，进一步影响代谢产物的清除，血浆尿素和肌酐水平升高

肝细胞

肝细胞对缺氧尤其敏感，低氧血症和高碳酸血症均可引起肝功能损伤，主要表现为丙氨酸氨基转移酶升高

低氧和高碳酸血症

低氧和高碳酸血症可以刺激神经垂体释放抗利尿激素（ADH），可导致水潴留和稀释性低钠、低渗血症，再加上进食少、出汗多，治疗中使用利尿剂，呼吸性酸中毒等原因，引起低钾、低磷、低氯、低钙和低镁血症等

2．特殊检查

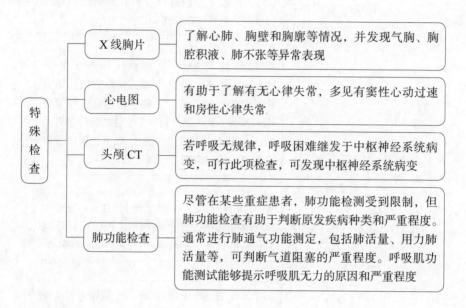

特殊检查
- X线胸片：了解心肺、胸壁和胸廓等情况，并发现气胸、胸腔积液、肺不张等异常表现
- 心电图：有助于了解有无心律失常，多见有窦性心动过速和房性心律失常
- 头颅CT：若呼吸无规律，呼吸困难继发于中枢神经系统病变，可行此项检查，可发现中枢神经系统病变
- 肺功能检查：尽管在某些重症患者，肺功能检测受到限制，但肺功能检查有助于判断原发病种类和严重程度。通常进行肺通气功能测定，包括肺活量、用力肺活量等，可判断气道阻塞的严重程度。呼吸肌功能测试能够提示呼吸肌无力的原因和严重程度

【诊断要点】

本病主要诊断依据，急性病因如溺水、电击、外伤、药物中毒、严重感染、休克等。结合临床表现、血气分析有助于诊断。

呼吸衰竭患者临床表现并无特异性，对该病的诊断依赖于动脉血气分析检查。临床判定标准为：海平面大气压，静息条件下呼吸室内空气，同时排除心内解剖分流和原发于心输出量降低等情况后，动脉血氧分压（PaO_2）低于 60mmHg，或伴有二氧化碳分压（$PaCO_2$）高于 50mmHg 即为呼吸衰竭。吸氧的患者，当氧合指数低于 300mmHg 考虑存在低氧血症。

结合呼吸衰竭的分型，根据 $PaCO_2$、PaO_2 变化来诊断呼吸衰竭可分为以下几种情况。

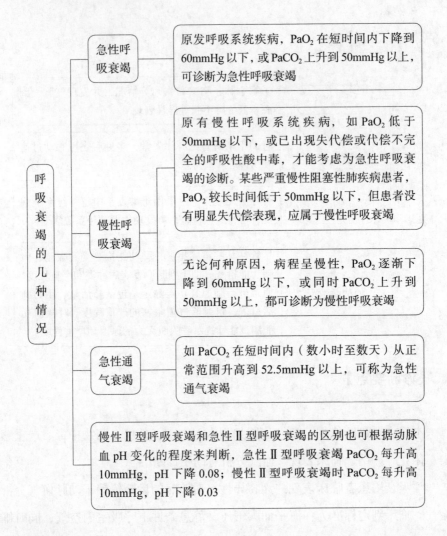

呼吸衰竭的几种情况

急性呼吸衰竭：原发呼吸系统疾病，PaO₂ 在短时间内下降到 60mmHg 以下，或 PaCO₂ 上升到 50mmHg 以上，可诊断为急性呼吸衰竭

慢性呼吸衰竭：
原有慢性呼吸系统疾病，如 PaO₂ 低于 50mmHg 以下，或已出现失代偿或代偿不完全的呼吸性酸中毒，才能考虑为急性呼吸衰竭的诊断。某些严重慢性阻塞性肺疾病患者，PaO₂ 较长时间低于 50mmHg 以下，但患者没有明显失代偿表现，应属于慢性呼吸衰竭

无论何种原因，病程呈慢性，PaO₂ 逐渐下降到 60mmHg 以下，或同时 PaCO₂ 上升到 50mmHg 以上，都可诊断为慢性呼吸衰竭

急性通气衰竭：如 PaCO₂ 在短时间内（数小时至数天）从正常范围升高到 52.5mmHg 以上，可称为急性通气衰竭

慢性Ⅱ型呼吸衰竭和急性Ⅱ型呼吸衰竭的区别也可根据动脉血 pH 变化的程度来判断，急性Ⅱ型呼吸衰竭 PaCO₂ 每升高 10mmHg，pH 下降 0.08；慢性Ⅱ型呼吸衰竭时 PaCO₂ 每升高 10mmHg，pH 下降 0.03

【监护】

通过物理检查手段对患者临床情况进行细致检查和连续观察是最简单、最基本和最有价值的监测方法，任何先进监护仪器也无法取代。

1. 体征监测

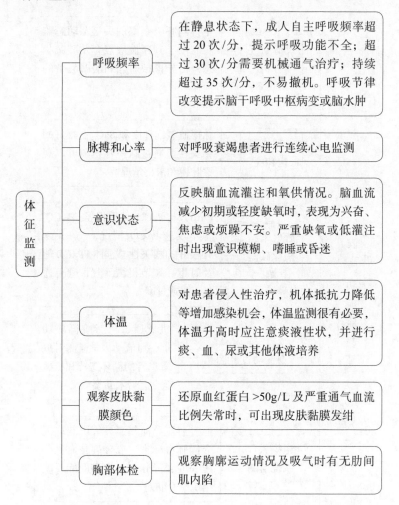

体征监测

呼吸频率：在静息状态下，成人自主呼吸频率超过 20 次/分，提示呼吸功能不全；超过 30 次/分需要机械通气治疗；持续超过 35 次/分，不易撤机。呼吸节律改变提示脑干呼吸中枢病变或脑水肿

脉搏和心率：对呼吸衰竭患者进行连续心电监测

意识状态：反映脑血流灌注和氧供情况。脑血流减少初期或轻度缺氧时，表现为兴奋、焦虑或烦躁不安。严重缺氧或低灌注时出现意识模糊、嗜睡或昏迷

体温：对患者侵入性治疗，机体抵抗力降低等增加感染机会，体温监测很有必要，体温升高时应注意痰液性状，并进行痰、血、尿或其他体液培养

观察皮肤黏膜颜色：还原血红蛋白 >50g/L 及严重通气血流比例失常时，可出现皮肤黏膜发绀

胸部体检：观察胸廓运动情况及吸气时有无肋间肌内陷

2. 水、电解质监测

呼吸衰竭时，仔细评价体液平衡，以避免肺毛细血管楔压过高或脱水。ARDS 患者肺毛细血管膜通透性增加，发生非心源性肺水肿，应记录每天液体摄入量、尿量、尿比重和体重。应及时发现和纠正水、电解质紊乱。

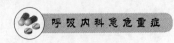

3．呼吸功能监测

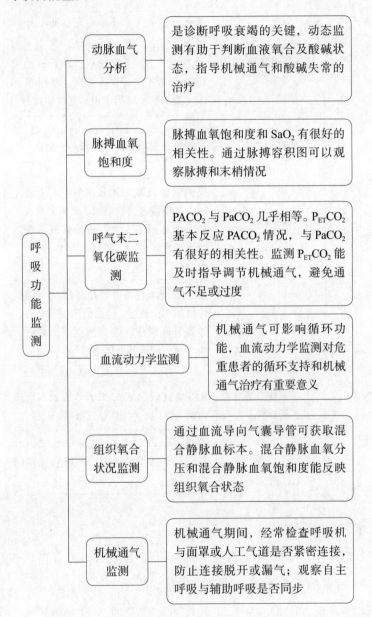

呼吸功能监测	动脉血气分析	是诊断呼吸衰竭的关键，动态监测有助于判断血液氧合及酸碱状态，指导机械通气和酸碱失常的治疗
	脉搏血氧饱和度	脉搏血氧饱和度和 SaO_2 有很好的相关性。通过脉搏容积图可以观察脉搏和末梢情况
	呼气末二氧化碳监测	$PACO_2$ 与 $PaCO_2$ 几乎相等。$P_{ET}CO_2$ 基本反应 $PACO_2$ 情况，与 $PaCO_2$ 有很好的相关性。监测 $P_{ET}CO_2$ 能及时指导调节机械通气，避免通气不足或过度
	血流动力学监测	机械通气可影响循环功能，血流动力学监测对危重患者的循环支持和机械通气治疗有重要意义
	组织氧合状况监测	通过血流导向气囊导管可获取混合静脉血标本。混合静脉血氧分压和混合静脉血氧饱和度能反映组织氧合状态
	机械通气监测	机械通气期间，经常检查呼吸机与面罩或人工气道是否紧密连接，防止连接脱开或漏气；观察自主呼吸与辅助呼吸是否同步

机械通气监测中有几个方面值得注意。

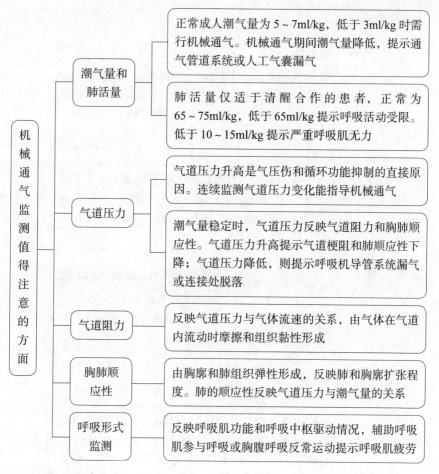

机械通气监测值得注意的方面

潮气量和肺活量
- 正常成人潮气量为 5 ~ 7ml/kg，低于 3ml/kg 时需行机械通气。机械通气期间潮气量降低，提示通气管道系统或人工气囊漏气
- 肺活量仅适于清醒合作的患者，正常为 65 ~ 75ml/kg，低于 65ml/kg 提示呼吸活动受限。低于 10 ~ 15ml/kg 提示严重呼吸肌无力

气道压力
- 气道压力升高是气压伤和循环功能抑制的直接原因。连续监测气道压力变化能指导机械通气
- 潮气量稳定时，气道压力反映气道阻力和胸肺顺应性。气道压力升高提示气道梗阻和肺顺应性下降；气道压力降低，则提示呼吸机导管系统漏气或连接处脱落

气道阻力
- 反映气道压力与气体流速的关系，由气体在气道内流动时摩擦和组织黏性形成

胸肺顺应性
- 由胸廓和肺组织弹性形成，反映肺和胸廓扩张程度。肺的顺应性反映气道压力与潮气量的关系

呼吸形式监测
- 反映呼吸肌功能和呼吸中枢驱动情况，辅助呼吸肌参与呼吸或胸腹呼吸反常运动提示呼吸肌疲劳

【治疗措施】

1. 一般治疗

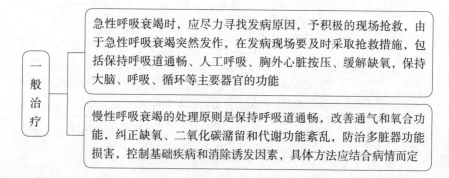

一般治疗
- 急性呼吸衰竭时，应尽力寻找发病原因，予积极的现场抢救，由于急性呼吸衰竭突然发作，在发病现场要及时采取抢救措施，包括保持呼吸道通畅、人工呼吸、胸外心脏按压、缓解缺氧，保持大脑、呼吸、循环等主要器官的功能
- 慢性呼吸衰竭的处理原则是保持呼吸道通畅，改善通气和氧合功能，纠正缺氧、二氧化碳潴留和代谢功能紊乱，防治多脏器功能损害，控制基础疾病和消除诱发因素，具体方法应结合病情而定

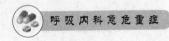

2. 药物治疗

（1）保持呼吸道通畅

保持呼吸道通畅
- 有助于增加通气量和缓解呼吸困难，增加换气效率。首先要注意清除口咽部分泌物并防止呕吐物误吸。应对所有患者使用黏液溶解剂、解痉剂，保证呼吸道湿化等辅助治疗
- 气管痉挛者，可雾化吸入 β_2 受体激动剂沙丁胺醇 $100 \sim 200\mu g/$次；或用异丙托溴铵气雾剂 $3 \sim 4$ 喷（每喷 $20\mu g$），每日 $3 \sim 4$ 次，有利于舒张支气管
- 适当应用糖皮质激素可作为治疗呼吸衰竭的辅助治疗手段，如用二丙酸倍氯米松 $100 \sim 200\mu g$，每日 $3 \sim 4$ 次吸入，必要时应根据病情而建立不同的人工气道

（2）氧疗

氧疗
- 氧疗的目的是通过增加吸入气氧浓度，提高肺泡内氧分压，使动脉血氧分压和血氧饱和度（SaO_2）升高，以减轻呼吸做功、降低缺氧性肺动脉高压和减轻右心负荷
- 临床有缺氧表现及动脉血气分析示 $PaO_2<60mmHg$ 者应立即予以吸氧
- 呼吸心跳骤停、急性肺水肿、急性呼吸窘迫综合征时，可给予高浓度氧疗
- 低浓度持续给氧主要用于缺氧伴二氧化碳潴留的慢性呼吸衰竭患者，一般鼻导管 $1 \sim 2L/min$

（3）改善通气，降低二氧化碳潴留

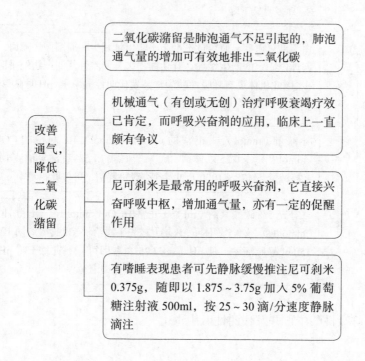

改善通气，降低二氧化碳潴留

- 二氧化碳潴留是肺泡通气不足引起的，肺泡通气量的增加可有效地排出二氧化碳

- 机械通气（有创或无创）治疗呼吸衰竭疗效已肯定，而呼吸兴奋剂的应用，临床上一直颇有争议

- 尼可刹米是最常用的呼吸兴奋剂，它直接兴奋呼吸中枢，增加通气量，亦有一定的促醒作用

- 有嗜睡表现患者可先静脉缓慢推注尼可刹米 0.375g，随即以 1.875～3.75g 加入 5% 葡萄糖注射液 500ml，按 25～30 滴/分速度静脉滴注

（4）纠正酸碱平衡失调和电解质紊乱：常见有下列几种类型的酸碱平衡失调。

1）呼吸性酸中毒：动脉血气分析示 $PaCO_2$ 升高，实际碳酸氢盐（AB）>标准碳酸氢盐（SB），通过血液缓冲系统的作用和肾脏的调节（分泌 H^+，吸收 Na^+ 与 HCO_3^- 相结合成 $NaHCO_3$），使 pH 接近正常，失代偿时 pH 降低，常见 PaO_2 降低。由肺泡通气不足引起，呼吸性酸中毒的治疗主要是改善肺泡通气量，一般 pH 低于 7.2 时补 5% 碳酸氢钠 100～125ml。

2）呼吸性酸中毒并发代谢性酸中毒

动脉血气分析示 $PaCO_2$ 大多数显著升高，HCO_3^- 和碱剩余（BE）增加有限或在正常范围，大多低于正常，pH 显著下降，PaO_2 和 SaO_2 多明显下降

由于低氧血症、血容量不足、心输出量减少和周围循环障碍，引起体内固定酸产生增加，肾功能损害又使酸性代谢产物的排泄减少。因此机体可有呼吸性酸中毒并发代谢性酸中毒。pH 明显降低，小于 7.2 可考虑用碱性药物

补碱量（mmol）=［正常的 CO_2CP（mmol/L）- 测得的 CO_2CP（mmol/L）］× 0.25 × 体重（kg），所需的 1.5% 碳酸氢钠液（ml）= 补碱量 × 178 × 1000（如需 5% 碳酸氢钠，可按此折算）

或补充 5% 碳酸氢钠（ml）=［正常 HCO_3^-（mmol/L）- 测得 HCO_3^-（mmol/L）］× 0.5 × 体重（kg），或先 1 次给予 5% 碳酸氢钠 100～150ml 静脉滴注，使 pH 升至 7.25 左右即可，不宜急于将 pH 调节至正常范围，否则有可能加重二氧化碳潴留

（呼吸性酸中毒并发代谢性酸中毒）

3）呼吸性酸中毒并发代谢性碱中毒

动脉血气分析示 PaO_2 降低，HCO_3^- 和 BE 升高，且升高程度大于 $PaCO_2$ 的升高，$PaCO_2$ 亦升高明显，pH>7.45 较为多见

常发生于慢性呼吸性酸中毒治疗过程中，可由机械通气不当使二氧化碳排出太快、补充碱性药物过量等引起。治疗时应防止以上医源性因素，不轻易补碱

呼吸机应避免潮气量过大和二氧化碳排出过快。可适当应用利尿剂及糖皮质激素；呼吸性酸中毒恢复过程中，注意补充氯化钾

一旦发生呼吸性酸中毒伴有代谢性碱中毒，应及时处理，可考虑使用碳酸酐酶抑制剂如乙酰唑胺，促进肾排出 HCO_3^-，纠正代谢性碱中毒，亦可补充精氨酸盐

（呼吸性酸中毒并发代谢性碱中毒）

（5）抗感染治疗

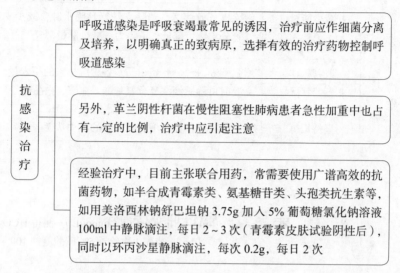

抗感染治疗

> 呼吸道感染是呼吸衰竭最常见的诱因，治疗前应作细菌分离及培养，以明确真正的致病原，选择有效的治疗药物控制呼吸道感染

> 另外，革兰阴性杆菌在慢性阻塞性肺病患者急性加重中也占有一定的比例，治疗中应引起注意

> 经验治疗中，目前主张联合用药，常需要使用广谱高效的抗菌药物，如半合成青霉素类、氨基糖苷类、头孢类抗生素等，如用美洛西林钠舒巴坦钠 3.75g 加入 5% 葡萄糖氯化钠溶液 100ml 中静脉滴注，每日 2～3 次（青霉素皮肤试验阴性后），同时以环丙沙星静脉滴注，每次 0.2g，每日 2 次

（6）并发症的防治：慢性呼吸衰竭常并发心力衰竭，此可加重病情，治疗时可使用利尿剂；并发消化道出血时给予胃黏膜保护剂或胃酸抑制剂；治疗的同时应积极防治休克和多器官功能衰竭。

3. 其他治疗

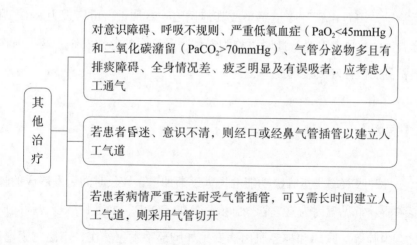

其他治疗

> 对意识障碍、呼吸不规则、严重低氧血症（$PaO_2<45mmHg$）和二氧化碳潴留（$PaCO_2>70mmHg$）、气管分泌物多且有排痰障碍、全身情况差、疲乏明显及有误吸者，应考虑人工通气

> 若患者昏迷、意识不清，则经口或经鼻气管插管以建立人工气道

> 若患者病情严重无法耐受气管插管，可又需长时间建立人工气道，则采用气管切开

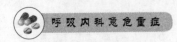

【预防措施】

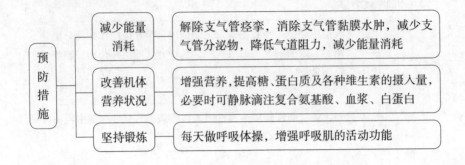

第二节　慢性呼吸衰竭

慢性呼吸衰竭是在原有肺部疾病基础上发生的，最常见病因为 COPD，早期可表现为 I 型呼吸衰竭，随着病情逐渐加重，肺功能愈来愈差，可表现为 II 型呼吸衰竭。慢性呼吸衰竭稳定期，虽 PaO_2 降低和 $PaCO_2$ 升高，但患者通过代偿和治疗，可稳定在一定范围内，患者仍能从事一般的工作或日常生活活动。一旦由于呼吸道感染或其他诱因呼衰加重，可表现为 PaO_2 明显下降，$PaCO_2$ 显著升高，此时可称为慢性呼吸衰竭的急性发作，是我国临床上最常见的慢性呼吸衰竭类型。

【病因】

慢性呼吸衰竭是指呼吸功能的损害逐渐加重，较长时间后发展成的呼吸功能障碍。常见病因为支气管 - 肺疾病，如 COPD、严重肺结核、肺间质纤维化、尘肺等。胸廓和神经肌肉病变（如胸部手术、外伤、广泛胸膜增厚、胸廓畸形、脊髓侧索硬化症等）也可导致慢性呼吸衰竭。

【临床表现】

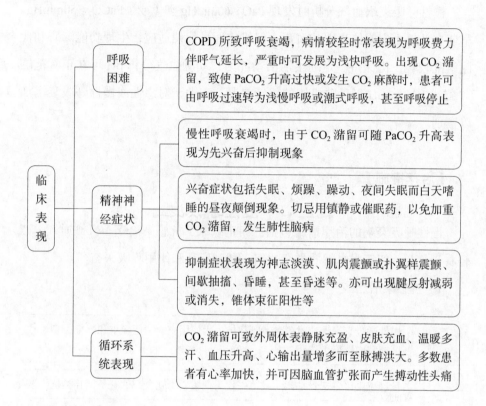

临床表现
- 呼吸困难: COPD 所致呼吸衰竭，病情较轻时常表现为呼吸费力伴呼气延长，严重时可发展为浅快呼吸。出现 CO_2 潴留，致使 $PaCO_2$ 升高过快或发生 CO_2 麻醉时，患者可由呼吸过速转为浅慢呼吸或潮式呼吸，甚至呼吸停止
- 精神神经症状:
  - 慢性呼吸衰竭时，由于 CO_2 潴留可随 $PaCO_2$ 升高表现为先兴奋后抑制现象
  - 兴奋症状包括失眠、烦躁、躁动、夜间失眠而白天嗜睡的昼夜颠倒现象。切忌用镇静或催眠药，以免加重 CO_2 潴留，发生肺性脑病
  - 抑制症状表现为神志淡漠、肌肉震颤或扑翼样震颤、间歇抽搐、昏睡，甚至昏迷等。亦可出现腱反射减弱或消失，锥体束征阳性等
- 循环系统表现: CO_2 潴留可致外周体表静脉充盈、皮肤充血、温暖多汗、血压升高、心输出量增多而至脉搏洪大。多数患者有心率加快，并可因脑血管扩张而产生搏动性头痛

【辅助检查】

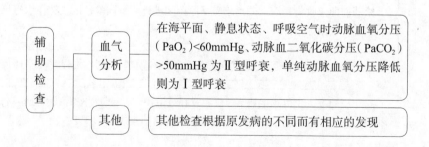

辅助检查
- 血气分析: 在海平面、静息状态、呼吸空气时动脉血氧分压（PaO_2）<60mmHg、动脉血二氧化碳分压（$PaCO_2$）>50mmHg 为 II 型呼衰，单纯动脉血氧分压降低则为 I 型呼衰
- 其他: 其他检查根据原发病的不同而有相应的发现

117

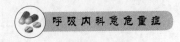

【诊断要点】

慢性呼吸衰竭血气分析时发现 $PaO_2 < 60mmHg$ 和（或）$PaCO_2 > 50mmHg$。早期有低氧血症或伴高碳酸血症，但机体通过代偿适应，生理功能障碍和代谢紊乱较轻，仍保持一定的生活活动能力，动脉血气分析 pH 可在正常范围（$7.35 \sim 7.45$）。pH 可反映机体的代偿状况，有助于对急性或慢性呼吸衰竭加以鉴别。

【治疗措施】

慢性呼吸衰竭的治疗措施包括：纠正缺氧、抗感染治疗、机械通气、减轻右心负荷、纠正水电解质失衡、纠正酸碱紊乱和使用呼吸兴奋药。

1. 抗感染治疗

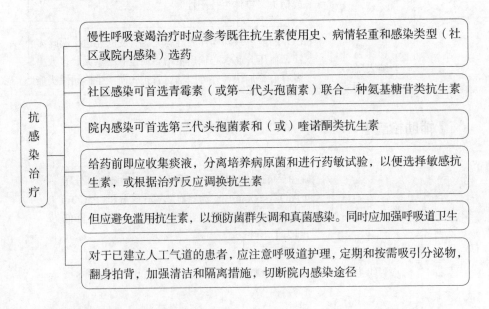

抗感染治疗

慢性呼吸衰竭治疗时应参考既往抗生素使用史、病情轻重和感染类型（社区或院内感染）选药

社区感染可首选青霉素（或第一代头孢菌素）联合一种氨基糖苷类抗生素

院内感染可首选第三代头孢菌素和（或）喹诺酮类抗生素

给药前即应收集痰液，分离培养病原菌和进行药敏试验，以便选择敏感抗生素，或根据治疗反应调换抗生素

但应避免滥用抗生素，以预防菌群失调和真菌感染。同时应加强呼吸道卫生

对于已建立人工气道的患者，应注意呼吸道护理，定期和按需吸引分泌物，翻身拍背，加强清洁和隔离措施，切断院内感染途径

2. 减轻通气负荷的治疗

减轻通气负荷的治疗

- 为解除支气管痉挛可雾化吸入 β_2 受体激动剂和（或）抗胆碱能药物

- 由于呼吸衰竭患者呼吸急促，常无法应用定量吸入剂，可选用 β_2 受体激动剂溶液（如 1～2.5mg 特布他林，沙丁胺醇等）雾化吸入。哮喘患者单用 β_2 受体激动剂即可取得很好疗效。COPD 患者可同时应用 β_2 受体激动剂和抗胆碱能药物

- 临床上也可联合应用氨茶碱静脉滴注，但其治疗窗较窄（最佳治疗血浆茶碱浓度 10～20μg/ml）致使有效与治疗血浓度很接近

- 应用前应了解用药史，已服用氨茶碱者应缓慢少量静滴，同时监测血茶碱浓度，避免中毒

3. 纠正水电解质失衡的治疗

慢性呼吸衰竭可有多种电解质紊乱，如低氯、低钾、高钾、低钠、高钠、低镁等。

纠正水电解质失衡的治疗

- 低氯与二氧化碳潴留后代偿性 HCO_3^- 增高和应用利尿药有关，可导致低氯性碱中毒，应补充氯化钾或其他含氯药物。高氯少见，常为高氯性代谢性酸中毒，纠正代谢性酸中毒后可纠正

- 低钾多与饮食少钾或胃肠淤血影响吸收，以及应用利尿药和糖皮质激素有关。治疗时应注意去除病因同时补钾

- 高钾与严重呼吸性酸中毒、脱水、输库存血和肾功能障碍有关，治疗主要为去除病因

- 低钠血症多见于肺心病患者，进食少、应用利尿药、多汗及心源性肝硬化导致抗利尿激素增多，补钠可取得明显疗效

- 高钠少见，可见于哮喘重度发作致使呼吸道丧失水分较多，可补液纠正

- 低镁常见原因为摄入不足，吸收不良和排泄过多，可补充硫酸镁纠正

第八章　急性呼吸窘迫综合征

急性肺损伤/急性呼吸窘迫综合征（ALI/ARDS）是指在严重感染、休克、创伤及烧伤等疾病过程中，肺毛细血管内皮细胞和肺泡上皮细胞炎症性损伤造成弥漫性肺泡损伤，导致的急性低氧性呼吸功能不全或衰竭。是一种常见急危重症，病死率极高，严重地威胁到患者的生命并影响其生存质量。ALI 和 ARDS 的病因、发病机制均相同，不过是同一综合征的病情程度不同，所以以往称为急性肺损伤与急性呼吸窘迫综合征（ALI/ARDS）。2012 年发表在 JAMA 上的 ARDS 柏林定义取消了 ALI 命名，认为 ALI 和 ARDS 为同一疾病过程中的两个阶段，ALI 代表早期和病情相对较轻的阶段，ARDS 代表后期病情较严重的阶段，鉴于使用不同名称区分严重程度可能给临床和科研带来困惑，故取消了 ALI 命名，统称为 ARDS，原 ALI 相当于现在的轻度 ARDS。

【病因】

1. 直接引起肺部损害的原因

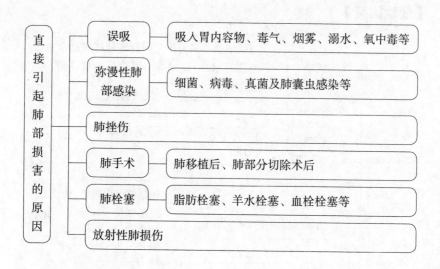

2. 间接引起肺部损害的原因

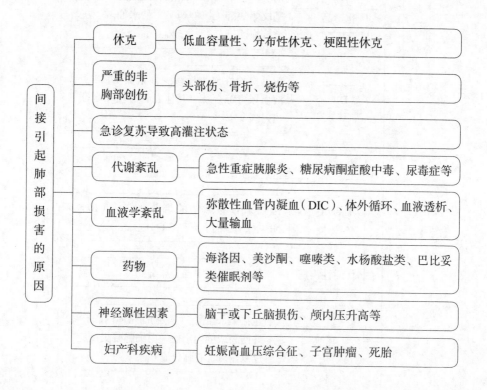

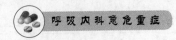

【危险因素】

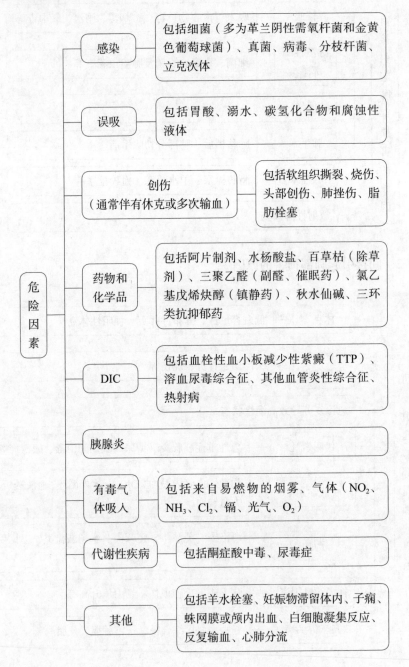

危险因素

- 感染 —— 包括细菌（多为革兰阴性需氧杆菌和金黄色葡萄球菌）、真菌、病毒、分枝杆菌、立克次体

- 误吸 —— 包括胃酸、溺水、碳氢化合物和腐蚀性液体

- 创伤（通常伴有休克或多次输血）—— 包括软组织撕裂、烧伤、头部创伤、肺挫伤、脂肪栓塞

- 药物和化学品 —— 包括阿片制剂、水杨酸盐、百草枯（除草剂）、三聚乙醛（副醛、催眠药）、氯乙基戊烯炔醇（镇静药）、秋水仙碱、三环类抗抑郁药

- DIC —— 包括血栓性血小板减少性紫癜（TTP）、溶血尿毒综合征、其他血管炎性综合征、热射病

- 胰腺炎

- 有毒气体吸入 —— 包括来自易燃物的烟雾、气体（NO_2、NH_3、Cl_2、镉、光气、O_2）

- 代谢性疾病 —— 包括酮症酸中毒、尿毒症

- 其他 —— 包括羊水栓塞、妊娠物滞留体内、子痫、蛛网膜或颅内出血、白细胞凝集反应、反复输血、心肺分流

【临床表现】

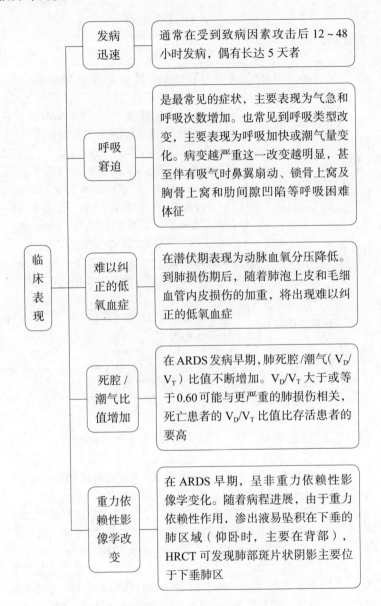

临床表现

发病迅速 — 通常在受到致病因素攻击后 12～48 小时发病，偶有长达 5 天者

呼吸窘迫 — 是最常见的症状，主要表现为气急和呼吸次数增加。也常见到呼吸类型改变，主要表现为呼吸加快或潮气量变化。病变越严重这一改变越明显，甚至伴有吸气时鼻翼扇动、锁骨上窝及胸骨上窝和肋间隙凹陷等呼吸困难体征

难以纠正的低氧血症 — 在潜伏期表现为动脉血氧分压降低。到肺损伤期后，随着肺泡上皮和毛细血管内皮损伤的加重，将出现难以纠正的低氧血症

死腔/潮气比值增加 — 在 ARDS 发病早期，肺死腔/潮气（V_D/V_T）比值不断增加。V_D/V_T 大于或等于 0.60 可能与更严重的肺损伤相关，死亡患者的 V_D/V_T 比值比存活患者的要高

重力依赖性影像学改变 — 在 ARDS 早期，呈非重力依赖性影像学变化。随着病程进展，由于重力依赖性作用，渗出液易坠积在下垂的肺区域（仰卧时，主要在背部），HRCT 可发现肺部斑片状阴影主要位于下垂肺区

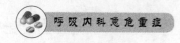
【辅助检查】

1. 实验室检查

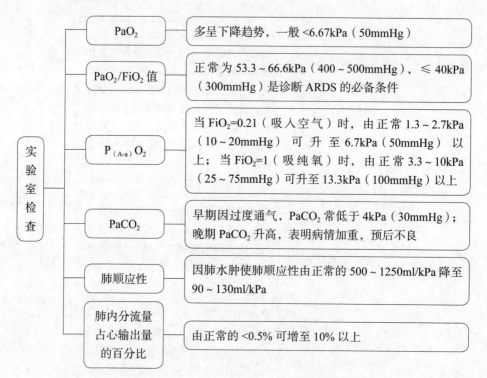

实验室检查	PaO$_2$	多呈下降趋势，一般 <6.67kPa（50mmHg）
	PaO$_2$/FiO$_2$ 值	正常为 53.3～66.6kPa（400～500mmHg），≤ 40kPa（300mmHg）是诊断 ARDS 的必备条件
	P$_{(A-a)}$O$_2$	当 FiO$_2$=0.21（吸入空气）时，由正常 1.3～2.7kPa（10～20mmHg）可升至 6.7kPa（50mmHg）以上；当 FiO$_2$=1（吸纯氧）时，由正常 3.3～10kPa（25～75mmHg）可升至 13.3kPa（100mmHg）以上
	PaCO$_2$	早期因过度通气，PaCO$_2$ 常低于 4kPa（30mmHg）；晚期 PaCO$_2$ 升高，表明病情加重，预后不良
	肺顺应性	因肺水肿使肺顺应性由正常的 500～1250ml/kPa 降至 90～130ml/kPa
	肺内分流量占心输出量的百分比	由正常的 <0.5% 可增至 10% 以上

2. 胸部 X 线征象

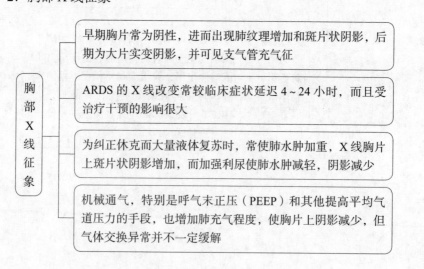

胸部 X 线征象	早期胸片常为阴性，进而出现肺纹理增加和斑片状阴影，后期为大片实变阴影，并可见支气管充气征
	ARDS 的 X 线改变常较临床症状延迟 4～24 小时，而且受治疗干预的影响很大
	为纠正休克而大量液体复苏时，常使肺水肿加重，X 线胸片上斑片状阴影增加，而加强利尿使肺水肿减轻，阴影减少
	机械通气，特别是呼气末正压（PEEP）和其他提高平均气道压力的手段，也增加肺充气程度，使胸片上阴影减少，但气体交换异常并不一定缓解

3. 肺部 CT 检查

与正位胸片相比，CT 扫描能更准确地反映病变肺区域的大小。通过病变范围可较准确地判定气体交换和肺顺应性病变的程度。另外，CT 扫描可发现气压伤及小灶性的肺部感染。

【诊断】

1. ARDS 联席会议提出的诊断标准

目前，临床上广泛应用的为 1994 年欧美 ARDS 联席会议提出的诊断标准。

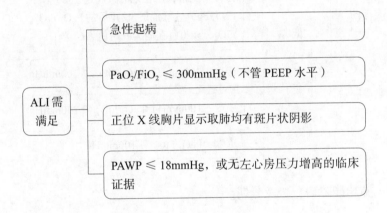

ALI 需满足：
- 急性起病
- $PaO_2/FiO_2 \leqslant 300mmHg$（不管 PEEP 水平）
- 正位 X 线胸片显示取肺均有斑片状阴影
- $PAWP \leqslant 18mmHg$，或无左心房压力增高的临床证据

诊断 ARDS 除要满足上述 ALI 的诊断标准外，PaO_2/FiO_2 需 $\leqslant 200mmHg$，反映了肺损伤处于更严重的程度。

2. 2012 年发表在 JAMA 上的 ARDS 最新定义

2012 年发表在 JAMA 上的 ARDS 柏林定义取消了 ALI 命名，ALI 和 ARDS 为同一疾病过程中的两个阶段，ALI 代表早期和病情相对较轻的阶段，ARDS 代表后期病情较严重的阶段，故取消了 ALI 命名，统称为 ARDS，原 ALI 相当于现在的轻度 ARDS。

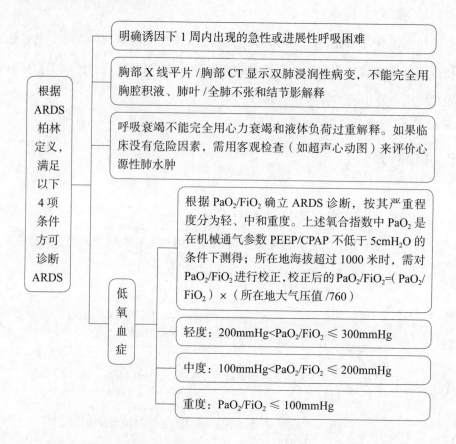

根据
ARDS
柏林
定义，
满足
以下
4 项
条件
方可
诊断
ARDS

- 明确诱因下 1 周内出现的急性或进展性呼吸困难
- 胸部 X 线平片 / 胸部 CT 显示双肺浸润性病变，不能完全用胸腔积液、肺叶 / 全肺不张和结节影解释
- 呼吸衰竭不能完全用心力衰竭和液体负荷过重解释。如果临床没有危险因素，需用客观检查（如超声心动图）来评价心源性肺水肿
- 低氧血症
  - 根据 PaO_2/FiO_2 确立 ARDS 诊断，按其严重程度分为轻、中和重度。上述氧合指数中 PaO_2 是在机械通气参数 PEEP/CPAP 不低于 $5cmH_2O$ 的条件下测得；所在地海拔超过 1000 米时，需对 PaO_2/FiO_2 进行校正，校正后的 PaO_2/FiO_2=（ PaO_2/FiO_2 ）×（所在地大气压值 /760）
  - 轻度：$200mmHg<PaO_2/FiO_2 \leqslant 300mmHg$
  - 中度：$100mmHg<PaO_2/FiO_2 \leqslant 200mmHg$
  - 重度：$PaO_2/FiO_2 \leqslant 100mmHg$

3. 肺功能障碍分级及分期

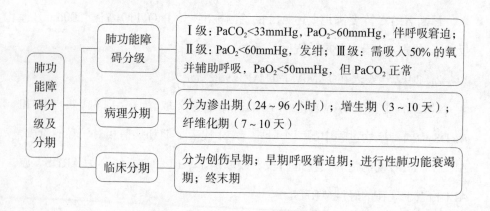

肺功能障碍分级及分期

- 肺功能障碍分级
  - Ⅰ级：$PaCO_2<33mmHg$，$PaO_2>60mmHg$，伴呼吸窘迫；Ⅱ级：$PaO_2<60mmHg$，发绀；Ⅲ级：需吸入 50% 的氧并辅助呼吸，$PaO_2<50mmHg$，但 $PaCO_2$ 正常
- 病理分期
  - 分为渗出期（24~96 小时）；增生期（3~10 天）；纤维化期（7~10 天）
- 临床分期
  - 分为创伤早期；早期呼吸窘迫期；进行性肺功能衰竭期；终末期

【鉴别诊断】

1. ARDS 与心源性肺水肿的鉴别

ARDS 与心源性肺水肿的鉴别

- 心源性肺水肿常见于各种原因引起的左心功能不全，如瓣膜性、高血压性、冠状动脉硬化性心脏病、心肌炎和心肌病等，其病理生理基础是由于左心功能衰竭，导致肺循环流体静压升高，液体渗出肺毛细血管，鉴于这一特点，水肿液中蛋白含量不高

- 而 ARDS 是因肺泡 - 毛细血管膜损伤，通透性增加，水肿液中蛋白含量较高

- 根据病史、病理生理基础、临床表现，结合影像学检查、血气分析及酶学检查等，鉴别诊断多不困难

- 当心源性肺水肿患者进行常规强心、利尿和扩血管治疗后，如加大吸入氧浓度仍不能纠正低氧血症，应考虑 ARDS 的可能

2. ARDS 与急性肺栓塞的鉴别

ARDS 与急性肺栓塞的鉴别

- 因各种原因（如下肢静脉血栓脱落、脂肪栓塞）等导致的急性肺栓塞也可以出现急性突然起病、呼吸急促、发绀、咯血等表现，血气分析示严重的低氧血症和低二氧化碳血症，这与 ARDS 较为相似

- 但是急性肺栓塞患者多有深静脉血栓形成、肿瘤、羊水栓塞等病史，多有较剧烈的胸痛、发热等症状，查体可发现心动过速、肺部湿性啰音、胸膜摩擦音或胸腔积液等体征，而且多集中在患侧肺，以及肺动脉第二心音亢进伴分裂和黄疸等

- 典型的心电图表现有 I 导联 S 波加深，III 导联 Q 波变大、T 波倒置（即 SI Q III T III 改变）。CT 增强扫描可发现患侧肺动脉分支有充盈缺损及典型的楔形阴影。选择性肺动脉造影、肺核素扫描可帮助确定诊断

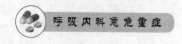
【监护】

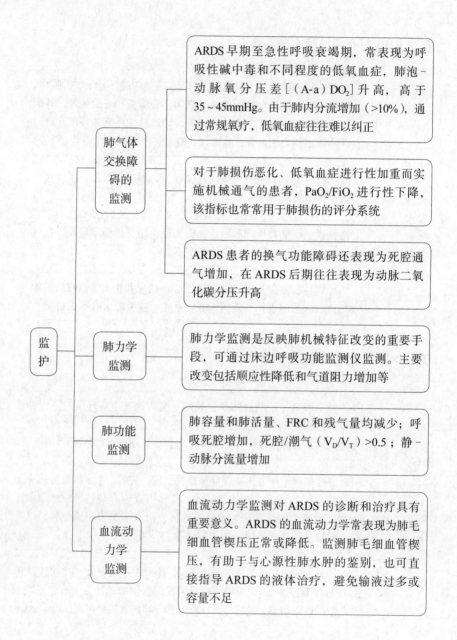

监护

肺气体交换障碍的监测
- ARDS 早期至急性呼吸衰竭期，常表现为呼吸性碱中毒和不同程度的低氧血症，肺泡 - 动脉氧分压差 $[(A-a)DO_2]$ 升高，高于 $35\sim45mmHg$。由于肺内分流增加（>10%），通过常规氧疗，低氧血症往往难以纠正
- 对于肺损伤恶化、低氧血症进行性加重而实施机械通气的患者，PaO_2/FiO_2 进行性下降，该指标也常常用于肺损伤的评分系统
- ARDS 患者的换气功能障碍还表现为死腔通气增加，在 ARDS 后期往往表现为动脉二氧化碳分压升高

肺力学监测
- 肺力学监测是反映肺机械特征改变的重要手段，可通过床边呼吸功能监测仪监测。主要改变包括顺应性降低和气道阻力增加等

肺功能监测
- 肺容量和肺活量、FRC 和残气量均减少；呼吸死腔增加，死腔/潮气（V_D/V_T）>0.5；静 - 动脉分流量增加

血流动力学监测
- 血流动力学监测对 ARDS 的诊断和治疗具有重要意义。ARDS 的血流动力学常表现为肺毛细血管楔压正常或降低。监测肺毛细血管楔压，有助于与心源性肺水肿的鉴别，也可直接指导 ARDS 的液体治疗，避免输液过多或容量不足

【治疗措施】

1. 治疗原则

目前尚无有效的方法中止 ARDS 的炎症性肺损伤，也无修复肺损伤的药物应用于临床，可应用的治疗原则主要为去除病因、抗感染、改善氧合和组织氧供，纠正水、电解质紊乱和酸碱失衡以及支持治疗，为肺损伤自然修复争取时间。

2. 治疗关键

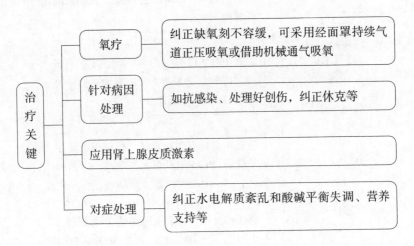

3. 呼吸支持治疗

（1）氧疗：可采用经面罩持续气道正压（CPAP）吸氧，但大多需要借助机械通气吸入氧气。一般认为 $FiO_2>0.6$，PaO_2 仍低于 8kPa（60mmHg），$SaO_2<90\%$ 时，应对患者采用呼气末正压通气（PEEP）为主的综合治疗。

（2）机械通气

1）呼气末正压通气（PEEP）：PEEP 作为抢救 ARDS 的重要措施，PEEP 可改善 ARDS 的呼吸功能，主要通过其吸气末正压使陷闭的支气管和闭合的肺泡张开，提高功能残气（FRC）。

PEEP 为 0.49kPa（5cmH$_2$O）时，FRC 可增加 500ml。随着陷闭的肺泡复张，肺内静脉血分流降低，通气/血流比例和弥散功能亦得到改善，并对肺血管外水肿产生有利影响，提高肺顺应性，降低呼吸功能。PaO$_2$ 和 SaO$_2$ 随 PEEP 的增加不断提高，在心输出量不受影响下，则全身氧运输量增加

过高的 PEEP 虽能提高 PaO$_2$ 和 SaO$_2$，但往往因心输出量减少，反而影响组织供氧。过高 PEEP 亦会增加气胸和纵隔气肿的发生率

呼气末正压通气（PEEP）

最佳 PEEP 应是 SaO$_2$ 达 90% 以上，而 FiO$_2$ 降到安全限度的 PEEP 水平，一般为 1.47kPa（15cmH$_2$O）

患者在维持有效血容量、保证组织灌注条件下，PEEP 宜从低水平 0.29~0.49kPa（3~5cmH$_2$O）开始，逐渐增加至最适 PEEP，如：PEEP>1.47kPa（15cmH$_2$O）、SaO$_2$<90% 时，可能短期内（不超过 6 小时为宜）增加 FiO$_2$，使 SaO$_2$ 达 90% 以上

当病情稳定后，逐步降低 FiO$_2$ 至 50% 以下，然后再降 PEEP 至 ≤ 0.49kPa（5cmH$_2$O），以巩固疗效

2）反比通气（IRV）：即机械通气吸（I）与呼（E）的时间比≥1∶1。

反比通气（IRV）

延长正压吸气时间，有利于气体进入阻塞所致陷闭较长时间的肺泡，使之复张，恢复换气，并使快速充气的肺泡发生通气再分布，进入通气较慢的肺泡，改善气体分布、通气与血流之比，增加弥散面积

缩短呼气时间，使肺泡容积保持在小气道闭合的肺泡容积之上，具有类似 PEEP 的作用

IRV 可降低气道峰压的 PEEP，升高气道平均压（MAP），并使 PaO_2/FiO_2 随 MAP 的增加而增加

同样延长吸气末的停顿时间有利于血红蛋白的氧合

当 ARDS 患者在 PEEP 疗效差时，可加试 IRV

要注意 MAP 过高仍有发生气压伤和影响循环功能、减少心排血量的不良反应，故 MAP 以不超过 1.37kPa（14cmH$_2$O）为宜

应用 IRV 时，患者感觉不适难受，可加用镇静或麻醉剂

3）机械通气并发症的防治

机械通气并发症的防治

机械通气本身最常见和致命性的并发症为气压伤

由于 ARDS 广泛炎症、充血水肿、肺泡萎陷，机械通气往往需要较高吸气峰压，加上高水平 PEEP，增加 MAP 将会使病变较轻、顺应性较高的肺单位过度膨胀，肺泡破裂

据报道，当 PEEP>2.45kPa（25cmH$_2$O），并发气胸和纵隔气肿的发生率达 14%，病死率几乎为 100%

（3）膜式氧合器：ARDS 经人工气道机械通气、氧疗效果差，呼吸功能在短期内又无法纠正的场合下，有人应用体外膜肺模式，经双侧大隐静脉用扩张管扩张分别插入导管深达下腔静脉。现发展了血管内氧合器/排除 CO_2 装置（IVOX），以具有氧合和 CO_2 排除功能的中空纤维膜经导管从股静脉插

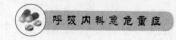

至下腔静脉，用负压吸引使氮通过 IVOX，能改善气体交换。

4. 维持适宜的血容量

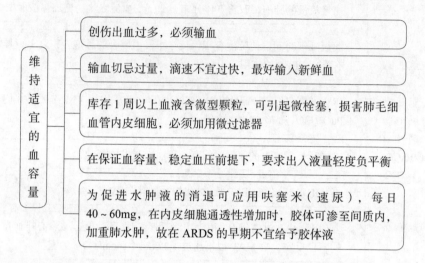

维持适宜的血容量
- 创伤出血过多，必须输血
- 输血切忌过量，滴速不宜过快，最好输入新鲜血
- 库存 1 周以上血液含微型颗粒，可引起微栓塞，损害肺毛细血管内皮细胞，必须加用微过滤器
- 在保证血容量、稳定血压前提下，要求出入液量轻度负平衡
- 为促进水肿液的消退可应用呋塞米（速尿），每日 40～60mg，在内皮细胞通透性增加时，胶体可渗至间质内，加重肺水肿，故在 ARDS 的早期不宜给予胶体液

5. 药物治疗

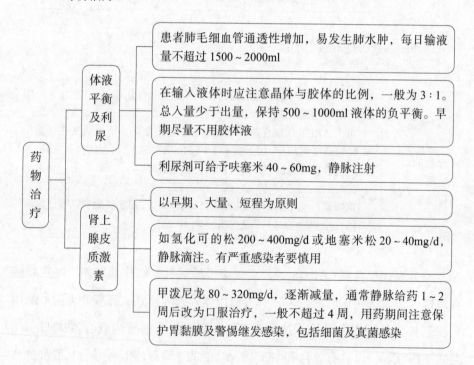

药物治疗
- 体液平衡及利尿
  - 患者肺毛细血管通透性增加，易发生肺水肿，每日输液量不超过 1500～2000ml
  - 在输入液体时应注意晶体与胶体的比例，一般为 3：1。总入量少于出量，保持 500～1000ml 液体的负平衡。早期尽量不用胶体液
  - 利尿剂可给予呋塞米 40～60mg，静脉注射
- 肾上腺皮质激素
  - 以早期、大量、短程为原则
  - 如氢化可的松 200～400mg/d 或地塞米松 20～40mg/d，静脉滴注。有严重感染者要慎用
  - 甲泼尼龙 80～320mg/d，逐渐减量，通常静脉给药 1～2 周后改为口服治疗，一般不超过 4 周，用药期间注意保护胃黏膜及警惕继发感染，包括细菌及真菌感染

6. 原发病的治疗

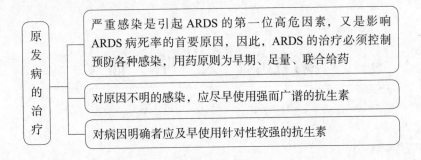

原发病的治疗

严重感染是引起 ARDS 的第一位高危因素，又是影响 ARDS 病死率的首要原因，因此，ARDS 的治疗必须控制预防各种感染，用药原则为早期、足量、联合给药

对原因不明的感染，应尽早使用强而广谱的抗生素

对病因明确者应及早使用针对性较强的抗生素

7. 营养支持

ARDS 患者处于高代谢状态，应及时补充热量和高蛋白、高脂肪营养物质。应尽早给予强有力的营养支持，鼻饲或静脉补给，保持总热量摄取 83.7~167.4kJ/（kg·d）。

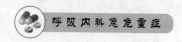

第九章 大 咯 血

　　咯血是指喉及喉以下呼吸道或肺组织出血经口咯出的一种临床症状。临床上常根据患者咯血量的多少，将其分为少量咯血、中量咯血和大量咯血。但三者之间国内外尚无统一的界定标准；通常认为 24 小时内咯血量少于 100ml 者为少量咯血；100～500ml 者为中量咯血；大于 500ml 或一次咯血量大于 100ml 者为大量咯血。

【病因与发病机制】

1. 病因

病因

引起咯血的病因较多，临床常见的有呼吸系统疾病如急、慢性支气管炎、支气管扩张、支气管内膜结核、支气管结石、良性或恶性气管肿瘤、支气管腺瘤、原发性或转移性肺癌、肺炎、肺结核、肺脓肿、肺部真菌感染、肺寄生虫病、肺隔离症、肺囊肿、尘肺、肺挫伤、肺动脉高压、肺栓塞、肺动静脉瘘

循环系统疾病如肺淤血（二尖瓣狭窄、急性左心衰）、高血压、先天性心脏病

全身性疾病如血液系统疾病（白血病、血小板减少性紫癜、血友病、再生障碍性贫血、弥散性血管内凝血）和某些传染病（肺出血型钩端螺旋体病、流行性出血热）及其他疾病（如结缔组织疾病、贝赫切特综合征、肺出血-肾炎综合征、韦格纳肉芽肿、抗凝剂治疗、子宫内膜异位症）等

2．发病机制

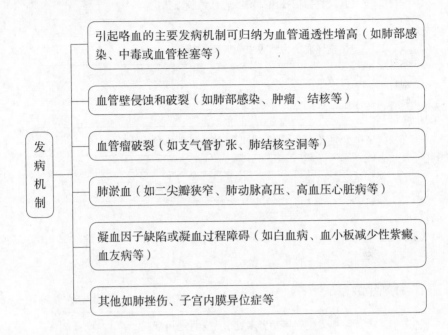

引起咯血的主要发病机制可归纳为血管通透性增高（如肺部感染、中毒或血管栓塞等）

血管壁侵蚀和破裂（如肺部感染、肿瘤、结核等）

血管瘤破裂（如支气管扩张、肺结核空洞等）

肺淤血（如二尖瓣狭窄、肺动脉高压、高血压心脏病等）

凝血因子缺陷或凝血过程障碍（如白血病、血小板减少性紫癜、血友病等）

其他如肺挫伤、子宫内膜异位症等

【咯血特点】

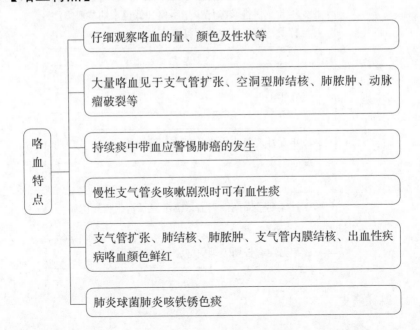

仔细观察咯血的量、颜色及性状等

大量咯血见于支气管扩张、空洞型肺结核、肺脓肿、动脉瘤破裂等

持续痰中带血应警惕肺癌的发生

慢性支气管炎咳嗽剧烈时可有血性痰

支气管扩张、肺结核、肺脓肿、支气管内膜结核、出血性疾病咯血颜色鲜红

肺炎球菌肺炎咳铁锈色痰

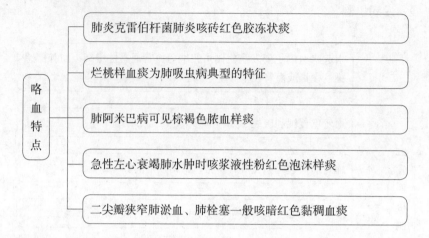

咯血特点
- 肺炎克雷伯杆菌肺炎咳砖红色胶冻状痰
- 烂桃样血痰为肺吸虫病典型的特征
- 肺阿米巴病可见棕褐色脓血样痰
- 急性左心衰竭肺水肿时咳浆液性粉红色泡沫样痰
- 二尖瓣狭窄肺淤血、肺栓塞一般咳暗红色黏稠血痰

【病史】

1. 性别年龄

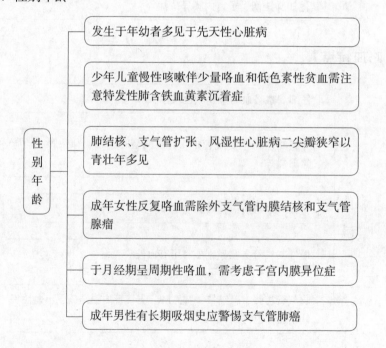

性别年龄
- 发生于年幼者多见于先天性心脏病
- 少年儿童慢性咳嗽伴少量咯血和低色素性贫血需注意特发性肺含铁血黄素沉着症
- 肺结核、支气管扩张、风湿性心脏病二尖瓣狭窄以青壮年多见
- 成年女性反复咯血需除外支气管内膜结核和支气管腺瘤
- 于月经期呈周期性咯血，需考虑子宫内膜异位症
- 成年男性有长期吸烟史应警惕支气管肺癌

2. 既往病史

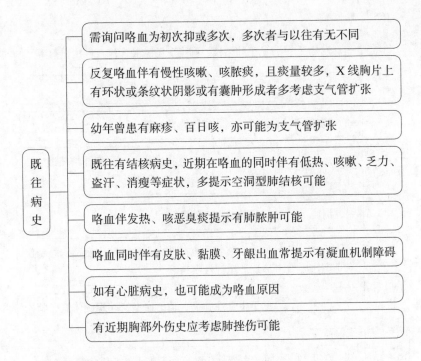

既往病史
- 需询问咯血为初次抑或多次，多次者与以往有无不同
- 反复咯血伴有慢性咳嗽、咳脓痰，且痰量较多，X线胸片上有环状或条纹状阴影或有囊肿形成者多考虑支气管扩张
- 幼年曾患有麻疹、百日咳，亦可能为支气管扩张
- 既往有结核病史，近期在咯血的同时伴有低热、咳嗽、乏力、盗汗、消瘦等症状，多提示空洞型肺结核可能
- 咯血伴发热、咳恶臭痰提示有肺脓肿可能
- 咯血同时伴有皮肤、黏膜、牙龈出血常提示有凝血机制障碍
- 如有心脏病史，也可能成为咯血原因
- 有近期胸部外伤史应考虑肺挫伤可能

3. 个人生活史

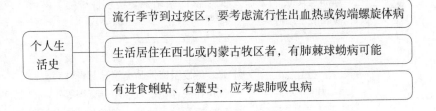

个人生活史
- 流行季节到过疫区，要考虑流行性出血热或钩端螺旋体病
- 生活居住在西北或内蒙古牧区者，有肺棘球蚴病可能
- 有进食蝲蛄、石蟹史，应考虑肺吸虫病

4. 职业病史

从事有害粉尘作业者，患尘肺的可能性较大。

【伴随症状与体征】

很多疾病都可能有咯血，但每种疾病又各自有其他不同的伴随症状与体征，对此做分析有助于咯血的鉴别诊断。

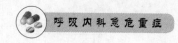

发热	见于肺结核、肺炎、肺脓肿、流行性出血热等
胸痛	见于肺炎、肺癌、肺栓塞等
呛咳	见于肺癌、支气管异物等
咳脓痰	见于肺脓肿、支气管扩张、空洞型肺结核继发感染等
消瘦	见于肺结核、肺癌等
皮肤黏膜出血	见于血液病、流行性出血热、肺出血型钩端螺旋体病、风湿性疾病等
黄疸	见于中毒性肺炎、肺出血型钩端螺旋体病、肺栓塞等
发绀	见于急慢性心肺疾病、先天性心脏病等
颈部及其他部位浅表淋巴结肿大	见于淋巴结结核、转移性肿瘤、淋巴瘤等
肺部啰音	湿性啰音见于肺炎、肺结核、支气管扩张、继发阻塞性肺炎等肺部炎性病变,气道血液存积,急性左心衰竭等;局限性哮鸣音见于肿瘤、支气管异物引起的支气管狭窄或不完全阻塞
胸膜摩擦音	见于累及胸膜的病变如肺炎、肺脓肿、肺栓塞等
心脏体征	如二尖瓣面容、心律失常、心脏或血管杂音等见于循环系统疾病
杵状指(趾)	见于支气管扩张、慢性肺脓肿、肺癌、先天性心脏病等

伴随症状与体征

【辅助检查】

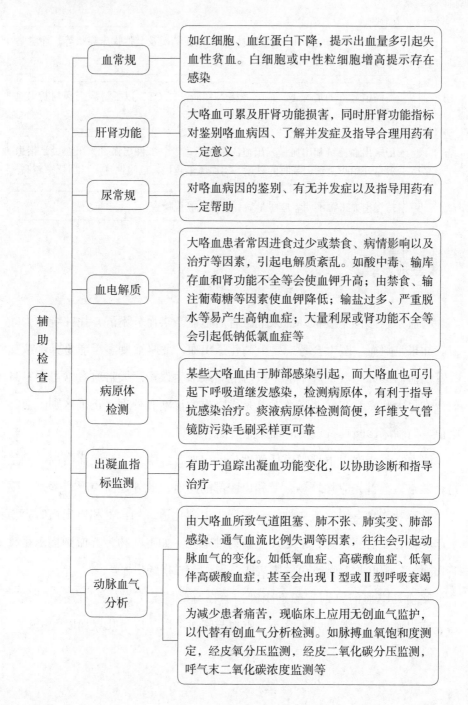

血常规 —— 如红细胞、血红蛋白下降，提示出血量多引起失血性贫血。白细胞或中性粒细胞增高提示存在感染

肝肾功能 —— 大咯血可累及肝肾功能损害，同时肝肾功能指标对鉴别咯血病因、了解并发症及指导合理用药有一定意义

尿常规 —— 对咯血病因的鉴别、有无并发症以及指导用药有一定帮助

血电解质 —— 大咯血患者常因进食过少或禁食、病情影响以及治疗等因素，引起电解质紊乱。如酸中毒、输库存血和肾功能不全等会使血钾升高；由禁食、输注葡萄糖等因素使血钾降低；输盐过多、严重脱水等易产生高钠血症；大量利尿或肾功能不全等会引起低钠低氯血症等

病原体检测 —— 某些大咯血由于肺部感染引起，而大咯血也可引起下呼吸道继发感染，检测病原体，有利于指导抗感染治疗。痰液病原体检测简便，纤维支气管镜防污染毛刷采样更可靠

出凝血指标监测 —— 有助于追踪出凝血功能变化，以协助诊断和指导治疗

动脉血气分析 —— 由大咯血所致气道阻塞、肺不张、肺实变、肺部感染、通气血流比例失调等因素，往往会引起动脉血气的变化。如低氧血症、高碳酸血症、低氧伴高碳酸血症，甚至会出现Ⅰ型或Ⅱ型呼吸衰竭

—— 为减少患者痛苦，现临床上应用无创血气监护，以代替有创血气分析检测。如脉搏血氧饱和度测定，经皮氧分压监测，经皮二氧化碳分压监测，呼气末二氧化碳浓度监测等

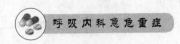

【诊断要点】

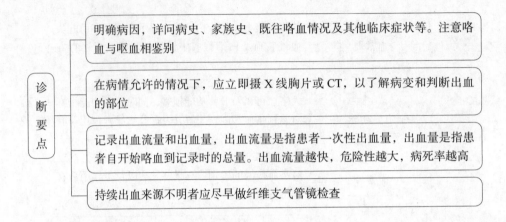

诊断要点

明确病因，详问病史、家族史、既往咯血情况及其他临床症状等。注意咯血与呕血相鉴别

在病情允许的情况下，应立即摄 X 线胸片或 CT，以了解病变和判断出血的部位

记录出血流量和出血量，出血流量是指患者一次性出血量，出血量是指患者自开始咯血到记录时的总量。出血流量越快，危险性越大，病死率越高

持续出血来源不明者应尽早做纤维支气管镜检查

【鉴别诊断】

咯血是急诊常见症状，临床上患者对呕血与咯血分不清，往往统称为吐血。如果是呕血，医生会考虑是上消化道出血，而咯血则多考虑是肺部或支气管出血。假如患者主诉不清，很可能导致医生误诊。大咯血者常可因窒息而死亡，因此熟悉和掌握咯血尤其是大咯血的诊断和处理，正确区别呕血与咯血，对临床诊断具有重要的临床意义。

咯血，是指喉以下呼吸道任何部位的出血，经喉头、口腔而咯出。确定是否是咯血，首先应除外鼻、咽和口腔部的出血，此外还需与呕血鉴别。呕血是指呕吐物含有鲜血或血性物，一般指上消化道，如食管和胃出血时容易引起呕血，先有恶心感，继之发生反射性呕吐。如呕吐物为鲜血则提示是食管出血，如呕吐物为咖啡色的则表明是胃或十二指肠出血。

咯血与呕血的鉴别一般不困难，但在有些情况下，如患者病史诉说不清，或出血急剧，鉴别并不容易。呕血与咯血可以从以下几点加以区别：

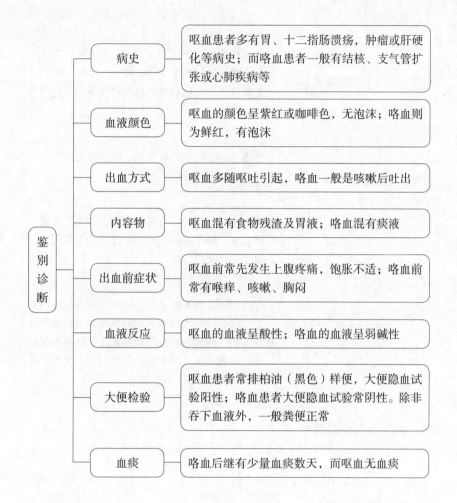

鉴别诊断

病史　　呕血患者多有胃、十二指肠溃疡，肿瘤或肝硬化等病史；而咯血患者一般有结核、支气管扩张或心肺疾病等

血液颜色　　呕血的颜色呈紫红或咖啡色，无泡沫；咯血则为鲜红，有泡沫

出血方式　　呕血多随呕吐引起，咯血一般是咳嗽后吐出

内容物　　呕血混有食物残渣及胃液；咯血混有痰液

出血前症状　　呕血前常先发生上腹疼痛，饱胀不适；咯血前常有喉痒、咳嗽、胸闷

血液反应　　呕血的血液呈酸性；咯血的血液呈弱碱性

大便检验　　呕血患者常排柏油（黑色）样便，大便隐血试验阳性；咯血患者大便隐血试验常阴性。除非吞下血液外，一般粪便正常

血痰　　咯血后继有少量血痰数天，而呕血无血痰

【监护】

大咯血为危重症，其救治成功与否，不仅取决于积极迅速的治疗，而且还与密切观察和监护病情变化相关。为此应将患者及时收入重症监护病房（ICU）予以监护。监护的目的是估计出血量多少，及时发现并发症，为诊断和鉴别诊断提供依据，以及为治疗决策提供参考。大咯血的监护主要包括以下内容。

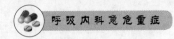

1. 临床监护

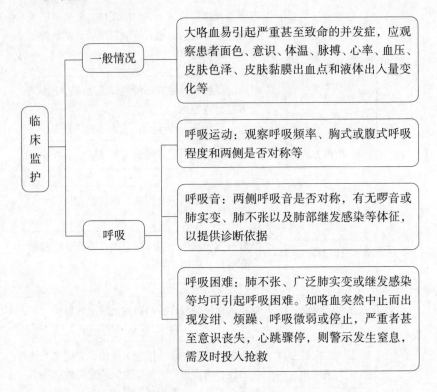

临床监护

一般情况：大咯血易引起严重甚至致命的并发症，应观察患者面色、意识、体温、脉搏、心率、血压、皮肤色泽、皮肤黏膜出血点和液体出入量变化等

呼吸

呼吸运动：观察呼吸频率、胸式或腹式呼吸程度和两侧是否对称等

呼吸音：两侧呼吸音是否对称，有无啰音或肺实变、肺不张以及肺部继发感染等体征，以提供诊断依据

呼吸困难：肺不张、广泛肺实变或继发感染等均可引起呼吸困难。如咯血突然中止而出现发绀、烦躁、呼吸微弱或停止，严重者甚至意识丧失，心跳骤停，则警示发生窒息，需及时投入抢救

2. 血流动力学监测

血流动力学监测

大咯血会引起血容量和血流动力学的变化，从而导致心血管系统功能的改变，如动脉压、中心静脉压、肺动脉压、血压、心率、心律和心输出量等。甚或会出现失血性休克，因此需密切进行生命体征观察和血流动力学的监护。尤对于生命体征不平稳者更为必要

有学者提出用休克指数［即脉率/收缩压（mmHg）］来简易衡量失血性休克情况。如休克指数等于0.5，提示血容量正常；休克指数等于1.0，提示血容量丢失20%~30%；休克指数大于1.0，提示血容量丢失30%~50%

血流动力学和循环功能监护的基本项目为血压、心率、心律和心电图。必要时可行动脉压、中心静脉压、心输出量、每搏输出量和射血分数等监护

3. 胸部影像学监护

胸部 X 线、胸部 CT 检查和随访，必要时的 MRI 等影像学检查对大咯血的病因鉴别，以及肺不张、肺实变、肺部继发感染等并发症的发现，病情进展与转归以及指导治疗等方面有十分重要的意义。

4. 氧疗监护

大咯血伴缺氧需进行氧疗。在氧疗中除监护氧流量和氧浓度外，还应注意吸入氧的湿化温化情况和氧疗器具的消毒以及防治污染等事项。

5. 药物监测

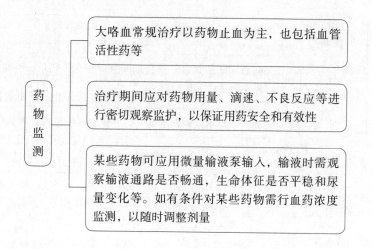

【治疗措施】

大咯血治疗主要分为 3 个方面，即保护呼吸道通畅、维持生命功能和防止继续出血。

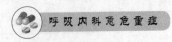

1. 一般处理

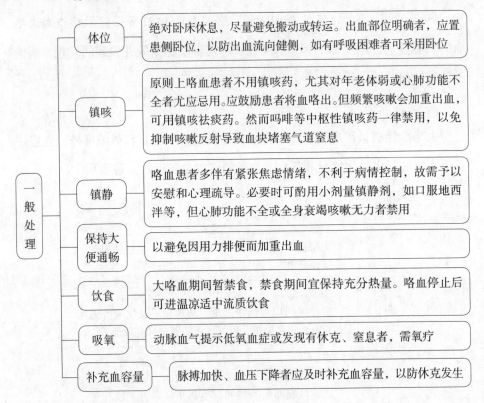

一般处理

- **体位** — 绝对卧床休息，尽量避免搬动或转运。出血部位明确者，应置患侧卧位，以防出血流向健侧，如有呼吸困难者可采用卧位

- **镇咳** — 原则上咯血患者不用镇咳药，尤其对年老体弱或心肺功能不全者尤应忌用。应鼓励患者将血咯出。但频繁咳嗽会加重出血，可用镇咳祛痰药。然而吗啡等中枢性镇咳药一律禁用，以免抑制咳嗽反射导致血块堵塞气道窒息

- **镇静** — 咯血患者多伴有紧张焦虑情绪，不利于病情控制，故需予以安慰和心理疏导。必要时可酌用小剂量镇静剂，如口服地西泮等，但心肺功能不全或全身衰竭咳嗽无力者禁用

- **保持大便通畅** — 以避免因用力排便而加重出血

- **饮食** — 大咯血期间暂禁食，禁食期间宜保持充分热量。咯血停止后可进温凉适中流质饮食

- **吸氧** — 动脉血气提示低氧血症或发现有休克、窒息者，需氧疗

- **补充血容量** — 脉搏加快、血压下降者应及时补充血容量，以防休克发生

2. 药物止血

（1）垂体后叶素

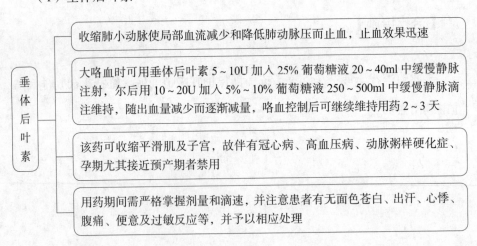

垂体后叶素

- 收缩肺小动脉使局部血流减少和降低肺动脉压而止血，止血效果迅速

- 大咯血时可用垂体后叶素 5～10U 加入 25% 葡萄糖液 20～40ml 中缓慢静脉注射，尔后用 10～20U 加入 5%～10% 葡萄糖液 250～500ml 中缓慢静脉滴注维持，随出血量减少而逐渐减量，咯血控制后可继续维持用药 2～3 天

- 该药可收缩平滑肌及子宫，故伴有冠心病、高血压病、动脉粥样硬化症、孕期尤其接近预产期者禁用

- 用药期间需严格掌握剂量和滴速，并注意患者有无面色苍白、出汗、心悸、腹痛、便意及过敏反应等，并予以相应处理

（2）酚妥拉明：阻滞 α 受体，直接舒张血管平滑肌，降低肺动静脉压而止血。可用酚妥拉明 10～20mg 加入 5% 葡萄糖液 250～500 ml 中静脉滴注，每日 1 次，连用 5～7 日。用药时注意观察血压、心率和心律等变化，并酌情调整剂量和滴速。

（3）普鲁卡因

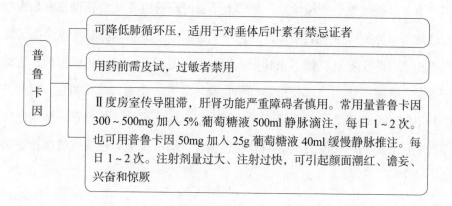

普鲁卡因
- 可降低肺循环压，适用于对垂体后叶素有禁忌证者
- 用药前需皮试，过敏者禁用
- Ⅱ度房室传导阻滞，肝肾功能严重障碍者慎用。常用量普鲁卡因 300～500mg 加入 5% 葡萄糖液 500ml 静脉滴注，每日 1～2 次。也可用普鲁卡因 50mg 加入 25g 葡萄糖液 40ml 缓慢静脉推注。每日 1～2 次。注射剂量过大、注射过快，可引起颜面潮红、谵妄、兴奋和惊厥

（4）纠正凝血障碍药：作用较缓慢，主要改善凝血功能，常用药物如下。

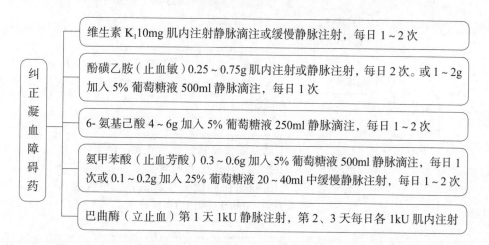

纠正凝血障碍药
- 维生素 K₁10mg 肌内注射静脉滴注或缓慢静脉注射，每日 1～2 次
- 酚磺乙胺（止血敏）0.25～0.75g 肌内注射或静脉注射，每日 2 次。或 1～2g 加入 5% 葡萄糖液 500ml 静脉滴注，每日 1 次
- 6- 氨基己酸 4～6g 加入 5% 葡萄糖液 250ml 静脉滴注，每日 1～2 次
- 氨甲苯酸（止血芳酸）0.3～0.6g 加入 5% 葡萄糖液 500ml 静脉滴注，每日 1 次或 0.1～0.2g 加入 25% 葡萄糖液 20～40ml 中缓慢静脉注射，每日 1～2 次
- 巴曲酶（立止血）第 1 天 1kU 静脉注射，第 2、3 天每日各 1kU 肌内注射

（5）糖皮质激素：可使血液中含多量组胺和肝素的肥大细胞失去颗粒

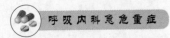

发生退化，以降低血液中肝素水平；同时可减少血管通透性，宜短期少量应用。如甲泼尼龙 20～40mg 或地塞米松 5mg 静脉注射，每日 1～2 次。

（6）凝血酶雾化吸入：常用凝血酶 2000～4000U 加生理盐水 3～5ml 溶解后行雾化吸入，每日 2～3 次。可直接到达出血部位使出血凝固，且能加速创口愈合。

3．有创止血治疗

（1）经纤维支气管镜治疗：尽管大咯血时行纤维支气管镜操作有加重咯血之危险，但临床资料表明，该法仍不失为有效止血措施。其优点为能清除气道积血，防止窒息、肺不张和吸入性肺炎等并发症；发现出血部位，有助于诊断；直视下于出血部位行局部药物或其他方法止血，效果明显。因此凡诊断不明的咯血患者、常规治疗无效或有窒息前兆者，若无严重心肺功能障碍、严重心脏病、极度衰竭等明显禁忌证者，均可实施纤维支气管镜检查和治疗。

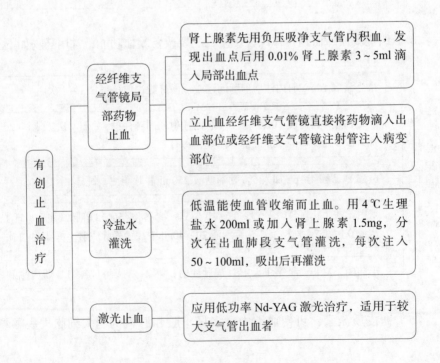

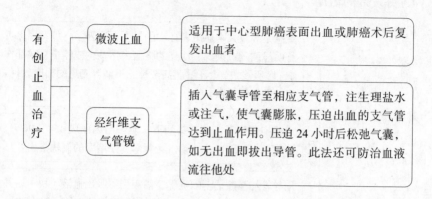

有创止血治疗
- 微波止血：适用于中心型肺癌表面出血或肺癌术后复发出血者
- 经纤维支气管镜：插入气囊导管至相应支气管，注生理盐水或注气，使气囊膨胀，压迫出血的支气管达到止血作用。压迫24小时后松弛气囊，如无出血即拔出导管。此法还可防治血液流往他处

（2）支气管动脉栓塞治疗

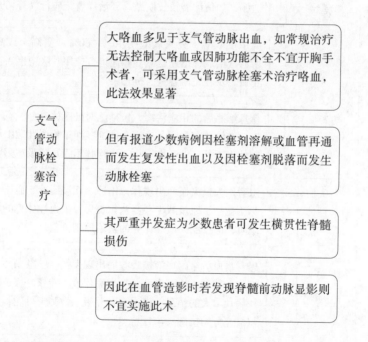

支气管动脉栓塞治疗
- 大咯血多见于支气管动脉出血，如常规治疗无法控制大咯血或因肺功能不全不宜开胸手术者，可采用支气管动脉栓塞术治疗咯血，此法效果显著
- 但有报道少数病例因栓塞剂溶解或血管再通而发生复发性出血以及因栓塞剂脱落而发生动脉栓塞
- 其严重并发症为少数患者可发生横贯性脊髓损伤
- 因此在血管造影时若发现脊髓前动脉显影则不宜实施此术

（3）急诊肺切除术：大咯血经保守治疗无效，若出血部位确切且单侧肺出血，健肺和其他系统无明显重要病变，全身情况和肺功能可承受手术者可考虑行急诊肺切除术。但本法较常规肺切除的病死率和并发症为高。

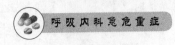

4．并发症的治疗

并发症的治疗

窒息

窒息是导致大咯血患者死亡的最主要原因。一旦发现患者有明显胸闷、烦躁、原先的咯血突然减少或停止、喉部作响、呼吸浅快、大汗淋漓甚至神志不清等窒息的临床表现，应立即组织抢救

迅速抱起患者，使其头朝下，躯干与床面成45°～90°，清除口、咽部血块，拍击胸背部，使堵塞的血块咯出

用导管经鼻腔插至咽喉部，借吸引器吸出血液（块），并刺激咽喉部，使患者用力咯出堵塞于气管内的血液（块），如有必要可气管插管，通过吸引和冲洗，迅速恢复呼吸道通畅，如估计需较长期做局部治疗者，应行气管切开

高浓度吸氧（吸入氧浓度40%～60%或更高）或高频喷射通气给氧；迅速建立静脉通道，应用呼吸中枢兴奋剂、止血药及补充血容量、抗感染等

窒息解除后的相应治疗，包括绝对卧床休息、注意体位引流、继续严密观察各项生命体征、纠正代谢性酸中毒、控制休克、补充循环血容量、治疗肺不张及呼吸道感染等

失血性休克

患者因大量失血而出现脉搏细速、四肢湿冷、血压下降、脉压减小、尿量减少甚至意识丧失等失血性休克的临床表现时，应按照失血性休克的救治原则抢救

吸入性肺炎

患者咯血后常因血液被吸收而出现发热、咳嗽剧烈、血白细胞总数和（或）中性分类增高伴或不伴核左移、X线胸片病灶增大的情况，提示有合并吸入性肺炎可能，应给予积极充分的抗感染治疗

肺不张

由于血块堵塞支气管而造成肺不张。其治疗首先是注意加强血液（血块）的引流，并鼓励和帮助患者咳嗽，尽可能咯出堵塞物，可用雾化方式湿化气道，有利于堵塞物的排出。较好的治疗方法是行支气管镜局部冲洗吸引，清除气道内的堵塞物

第十章　间质性肺疾病

间质性肺疾病是一组以肺间质、肺泡壁和肺泡腔具有不同炎症和纤维化为主要特征的病理改变的异源性疾病，其临床、影像学和肺功能表现相似。随着对该类疾病研究的不断深入，发现多数间质性肺疾病病变在累及间质的同时，常累及肺实质（肺泡腔、肺泡上皮细胞）、肺毛细血管内皮细胞和细支气管等，而出现如肺泡炎、肺泡腔内蛋白渗出等肺实变，在肺部影像学上表现为肺泡性疾病类型，亦称作弥漫性肺实质性肺疾病（DPLD）。

间质性肺疾病是所有弥漫性间质性肺病的总称。弥漫性实质肺疾病其范畴与弥漫性间质性肺病相似，但如果患者影像学表现为肺泡炎、肺泡渗出、弥漫性肉芽肿性病变时，单用间质性肺疾病不能反映病变特点，此时采用弥漫性实质性肺疾病更为合适。

特发性间质性肺炎（IIPs）是弥漫性肺实质疾病中一组原因不明的肺间质疾病。而特发性肺纤维化（IPF）是特发性间质性肺炎的一类，是一种特殊形式的病因未明的慢性进展性致纤维化性间质性肺炎，主要在老年发病，病变局限于肺部，组织病理学和（或）影像学表现具有寻常型间质性肺炎（UIP）的特征。

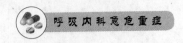

间质性肺疾病种类繁多，大多数病因不明，临床上缺乏特异性和治疗措施，其诊治仍然是困扰临床工作的难题。

【分类】

有关弥漫性实质性肺疾病目前尚无统一的分类标准，临床上常根据病因和病理进行综合分类，2002 年 ATS/ESR 间质性肺疾病分类见图 11-1。

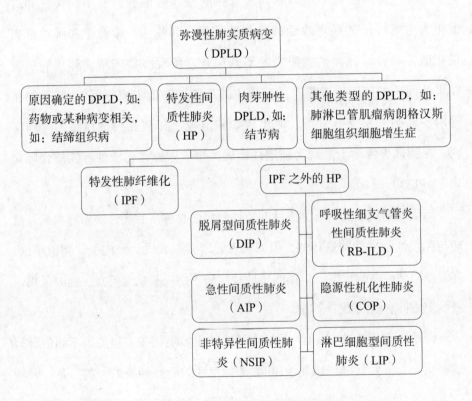

图 11-1　2002 年 ATS/ESR 弥漫性间质性肺疾病分类

150

【病因与发病机制】

病因与发病机制

间质性肺疾病（ILD）是一临床综合征而并非独立疾病，虽然 ILD 的临床表现、X 线改变及肺功能损害的特点类似，但病因诸多，发病机制、病理改变、自然演变过程、治疗方法和预后均有所不同

目前 ILD 囊括 200 多种疾病。已知病因以职业接触为致病原因者常见，如有机粉尘和无机粉尘，其他常见原因有感染、肿瘤、药物、放射、氧中毒、有毒气体、肺栓塞和 ARDS 的一些原因等

未知病因以特发性肺纤维化（IPF）、结节病和胶原血管疾病肺部表现等为常见，而朗格汉斯细胞组织细胞增生症、肺泡蛋白沉积症、特发性肺含铁血黄素沉着症、肺淋巴管平滑肌瘤病（LAM）、肺泡微石症等均比较罕见

【临床表现】

临床表现

通常为隐袭性起病，主要的症状是干咳和劳力型气促

随着肺纤维化的发展，发作性干咳和气促逐渐加重。进展的速度有明显的个体差异，经过数月至数年发展为呼吸衰竭和肺心病

起病后平均存活时间为 2.8 ~ 3.6 年

通常无肺外表现，但可有一些伴随症状，如食欲缺乏、体重减轻、消瘦、无力等

体检可发现呼吸浅快，超过 80% 的病例双肺底闻及吸气末期 Velcro 啰音，20% ~ 50% 有杵状指（趾）

晚期出现发绀等呼吸衰竭和肺心病的表现

【辅助检查】

X 线胸片往往是发现 ILD 的首要线索，绝大多数 X 线胸片可出现肺间质浸润，囊状改变及小结节影等异常改变。对 X 线胸片特点和病变分布、

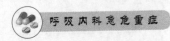

动态变化的分析，特定的疾病相应肺的好发部位，可提供有意义的诊断线索，有助于缩小鉴别诊断范围。胸部 HRCT 较常规胸片更敏感，有助于 ILD 的早期诊断，评价肺实质病变的性质、程度、范围、伴随改变以及分期和治疗反应的判断。

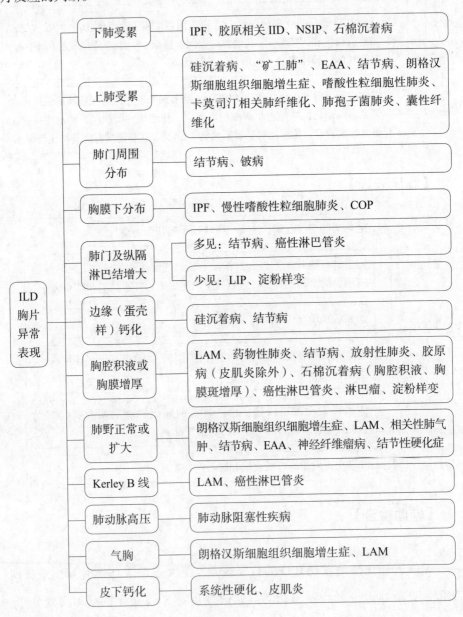

【诊断】

目前 ILD 的诊断，需依靠病史、体格检查、胸部 X 线检查（特别是 HRCT）和肺功能测定来进行综合分析。诊断步骤包括下列 3 点；首先明确是否是间质性肺疾病 / 弥漫性实质性肺疾病（ILD/DPLD）；明确属于哪一类弥漫性实质性肺疾病；如何对特发性间质性肺炎进行鉴别诊断。

1. 明确是否为弥漫性实质性肺疾病

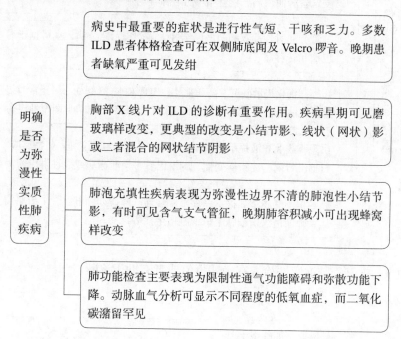

明确是否为弥漫性实质性肺疾病

病史中最重要的症状是进行性气短、干咳和乏力。多数 ILD 患者体格检查可在双侧肺底闻及 Velcro 啰音。晚期患者缺氧严重可见发绀

胸部 X 线片对 ILD 的诊断有重要作用。疾病早期可见磨玻璃样改变，更典型的改变是小结节影、线状（网状）影或二者混合的网状结节阴影

肺泡充填性疾病表现为弥漫性边界不清的肺泡性小结节影，有时可见含气支气管征，晚期肺容积减小可出现蜂窝样改变

肺功能检查主要表现为限制性通气功能障碍和弥散功能下降。动脉血气分析可显示不同程度的低氧血症，而二氧化碳潴留罕见

2. 明确 ILD 的类型

（1）翔实的病史是基础：包括环境接触史、职业史、个人史、治疗史、用药史、家族史及基础疾病情况。

（2）胸部 X 线影像（特别是 HRCT）特点可提供线索：根据影像学的特点、病变分布、有无淋巴结变化及胸膜的受累等，可以 ILD 进行鉴别诊断。

病变以肺上叶分布为主提示肺朗格汉斯细胞组织细胞增生症、囊性肺纤维化和强直性脊柱炎

病变以肺中下叶为主提示癌性淋巴管炎、慢性嗜酸性粒细胞肺炎、特发性肺纤维化以及与类风湿关节炎、硬皮病相伴的肺纤维化

病变主要累及下肺野并出现胸膜斑或局限性胸膜肥厚提示石棉肺

胸部X线呈游走性浸润影提示变应性肉芽肿性血管炎、变应性支气管肺曲菌病、慢性嗜酸性粒细胞性肺炎

气管旁和对称性双肺门淋巴结肿大强烈提示结节病，也可见于淋巴瘤和转移瘤

蛋壳样钙化提示硅沉着病和铍肺。出现Keley B线而心影正常时提示癌性淋巴管炎，如果伴有肺动脉高压，应考虑肺静脉阻塞性疾病

出现胸膜腔积液提示类风湿关节炎、系统性红斑狼疮、药物反应、石棉沉着病、淀粉样变性、肺淋巴管平滑肌瘤病或癌性淋巴管炎

肺容积不变和增加提示并存阻塞性通气障碍如肺淋巴管平滑肌瘤病、肺朗格汉斯细胞组织细胞增生症等

（以上为"胸部X线影像特点可提供线索"）

（3）支气管肺泡灌洗检查有确认价值或者有助于诊断

找到感染原，如肺孢子菌

找到癌细胞

肺泡蛋白沉积症：支气管肺泡灌洗液呈牛乳样，过碘酸-希夫染色阳性

含铁血黄色素沉着症：支气管肺泡灌洗液呈铁锈色并找到含铁血黄素细胞

石棉小体计数超过1个/ml：提示石棉接触。分析支气管肺泡灌洗液细胞成分的分类在某种程度上可帮助区分ILD的类别

（以上为"支气管肺泡灌洗检查"）

（4）其他实验室检查

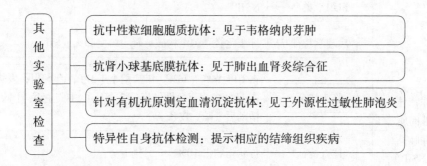

其他实验室检查
- 抗中性粒细胞胞质抗体：见于韦格纳肉芽肿
- 抗肾小球基底膜抗体：见于肺出血肾炎综合征
- 针对有机抗原测定血清沉淀抗体：见于外源性过敏性肺泡炎
- 特异性自身抗体检测：提示相应的结缔组织疾病

【鉴别诊断】

如经询问病史、必要的实验室和支气管肺泡灌洗检查及胸部影像学分析，仍不能确定为何种 ILD，就应归为特发。

1. 特发性肺纤维化（IPF）

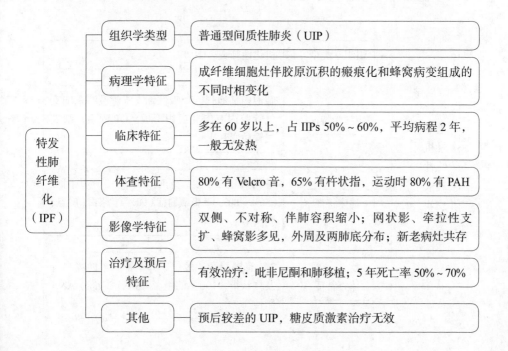

特发性肺纤维化（IPF）
- 组织学类型：普通型间质性肺炎（UIP）
- 病理学特征：成纤维细胞灶伴胶原沉积的瘢痕化和蜂窝病变组成的不同时相变化
- 临床特征：多在 60 岁以上，占 IIPs 50%～60%，平均病程 2 年，一般无发热
- 体查特征：80% 有 Velcro 音，65% 有杵状指，运动时 80% 有 PAH
- 影像学特征：双侧、不对称、伴肺容积缩小；网状影、牵拉性支扩、蜂窝影多见，外周及两肺底分布；新老病灶共存
- 治疗及预后特征：有效治疗：吡非尼酮和肺移植；5 年死亡率 50%～70%
- 其他：预后较差的 UIP，糖皮质激素治疗无效

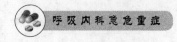

2. 非特异性间质性肺炎（NSIP）

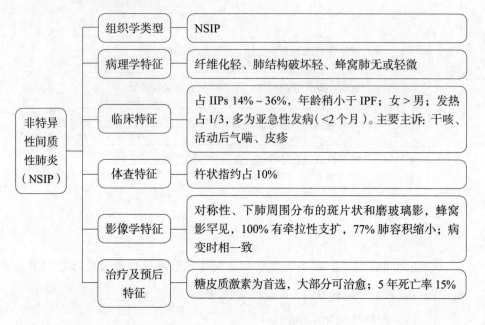

非特异性间质性肺炎（NSIP）

- 组织学类型 —— NSIP
- 病理学特征 —— 纤维化轻、肺结构破坏轻、蜂窝肺无或轻微
- 临床特征 —— 占 IIPs 14%～36%，年龄稍小于 IPF；女＞男；发热占 1/3，多为亚急性发病（＜2 个月）。主要主诉：干咳、活动后气喘、皮疹
- 体查特征 —— 杵状指约占 10%
- 影像学特征 —— 对称性、下肺周围分布的斑片状和磨玻璃影，蜂窝影罕见，100% 有牵拉性支扩，77% 肺容积缩小；病变时相一致
- 治疗及预后特征 —— 糖皮质激素为首选，大部分可治愈；5 年死亡率 15%

3. 隐源性机化性肺炎（COP）

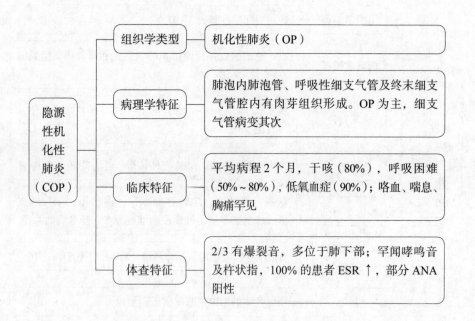

隐源性机化性肺炎（COP）

- 组织学类型 —— 机化性肺炎（OP）
- 病理学特征 —— 肺泡内肺泡管、呼吸性细支气管及终末细支气管腔内有肉芽组织形成。OP 为主，细支气管病变其次
- 临床特征 —— 平均病程 2 个月，干咳（80%），呼吸困难（50%～80%），低氧血症（90%）；咯血、喘息、胸痛罕见
- 体查特征 —— 2/3 有爆裂音，多位于肺下部；罕闻哮鸣音及杵状指，100% 的患者 ESR ↑，部分 ANA 阳性

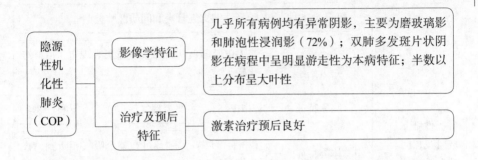

隐源性机化性肺炎（COP）
- 影像学特征 —— 几乎所有病例均有异常阴影，主要为磨玻璃影和肺泡性浸润影（72%）；双肺多发斑片状阴影在病程中呈明显游走性为本病特征；半数以上分布呈大叶性
- 治疗及预后特征 —— 激素治疗预后良好

4. 急性间质性肺炎（ALP）

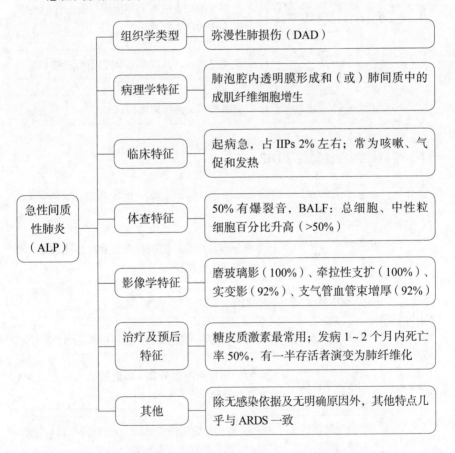

急性间质性肺炎（ALP）
- 组织学类型 —— 弥漫性肺损伤（DAD）
- 病理学特征 —— 肺泡腔内透明膜形成和（或）肺间质中的成肌纤维细胞增生
- 临床特征 —— 起病急，占 IIPs 2% 左右；常为咳嗽、气促和发热
- 体查特征 —— 50% 有爆裂音，BALF：总细胞、中性粒细胞百分比升高（>50%）
- 影像学特征 —— 磨玻璃影（100%）、牵拉性支扩（100%）、实变影（92%）、支气管血管束增厚（92%）
- 治疗及预后特征 —— 糖皮质激素最常用；发病 1～2 个月内死亡率 50%，有一半存活者演变为肺纤维化
- 其他 —— 除无感染依据及无明确原因外，其他特点几乎与 ARDS 一致

5. 呼吸性细支气管炎伴间质性肺疾病（RB-ILD）

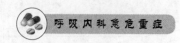

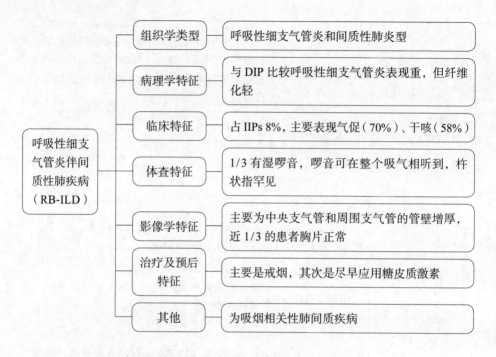

呼吸性细支气管炎伴间质性肺疾病（RB-ILD）

- 组织学类型 —— 呼吸性细支气管炎和间质性肺炎型
- 病理学特征 —— 与 DIP 比较呼吸性细支气管炎表现重，但纤维化轻
- 临床特征 —— 占 IIPs 8%，主要表现气促（70%）、干咳（58%）
- 体查特征 —— 1/3 有湿啰音，啰音可在整个吸气相听到，杵状指罕见
- 影像学特征 —— 主要为中央支气管和周围支气管的管壁增厚，近 1/3 的患者胸片正常
- 治疗及预后特征 —— 主要是戒烟，其次是尽早应用糖皮质激素
- 其他 —— 为吸烟相关性肺间质疾病

6. 脱屑性间质性肺炎（DIP）

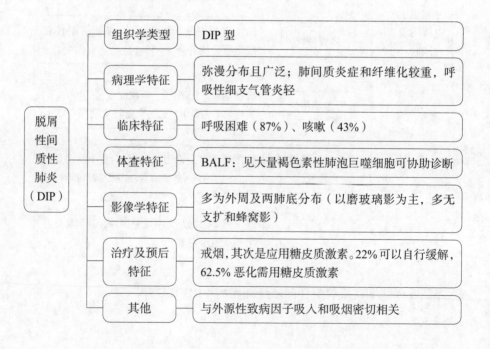

脱屑性间质性肺炎（DIP）

- 组织学类型 —— DIP 型
- 病理学特征 —— 弥漫分布且广泛；肺间质炎症和纤维化较重，呼吸性细支气管炎轻
- 临床特征 —— 呼吸困难（87%）、咳嗽（43%）
- 体查特征 —— BALF：见大量褐色素性肺泡巨噬细胞可协助诊断
- 影像学特征 —— 多为外周及两肺底分布（以磨玻璃影为主，多无支扩和蜂窝影）
- 治疗及预后特征 —— 戒烟，其次是应用糖皮质激素。22% 可以自行缓解，62.5% 恶化需用糖皮质激素
- 其他 —— 与外源性致病因子吸入和吸烟密切相关

7. 淋巴细胞性间质性肺炎（LIP）

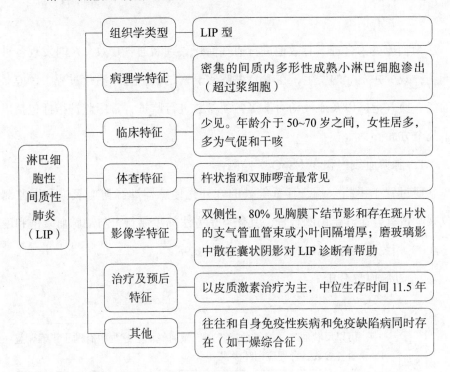

	组织学类型	LIP 型
淋巴细胞性间质性肺炎（LIP）	病理学特征	密集的间质内多形性成熟小淋巴细胞渗出（超过浆细胞）
	临床特征	少见。年龄介于 50~70 岁之间，女性居多，多为气促和干咳
	体查特征	杵状指和双肺啰音最常见
	影像学特征	双侧性，80% 见胸膜下结节影和存在斑片状的支气管血管束或小叶间隔增厚；磨玻璃影中散在囊状阴影对 LIP 诊断有帮助
	治疗及预后特征	以皮质激素治疗为主，中位生存时间 11.5 年
	其他	往往和自身免疫性疾病和免疫缺陷病同时存在（如干燥综合征）

以上鉴别诊断需要注意以下几点：

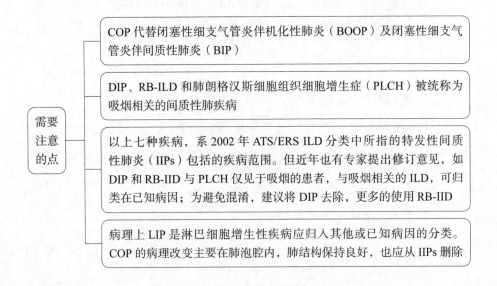

	COP 代替闭塞性细支气管炎伴机化性肺炎（BOOP）及闭塞性细支气管炎伴间质性肺炎（BIP）
需要注意的点	DIP、RB-ILD 和肺朗格汉斯细胞组织细胞增生症（PLCH）被统称为吸烟相关的间质性肺疾病
	以上七种疾病，系 2002 年 ATS/ERS ILD 分类中所指的特发性间质性肺炎（IIPs）包括的疾病范围。但近年也有专家提出修订意见，如 DIP 和 RB-IID 与 PLCH 仅见于吸烟的患者，与吸烟相关的 ILD，可归类在已知病因；为避免混淆，建议将 DIP 去除，更多的使用 RB-IID
	病理上 LIP 是淋巴细胞增生性疾病应归入其他或已知病因的分类。COP 的病理改变主要在肺泡腔内，肺结构保持良好，也应从 IIPs 删除

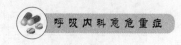

【监护】

为临床更为合理、有效地进行通气治疗，判断通气疗效，及时发现各种问题，减少并发症的发生，在 ILD 并呼吸衰竭的机械通气治疗过程中，应对通气、换气指标以及血液动力学等各项参数进行监护，常用监护指标包括以下几个方面。

1. 脉搏血氧饱和度（SpO_2）监测

通过置于手指末端、耳垂等处的红外光传感器即脉搏血氧饱和度监测仪来测量氧合血红蛋白的容量，其优点是方法简单易行，与动脉血氧饱和度（SaO_2）相关性很好，其相关系数为 0.90 ~ 0.98。

2. 动脉血气分析

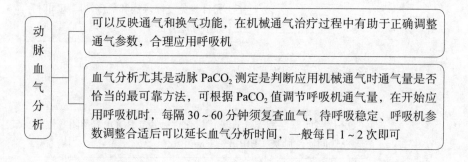

动脉血气分析

可以反映通气和换气功能，在机械通气治疗过程中有助于正确调整通气参数，合理应用呼吸机

血气分析尤其是动脉 $PaCO_2$ 测定是判断应用机械通气时通气量是否恰当的最可靠方法，可根据 $PaCO_2$ 值调节呼吸机通气量，在开始应用呼吸机时，每隔 30 ~ 60 分钟须复查血气，待呼吸稳定、呼吸机参数调整合适后可以延长血气分析时间，一般每日 1 ~ 2 次即可

3. 经皮 PaO_2、$PaCO_2$ 测定

经皮电极测定的 $PaCO_2$ 与血气分析测定的 $PaCO_2$ 的相关性较为显著，且优于经皮电极测定 PaO_2 与血气分析测定的 PaO_2 的相关性，故常用于成人监护。

4. 潮气末二氧化碳浓度监测

潮气末二氧化碳浓度监测

肺泡二氧化碳浓度取决于二氧化碳的产量、肺泡通气量和肺血流灌注量，二氧化碳的弥散能力很强，极易从肺毛细血管进入肺泡内，使肺泡与动脉血二氧化碳很快完全平衡，因此，潮气末二氧化碳分压（$PetCO_2$）可反映肺泡气的二氧化碳分压

当肺内分流、通气/血流在正常生理范围内时，$PetCO_2$=$PACO_2$=$PaCO_2$，可以由公式计算出 $PaCO_2$ 值：$PaCO_2$= 大气压 × 潮气末 CO_2 浓度 -0.5kPa，如大气压为 101kPa 时，潮气末 CO_2 的浓度为 6%，则：$PaCO_2$=101kPa×6%-0.5kPa=5.56kPa（41.7mmHg）

$PetCO_2$ 与 $PaCO_2$ 相关性良好，可以用无创的方法（CO_2 监测仪）持续监测 $PaCO_2$，减少血气分析的次数，并可根据 $PetCO_2$ 来调节通气参数，是机械通气时常用的监护方法

当存在肺内分流或通气/血流比失调时，$PaCO_2$ 与 $PetCO_2$ 相差较大，应先由动脉血气分析测得 $PaCO_2$，找出 $PaCO_2$ 与 $PetCO_2$ 的关系，由此推算 $PaCO_2$ 的变化

5. 机械力学监测

（1）峰值压力

峰值压力

即吸气末气道压，是整个呼吸过程中气道的最高压力，应尽可能保持峰值压力 <3.9kPa（40cmH₂O）

Stern 等报道 IPF 呼吸衰竭的患者在机械通气时峰值压力明显增高

为避免气道峰值压过高，可用小潮气量和允许 $PaCO_2$ 适当的升高的通气策略

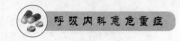

（2）暂停压

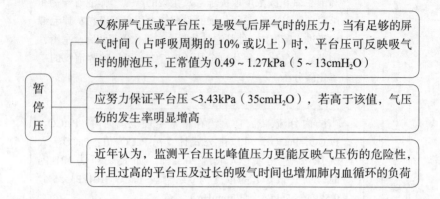

暂停压

又称屏气压或平台压，是吸气后屏气时的压力，当有足够的屏气时间（占呼吸周期的 10% 或以上）时，平台压可反映吸气时的肺泡压，正常值为 0.49～1.27kPa（5～13cmH$_2$O）

应努力保证平台压 <3.43kPa（35cmH$_2$O），若高于该值，气压伤的发生率明显增高

近年认为，监测平台压比峰值压力更能反映气压伤的危险性，并且过高的平台压及过长的吸气时间也增加肺内血循环的负荷

（3）呼气末压力

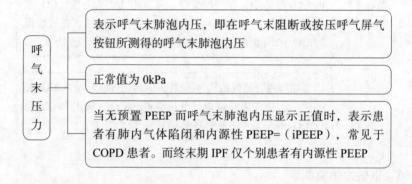

呼气末压力

表示呼气末肺泡内压，即在呼气末阻断或按压呼气屏气按钮所测得的呼气末肺泡内压

正常值为 0kPa

当无预置 PEEP 而呼气末肺泡内压显示正值时，表示患者有肺内气体陷闭和内源性 PEEP=（iPEEP），常见于 COPD 患者。而终末期 IPF 仅个别患者有内源性 PEEP

（4）吸气阻力

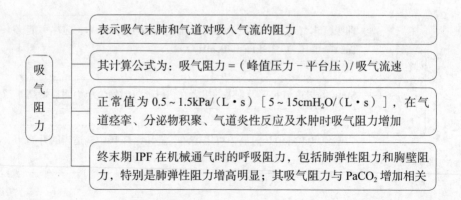

吸气阻力

表示吸气末肺和气道对吸入气流的阻力

其计算公式为：吸气阻力 =（峰值压力 － 平台压）/吸气流速

正常值为 0.5～1.5kPa/（L·s）［5～15cmH$_2$O/（L·s）］，在气道痉挛、分泌物积聚、气道炎性反应及水肿时吸气阻力增加

终末期 IPF 在机械通气时的呼吸阻力，包括肺弹性阻力和胸壁阻力，特别是肺弹性阻力增高明显；其吸气阻力与 PaCO$_2$ 增加相关

（5）呼气阻力

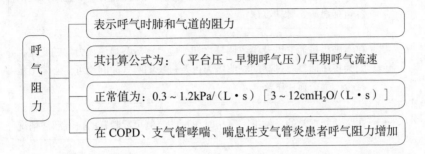

呼气阻力

- 表示呼气时肺和气道的阻力
- 其计算公式为：（平台压 – 早期呼气压）/早期呼气流速
- 正常值为：0.3～1.2kPa/（L・s）［3～12cmH$_2$O/（L・s）］
- 在 COPD、支气管哮喘、喘息性支气管炎患者呼气阻力增加

（6）顺应性

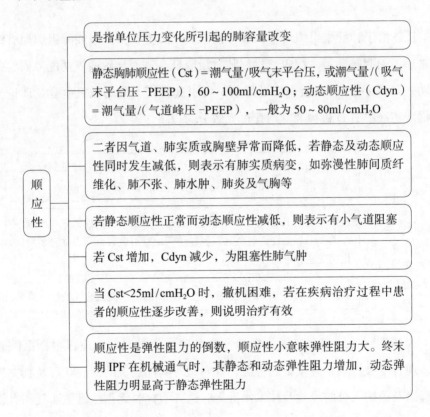

顺应性

- 是指单位压力变化所引起的肺容量改变
- 静态胸肺顺应性（Cst）=潮气量/吸气末平台压，或潮气量/（吸气末平台压 –PEEP），60～100ml/cmH$_2$O；动态顺应性（Cdyn）=潮气量/（气道峰压 –PEEP），一般为 50～80ml/cmH$_2$O
- 二者因气道、肺实质或胸壁异常而降低，若静态及动态顺应性同时发生减低，则表示有肺实质病变，如弥漫性肺间质纤维化、肺不张、肺水肿、肺炎及气胸等
- 若静态顺应性正常而动态顺应性减低，则表示有小气道阻塞
- 若 Cst 增加，Cdyn 减少，为阻塞性肺气肿
- 当 Cst<25ml/cmH$_2$O 时，撤机困难，若在疾病治疗过程中患者的顺应性逐步改善，则说明治疗有效
- 顺应性是弹性阻力的倒数，顺应性小意味弹性阻力大。终末期 IPF 在机械通气时，其静态和动态弹性阻力增加，动态弹性阻力明显高于静态弹性阻力

（7）血流动力学监测

血流动力学监测

对于机械通气的 ILD 患者，可给予最基本的血流动力学监测，其内容包括血压、脉搏、尿量

在实施机械通气以及参数调整之初，应严密观察血流动力学的变化，因为正压通气、过高的峰值压力以及过长的吸气时间均可使心输出量减少，继而血压下降

在肾功能正常的条件下，每小时尿量的监测可反映肾的血流灌注情况

【治疗措施】

ILD 由于肺纤维组织增生，肺弹性减弱，肺泡扩张受限或肺组织原有结构重建，引起肺活量、深吸气量、肺总量降低，进而导致通气功能障碍、弥散功能障碍，通气/血流不均性增加，可引起程度不同的低氧血症。理论上和临床实践中 ILD 机械通气治疗可大致分为以下 3 类。

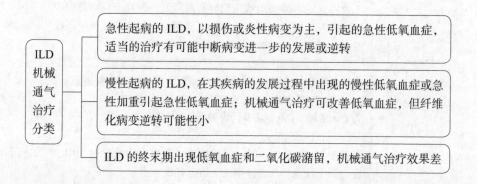

ILD 机械通气治疗分类

急性起病的 ILD，以损伤或炎性病变为主，引起的急性低氧血症，适当的治疗有可能中断病变进一步的发展或逆转

慢性起病的 ILD，在其疾病的发展过程中出现的慢性低氧血症或急性加重引起急性低氧血症；机械通气治疗可改善低氧血症，但纤维化病变逆转可能性小

ILD 的终末期出现低氧血症和二氧化碳潴留，机械通气治疗效果差

为达到纠正缺氧、二氧化碳潴留和酸碱失衡的目的，应该根据医院条件、现有呼吸机及相应设备的情况，针对每一具体病例的疾病状态及其发展过程以及医护人员的经验及技术水准等，选择氧疗、无创性机械通气和有创机械通气等方法。

1. 氧疗

ILD 引起急性和慢性低氧血症，都是氧疗适应证，氧疗应限于中度以上

和有临床表现的低氧血症患者。

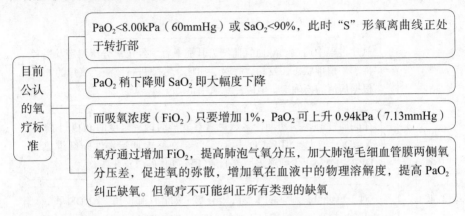

目前公认的氧疗标准

- $PaO_2<8.00kPa$（60mmHg）或 $SaO_2<90\%$，此时"S"形氧离曲线正处于转折部
- PaO_2 稍下降则 SaO_2 即大幅度下降
- 而吸氧浓度（FiO_2）只要增加 1%，PaO_2 可上升 0.94kPa（7.13mmHg）
- 氧疗通过增加 FiO_2，提高肺泡气氧分压，加大肺泡毛细血管膜两侧氧分压差，促进氧的弥散，增加氧在血液中的物理溶解度，提高 PaO_2 纠正缺氧。但氧疗不可能纠正所有类型的缺氧

（1）氧疗的方法和装置

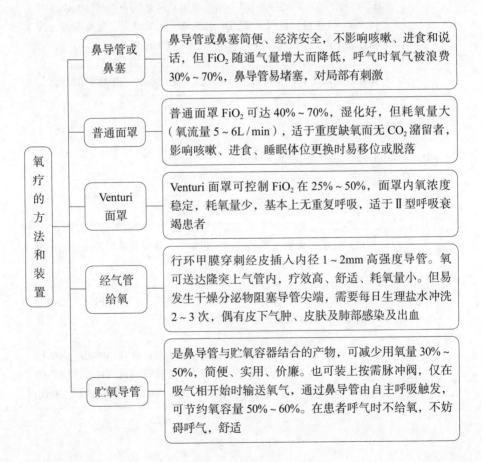

氧疗的方法和装置

- 鼻导管或鼻塞：鼻导管或鼻塞简便、经济安全，不影响咳嗽、进食和说话，但 FiO_2 随通气量增大而降低，呼气时氧气被浪费 30%~70%，鼻导管易堵塞，对局部有刺激
- 普通面罩：普通面罩 FiO_2 可达 40%~70%，湿化好，但耗氧量大（氧流量 5~6L/min），适于重度缺氧而无 CO_2 潴留者，影响咳嗽、进食、睡眠体位更换时易移位或脱落
- Venturi 面罩：Venturi 面罩可控制 FiO_2 在 25%~50%，面罩内氧浓度稳定，耗氧量少，基本上无重复呼吸，适于 Ⅱ 型呼吸衰竭患者
- 经气管给氧：行环甲膜穿刺经皮插入内径 1~2mm 高强度导管。氧可送达隆突上气管内，疗效高、舒适、耗氧量小。但易发生干燥分泌物阻塞导管尖端，需要每日生理盐水冲洗 2~3 次，偶有皮下气肿、皮肤及肺部感染及出血
- 贮氧导管：是鼻导管与贮氧容器结合的产物，可减少用氧量 30%~50%，简便、实用、价廉。也可装上按需脉冲阀，仅在吸气相开始时输送氧气，通过鼻导管由自主呼吸触发，可节约氧容量 50%~60%。在患者呼气时不给氧，不妨碍呼气，舒适

（2）氧疗监测

氧疗监测

氧疗过程中通过动脉血气监测，耳血氧计，经皮氧分压测定及患者神志、精神状态、发绀、呼吸、血压、心率进行监测。氧疗的 FiO_2 根据病情需要确定，但应注意氧中毒

在间质性肺疾病初期，多数患者在安静时即有轻度的 PaO_2 下降，A-aDO_2 增大，但 $PaCO_2$ 稍有下降。在终末期特发性肺纤维化、DPB、LAM、尘肺终末期等低通气病例中 $PaCO_2$ 升高

对于单纯低氧血症的 I 型呼吸衰竭（如急性肺损伤、ARDS 早期）可给予较高浓度的氧，不必担心发生 CO_2 潴留

氧疗开始 FiO_2 就可接近 0.4。随后根据动脉血气分析调整 FiO_2，以使 PaO_2 迅速提高以保证适当的组织氧合而又没有引起氧中毒。其理想的 PaO_2 水平为 8.00~10.7kPa（60~80mmHg）

如允许的最高 FiO_2 仍不能使 PaO_2 达到安全水平，则应行机械通气

2. 无创性机械通气

（1）无创性机械通气的类型

无创性机械通气的类型

无创性机械通气的类型包括负压通气和正压通气

应用最广泛的是无创正压通气（NIPPV），其中最常用者是经鼻面罩双水平正压通气（BiPAP，PSV+PEEP）

近年来，无创性通气的应用有明显增多趋势，其中 NIPPV 对 COPD 急性加重期的治疗最富于成功经验

国内外学者的研究表明，NIPPV 可使患者的临床症状和呼吸生理学指标在短时间内得到改善，避免气管插管，降低机械通气相关性肺炎的发生率，降低病死率，缩短患者在 ICU 的住院时间从而降低医疗费用

（2）慢性间质性肺疾病

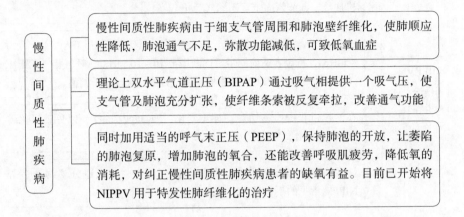

慢性间质性肺疾病

- 慢性间质性肺疾病由于细支气管周围和肺泡壁纤维化，使肺顺应性降低，肺泡通气不足，弥散功能减低，可致低氧血症

- 理论上双水平气道正压（BIPAP）通过吸气相提供一个吸气压，使支气管及肺泡充分扩张，使纤维条索被反复牵拉，改善通气功能

- 同时加用适当的呼气末正压（PEEP），保持肺泡的开放，让萎陷的肺泡复原，增加肺泡的氧合，还能改善呼吸肌疲劳，降低氧的消耗，对纠正慢性间质性肺疾病患者的缺氧有益。目前已开始将NIPPV用于特发性肺纤维化的治疗

（3）特发性肺纤维化晚期：初步的临床应用结果表明，使用 BiPAP 呼吸机辅助通气配合传统治疗方法，临床症状缓解率达 84%，动脉血气分析 PaO_2 和 SaO_2 明显改善，生活质量也得到了改善和提高。在临床上有一定应用价值及可行性，可作为一种辅助治疗手段。

（4）NIPPV 要求患者具备的条件：NIPPV 要求患者具备以下基本条件。

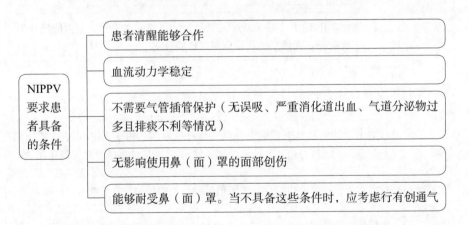

NIPPV 要求患者具备的条件

- 患者清醒能够合作
- 血流动力学稳定
- 不需要气管插管保护（无误吸、严重消化道出血、气道分泌物过多且排痰不利等情况）
- 无影响使用鼻（面）罩的面部创伤
- 能够耐受鼻（面）罩。当不具备这些条件时，应考虑行有创通气

（5）NIPPV 具体步骤

NIPPV 具体步骤

选择大小合适的面罩,用软帽固定,将患者经鼻面罩与 BiPAP 呼吸机连接,调节紧固带至不漏气为止

选用同步触发通气模式(S),吸气相气道正压(IPAP)开始为 8cmH$_2$O,待患者适应同步后逐渐增至 10～16cmH$_2$O,呼气相气道正压(EPAP)3～4cmH$_2$O,注意面罩漏气程度,及时给予调整

在治疗过程中应密切观察神志变化、PaCO$_2$ 及 PaO$_2$,以免二氧化碳潴留加重病情

注意口咽干燥、胃胀气、气胸、鼻面部糜烂、气道分泌物增多等 NIPPV 常见的不良反应,并及时处理

(6)各种 ILD 终末期病变引起低氧血症

各种 ILD 终末期病变引起低氧血症

对各种 ILD 终末期病变引起低氧血症,临床治疗主要以延缓病程,改善生活质量为原则

理论上 NIPPV 可以应用,至少短期内可缓解肺间质纤维化导致的最大危害——低氧血症及呼吸衰竭,改善各组织器官缺氧及功能

但 NIPPV 并不能阻止和逆转肺间质纤维化的进程。是否能延长生存时间,尚缺乏随机临床对照试验证实

(7)其他 ILD 引起的急性低氧性呼吸衰竭

其他 ILD 引起的急性低氧性呼吸衰竭

对由于其他 ILD 引起的急性低氧性呼吸衰竭,由于 NIPPV 治疗的病例数少,无随机分组比较研究结果,使用 NIPPV 治疗是否有效尚存在争议

但对急性呼吸窘迫综合征大多数试验得出的结论是肯定的

值得特别指出的是,某些 ILD 引起急性低氧性呼吸衰竭的临床特点是发生、发展快,但若给予及时有效的治疗有使病情迅速逆转可能

因此在这种情况下,应用 NIPPV 总的原则是早期使用,如果疗效不佳应及时改用有创性机械通气

3．有创性机械通气

机械通气是利用机械装置代替或辅助呼吸肌的工作，以增加通气量、改善换气功能、减少患者的能量消耗，达到纠正缺氧、二氧化碳潴留和酸碱失衡的目的。

（1）应用范围

1）间质性肺疾病机械通气治疗的主要目的

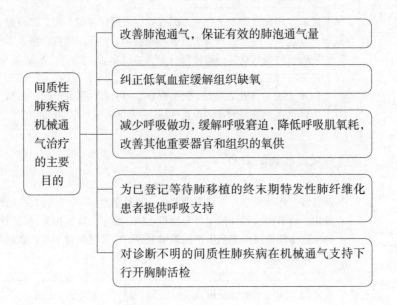

间质性肺疾病机械通气治疗的主要目的
- 改善肺泡通气，保证有效的肺泡通气量
- 纠正低氧血症缓解组织缺氧
- 减少呼吸做功，缓解呼吸窘迫，降低呼吸肌氧耗，改善其他重要器官和组织的氧供
- 为已登记等待肺移植的终末期特发性肺纤维化患者提供呼吸支持
- 对诊断不明的间质性肺疾病在机械通气支持下行开胸肺活检

2）间质性肺疾病机械通气的应用指征

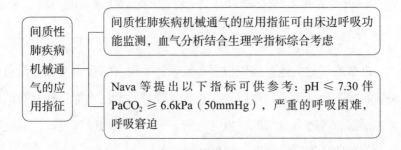

间质性肺疾病机械通气的应用指征
- 间质性肺疾病机械通气的应用指征可由床边呼吸功能监测，血气分析结合生理学指标综合考虑
- Nava 等提出以下指标可供参考：$pH \leq 7.30$ 伴 $PaCO_2 \geq 6.6kPa$（50mmHg），严重的呼吸困难，呼吸窘迫

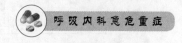

3）急性起病的 ILD

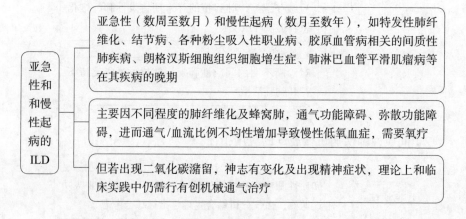

急性起病的 ILD：急性起病的 ILD 引起急性低氧血症，往往病情危重，常规的氧疗效果有限，为了提供原发病的治疗机会，需要机械通气的支持

文献报道 ILD 因急性呼吸衰竭运用机械通气治疗疾病有：急性间质性肺炎（AIP），急性嗜酸性粒细胞肺炎，弥漫性肺泡出血综合征，急性狼疮性肺炎，放射性肺炎，药物性间质性肺疾病，某些机会性感染如肺孢子菌肺炎、巨细胞病毒性肺炎等

隐源性机化性肺炎（COP）以亚急性及慢性经过为主，部分患者急性起病，进行性发展为急性呼吸衰竭，在使用糖皮质激素治疗同时机械通气支持，可使部分患者得以存活，甚至完全康复

COP 患者总体预后良好，仍然有 6%~15% 患者因呼吸衰竭死亡，因此机械通气是治疗的重要手段之一

4）亚急性和慢性起病的 ILD

亚急性和慢性起病的 ILD：亚急性（数周至数月）和慢性起病（数月至数年），如特发性肺纤维化、结节病、各种粉尘吸入性职业病、胶原血管病相关的间质性肺疾病、朗格汉斯细胞组织细胞增生症、肺淋巴血管平滑肌瘤病等在其疾病的晚期

主要因不同程度的肺纤维化及蜂窝肺，通气功能障碍、弥散功能障碍，进而通气/血流比例不均性增加导致慢性低氧血症，需要氧疗

但若出现二氧化碳潴留，神志有变化及出现精神症状，理论上和临床实践中仍需行有创机械通气治疗

（2）机械通气的实施：应该根据医院条件、现有呼吸机及相应设备的情况、疾病的状态及其发展过程以及医护人员的经验及技术等选择合适的通气方案，并根据患者的全身情况、血气分析，选择合适的通气模式，调整呼吸机参数，以达到最佳治疗效果，减少并发症。

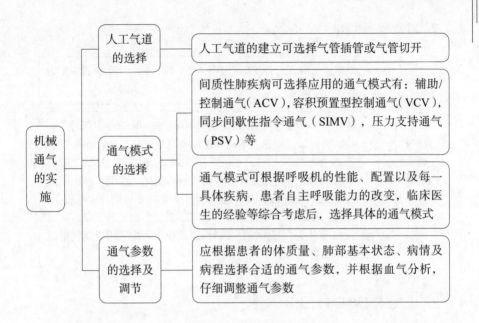

通气参数的选择及调节包含以下几点重要项。

1）潮气量

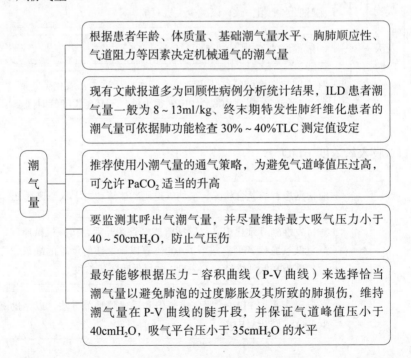

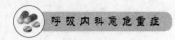

2）呼吸频率（RR）

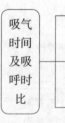

呼吸频率（RR）

- 根据通气模式选择 RR，应用 AC-V 时，成人一般选择 RR 为 16～20 次/分
- 若自主呼吸适当时，设定的备用频率应低于自主频率 2～4 次/分，以避免患者不能触发呼吸机时引起严重的通气不足
- 应用 SIMV 时，开始时最好潮气量不变化，选用频率比原先略减少，待患者适应后再逐步减少频率直至完全自主呼吸
- Stern 等认为在终末期特发性肺纤维化患者应采用低潮气量，快呼吸频率

3）吸气时间及吸呼时比

吸气时间及吸呼时比

- 预设的吸气时间（Ti）及吸呼时比（I/E）应尽量与患者的自主呼吸水平相一致，以减少人机对抗。
- 一般预设的 Ti 为 1～1.5s，I/E 为 1:1.5
- 终末期特发性肺纤维化患者，低氧血症严重，二氧化碳的潴留相对较轻，出现内源性 PEEP 很少见，不必延长呼气时间

4）吸入氧浓度（FiO_2）

吸入氧浓度（FiO_2）

- 应根据患者的氧合状况、平均气道压、血流动力学状态选择 FiO_2
- 对特发性肺纤维化患者气管插管或气管切开后，实施机械通气，严重低氧血症者可立即给予 100% 氧以迅速缓解严重的缺氧，之后，逐步降低到维持 $SaO_2>90\%$ 的最低吸入氧浓度
- 必要时可采取 PEEP、吸气末暂停和反比呼吸等方法，以帮助降低 FiO_2，防止氧中毒

5）峰值压力

峰值压力
- 即吸气末气道压，是整个呼吸过程中气道的最高压力，与潮气量的大小有关
- 但过高会造成气压伤，应尽可能保持峰值压力 <3.9kPa（40cmH$_2$O），选择合理的潮气量或吸气压力，使 PIP<40cmH$_2$O，或平台压 <35cmH$_2$O。ILD 疾病的终末期，严重的肺纤维化使峰值压力明显增高
- 广泛的蜂窝肺形成也是发生气压伤的易患因素

6）呼气末正压通气（PEEP）

呼气末正压通气（PEEP）
- PEEP 可增加功能残气量，提高肺泡内压，使萎陷的肺泡复张，增加肺顺应性，改善通气/血流比，有利于改善氧合，降低吸氧浓度，避免氧中毒
- 但不恰当的设置可影响循环功能及引起气压伤
- 可依据压力 - 容积曲线设置 PEEP，一般从 3～5cmH$_2$O 开始，逐渐增加，每次增加 2～5cmH$_2$O，以达到最佳 PEEP 值，即既能增加 PaO$_2$、功能残气量和肺顺应性、减少肺内分流，又不影响心输出量，不产生气压伤的 PEEP 值
- PEEP 值调整间隔时间视肺部病变而不同，为 15～60 分钟
- 病情稳定后，逐步减少以致撤销 PEEP，一般每 1～6 小时递减 2～5cmH$_2$O，一般 PEEP 可在 <5cmH$_2$O 的情况下脱机。急性呼吸窘迫综合征在机械通气支持应注意
- ①弃用传统的超生理大潮气量，应用小潮气量（5～8ml/kg），严格限制跨肺压，推荐维持平台压 <30～35cmH$_2$O，即为容许性高碳酸血症
- ②加用适当的 PEEP，保持肺泡的开放，让萎陷的肺泡复原

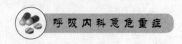

呼气末
正压
通气
（PEEP）

上述的肺保护策略应用后，ARDS 的病死率已有下降

AIP 从临床角度，组织学上属于弥漫性肺泡损伤（DAD），可以等同于不明病因的急性呼吸窘迫综合征（ARDS），理论上机械通气支持时肺保护策略同样适用于 AIP

现在 ARDS 的死亡率因机械通气和其他治疗手段的不断改进已降至 31%～50%；而多数文献报道，AIP 的病死率却一直居高不下，运用肺保护策略是否能降低 AIP 的病死率，需要进一步的研究

（3）机械通气的并发症和撤机

机械通气的并发症和撤机

ILD 实施机械通气治疗同样会出现与气压伤、肺部感染以及气管插管和切开有关的并发症，特别是相当部分慢性 ILD 长期使用糖皮质激素，在实施机械通气更应注意肺部感染

急性起病 ILD 并发急性呼吸衰竭，在原发疾病得到控制后，应选择合适的通气模式及通气参数，加强营养及全身支持治疗，为撤机做好充分的准备。可以依据临床医生的习惯、设备条件选用直接撤机、T 管、SIMV、PSV、CPAP 等常用方法进行过渡撤机

特发性肺纤维化晚期并发急性呼吸衰竭，在准备使用呼吸机前，应充分考虑其撤机的可能性以及撤机方法。但有限的资料表明，由于特发性肺纤维化疾病本身已属晚期，绝大多数患者均在机械通气治疗过程中短期内死亡

第十一章　肺性脑病

肺性脑病（PE）又称肺气肿脑病、二氧化碳麻醉或高碳酸血症，是因各种慢性肺胸疾病伴发呼吸功能衰竭、导致低氧血症和高碳酸血症而出现的各种神经精神症状的一种临床综合征。临床特征为原有的呼吸衰竭症状加重并出现神经精神症状，如神志恍惚、嗜睡或谵妄、四肢抽搐，甚至昏迷等。男女均可见，以男性多见，其病死率达 30% 以上。

【病因与发病机制】

引起肺性脑病的确切机制还不完全清楚，可能是多种因素综合作用的结果。

1. 主要原因

（1）二氧化碳潴留（高碳酸血症）

二氧化碳潴留（高碳酸血症）	二氧化碳是强有力的脑血管扩张剂，可引起脑血流量增加、颅内压增高、间质性脑水肿。临床可相继出现头昏、头痛、定向力差、血压升高、球结膜水肿、视盘水肿等症状

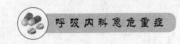

$PaCO_2$ 明显增加后，可通过直接抑制大脑皮层，产生意识障碍

$PaCO_2$ 升高后可抑制呼吸中枢，产生通气障碍加重缺氧和高碳酸血症，并因此而产生恶性循环

二氧化碳潴留（高碳酸血症）

有研究表明，吸入气中二氧化碳浓度轻度增加，能增加肺通气量，这是二氧化碳对呼吸中枢直接兴奋的结果；但当吸入气中二氧化碳浓度过度增高，则会抑制呼吸中枢

正常空气中二氧化碳含量为 0.04%，二氧化碳分压为 0.3mmHg。如吸入 4% 二氧化碳，通气量可增加 1 倍；吸入 10% 的二氧化碳，通气量增加 10 倍；但如继续上升，通气量非但不增加，反而会出现肌肉震颤、僵直及全身痉挛。吸入 20%～30% 二氧化碳能引起昏迷，直至死亡

临床上，$PaCO_2$ 升高的程度与肺性脑病的发生率不成正比，有报道 $PaCO_2$ 升高达 120mmHg 者，神志仍十分清楚；反之，也有 $PaCO_2$ 稍升高达 70～80mmHg 时，临床即出现意识障碍，如瞳孔缩小、嗜睡，甚至昏迷。

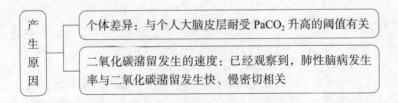

产生原因

个体差异：与个人大脑皮层耐受 $PaCO_2$ 升高的阈值有关

二氧化碳潴留发生的速度：已经观察到，肺性脑病发生率与二氧化碳潴留发生快、慢密切相关

急性二氧化碳潴留时，因肾脏代偿性保留 HCO_3^- 的作用尚未充分发挥（正常需 72 小时以上），$PaCO_2$ 急剧下降，这时 $PaCO_2$ 虽仅 >70mmHg，也可能出现意识障碍。反之，当二氧化碳潴留逐渐产生时，大脑皮层对 $PaCO_2$

升高的耐受程度逐渐增加，加之肾脏有足够的时间代偿性地保留 HCO_3^-，使 pH 尚能维持在正常水平，即使 $PaCO_2$ 明显高于正常水平，患者也不定出现意识障碍。

（2）缺氧（低氧血症）：严格地讲，肺性脑病主要为二氧化碳潴留所致，但由于肺性脑病患者常合并不同程度的低氧血症，尤其在接受治疗以前。因此，在分析肺性脑病的发病机制时，就很难排除缺氧对意识状况的影响。

1）脑血管通透性增高

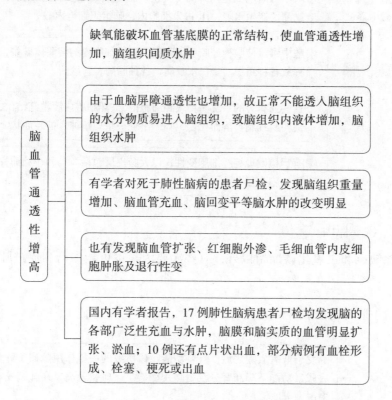

2）脑血管代谢功能障碍：严重缺氧使脑细胞线粒体代谢障碍，乳酸堆积，三磷酸腺苷能量消耗，脑的能量供给不足，产生功能障碍。

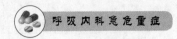

3）pH 下降（酸中毒）

pH 下降 （酸中毒）	主要表现为脑组织内酸中毒
	正常脑脊液内 $PaCO_2$ 比血液高 8mmHg，且由于 HCO_3^- 透入血脑屏障的速度较慢，故脑脊液缓冲能力低于血液
	当二氧化碳急剧潴留时，脑组织内酸中毒得不到缓冲，故其酸中毒较血液明显
	酸中毒时脑细胞内外离子交换，Na^+ 进入细胞内，脑组织内钠潴留产生水肿；H^+ 进入细胞内，脑组织细胞内酸中毒
	酸中毒可使脑神经胶质细胞和脑皮层细胞内的溶酶体破裂，释放各种组织、蛋白水解酶，各种脂酶、磷酸酶
	这些强有力的水解酶释放到细胞内，破坏细胞内膜精细结构，促使脑细胞自溶而死亡，临床出现一系列精神、神经症状
	有尸检发现神经细胞变性，以大脑皮层包括海马和小脑浦肯野细胞为显著

2. 次要原因

除缺氧和二氧化碳潴留以外，有些次要因素也可能参与和促进肺脑的发生。

（1）肝肾功能障碍

| 肝肾
功能
障碍 | 继发于低氧血症之后，肝肾功能障碍所致的去氨作用障碍（肝合成尿素功能下降和肾分泌氨作用障碍），血氨升高，在肺脑发病中占一定地位 |
| | 另外，NH_3 为嗜酸性，当二氧化碳潴留致细胞内酸中毒时，NH_3 易于进入细胞内，形成氨潴留，但血氨并不一定升高，机制不详 |

（2）酸碱平衡失调：酸碱平衡失调最常见有两种类型。

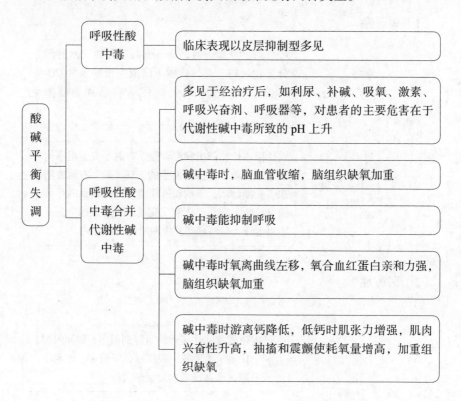

（3）水、电解质紊乱

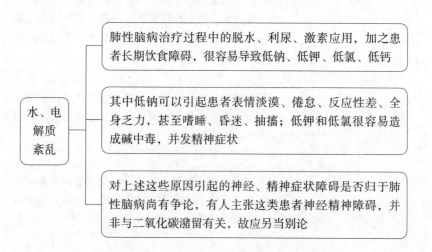

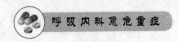
3．诱发因素

（1）病源性

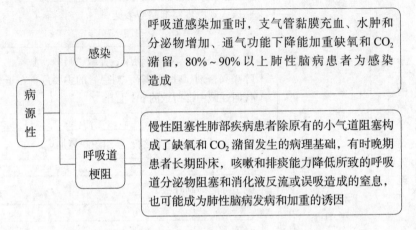

感染：呼吸道感染加重时，支气管黏膜充血、水肿和分泌物增加、通气功能下降能加重缺氧和CO_2潴留，80%～90%以上肺性脑病患者为感染造成

呼吸道梗阻：慢性阻塞性肺部疾病患者除原有的小气道阻塞构成了缺氧和CO_2潴留发生的病理基础，有时晚期患者长期卧床，咳嗽和排痰能力降低所致的呼吸道分泌物阻塞和消化液反流或误吸造成的窒息，也可能成为肺性脑病发病和加重的诱因

（2）医源性

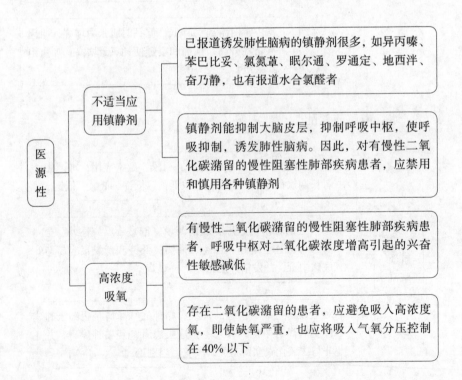

不适当应用镇静剂：已报道诱发肺性脑病的镇静剂很多，如异丙嗪、苯巴比妥、氯氮䓬、眠尔通、罗通定、地西泮、奋乃静，也有报道水合氯醛者

镇静剂能抑制大脑皮层，抑制呼吸中枢，使呼吸抑制，诱发肺性脑病。因此，对有慢性二氧化碳潴留的慢性阻塞性肺部疾病患者，应禁用和慎用各种镇静剂

高浓度吸氧：有慢性二氧化碳潴留的慢性阻塞性肺部疾病患者，呼吸中枢对二氧化碳浓度增高引起的兴奋性敏感减低

存在二氧化碳潴留的患者，应避免吸入高浓度氧，即使缺氧严重，也应将吸入气氧分压控制在40%以下

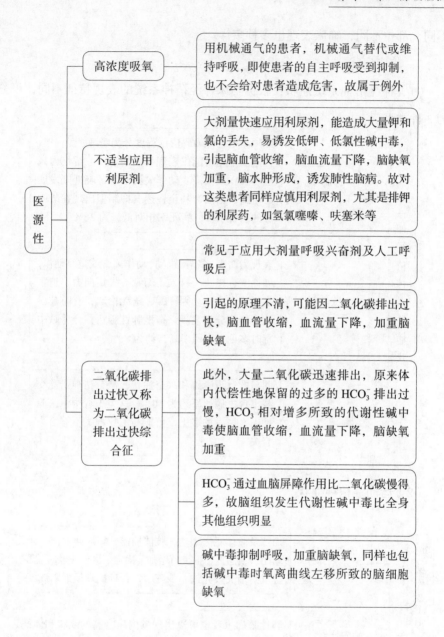

【临床表现与分级】

除原发肺部疾病和肺功能衰竭的临床表现外，肺性脑病因发病严重程度

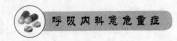

不同，部位不同，临床表现也多种多样。

1. 临床症状

（1）神经精神系统症状：根据临床神经精神系统的表现特征不同，可分为3种类型。

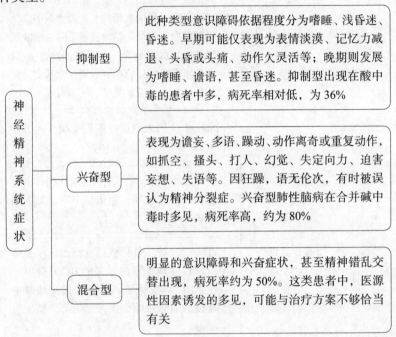

神经精神系统症状

抑制型　此种类型意识障碍依据程度分为嗜睡、浅昏迷、昏迷。早期可能仅表现为表情淡漠、记忆力减退、头昏或头痛、动作欠灵活等；晚期则发展为嗜睡、谵语，甚至昏迷。抑制型出现在酸中毒的患者中多，病死率相对低，为36%

兴奋型　表现为谵妄、多语、躁动、动作离奇或重复动作，如抓空、搔头、打人、幻觉、失定向力、迫害妄想、失语等。因狂躁，语无伦次，有时被误认为精神分裂症。兴奋型肺性脑病在合并碱中毒时多见，病死率高，约为80%

混合型　明显的意识障碍和兴奋症状，甚至精神错乱交替出现，病死率约为50%。这类患者中，医源性因素诱发的多见，可能与治疗方案不够恰当有关

（2）运动性精神症状

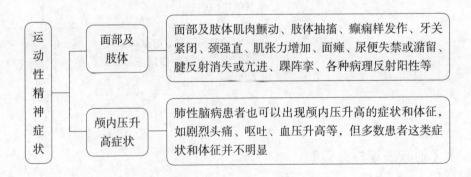

运动性精神症状

面部及肢体　面部及肢体肌肉颤动、肢体抽搐、癫痫样发作、牙关紧闭、颈强直、肌张力增加、面瘫、尿便失禁或潴留、腱反射消失或亢进、踝阵挛、各种病理反射阳性等

颅内压升高症状　肺性脑病患者也可以出现颅内压升高的症状和体征，如剧烈头痛、呕吐、血压升高等，但多数患者这类症状和体征并不明显

（3）眼部征象

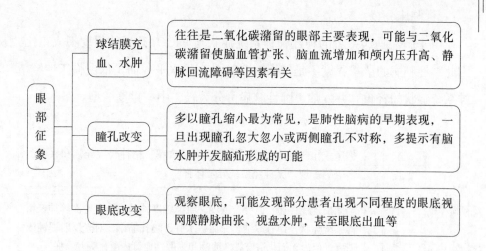

眼部征象
- 球结膜充血、水肿：往往是二氧化碳潴留的眼部主要表现，可能与二氧化碳潴留使脑血管扩张、脑血流增加和颅内压升高、静脉回流障碍等因素有关
- 瞳孔改变：多以瞳孔缩小最为常见，是肺性脑病的早期表现，一旦出现瞳孔忽大忽小或两侧瞳孔不对称，多提示有脑水肿并发脑疝形成的可能
- 眼底改变：观察眼底，可能发现部分患者出现不同程度的眼底视网膜静脉曲张、视盘水肿，甚至眼底出血等

2. 动脉血气分析

　　动脉血气分析对肺性脑病患者的诊断、治疗和病情判断均十分重要，是肺性脑病的主要的实验室检查依据。肺性脑病的主要病理生理改变是缺氧与二氧化碳潴留，动脉血气分析的特点常因病情的轻重和发病的缓急、机体代偿能力的不同及有无并发症，以及是否接受治疗等因素，表现为不同类型的酸碱平衡失调。常见的酸碱平衡失调中可能有以下几种类型。

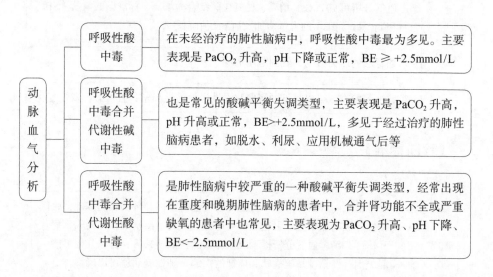

动脉血气分析
- 呼吸性酸中毒：在未经治疗的肺性脑病中，呼吸性酸中毒最为多见。主要表现是 $PaCO_2$ 升高，pH 下降或正常，BE ≥ +2.5mmol/L
- 呼吸性酸中毒合并代谢性碱中毒：也是常见的酸碱平衡失调类型，主要表现是 $PaCO_2$ 升高，pH 升高或正常，BE>+2.5mmol/L，多见于经过治疗的肺性脑病患者，如脱水、利尿、应用机械通气后等
- 呼吸性酸中毒合并代谢性酸中毒：是肺性脑病中较严重的一种酸碱平衡失调类型，经常出现在重度和晚期肺性脑病的患者中，合并肾功能不全或严重缺氧的患者中也常见，主要表现为 $PaCO_2$ 升高、pH 下降、BE<-2.5mmol/L

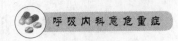

3. 临床分级

由于肺性脑病患者的神经精神系统症状与 $PaCO_2$ 升高的程度不成正比，因此肺性脑病的严重程度不是依据 $PaCO_2$ 升高的水平，而是依据临床神经精神系统症状的轻重和并发症，肺性脑病可分为轻、中、重度 3 型。

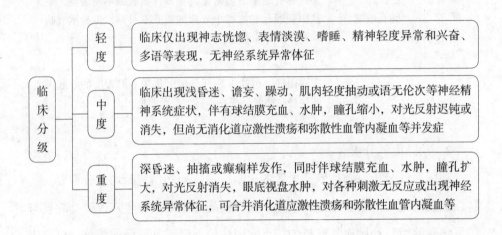

临床分级
- 轻度：临床仅出现神志恍惚、表情淡漠、嗜睡、精神轻度异常和兴奋、多语等表现，无神经系统异常体征
- 中度：临床出现浅昏迷、谵妄、躁动、肌肉轻度抽动或语无伦次等神经精神系统症状，伴有球结膜充血、水肿，瞳孔缩小，对光反射迟钝或消失，但尚无消化道应激性溃疡和弥散性血管内凝血等并发症
- 重度：深昏迷、抽搐或癫痫样发作，同时伴球结膜充血、水肿，瞳孔扩大，对光反射消失，眼底视盘水肿，对各种刺激无反应或出现神经系统异常体征，可合并消化道应激性溃疡和弥散性血管内凝血等

【辅助检查】

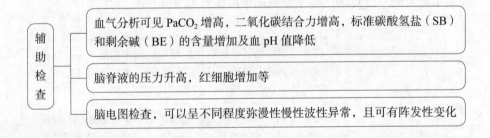

辅助检查
- 血气分析可见 $PaCO_2$ 增高，二氧化碳结合力增高，标准碳酸氢盐（SB）和剩余碱（BE）的含量增加及血 pH 值降低
- 脑脊液的压力升高，红细胞增加等
- 脑电图检查，可以呈不同程度弥漫性慢性波性异常，且可有阵发性变化

【诊断标准】

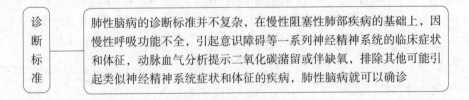

诊断标准：肺性脑病的诊断标准并不复杂，在慢性阻塞性肺部疾病的基础上，因慢性呼吸功能不全，引起意识障碍等一系列神经精神系统的临床症状和体征，动脉血气分析提示二氧化碳潴留或伴缺氧，排除其他可能引起类似神经精神系统症状和体征的疾病，肺性脑病就可以确诊

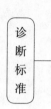

诊断标准
- 其中慢性阻塞性肺部疾病、二氧化碳潴留和精神系统症状是诊断肺性脑病的主要依据
- 慢性阻塞性肺部疾病以肺源性心脏病及其有关疾病，如慢性支气管炎、阻塞性肺气肿、不可逆性支气管哮喘等最为多见

【鉴别诊断】

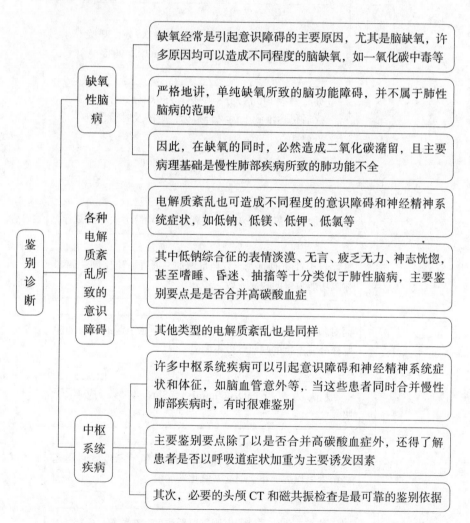

鉴别诊断

缺氧性脑病
- 缺氧经常是引起意识障碍的主要原因，尤其是脑缺氧，许多原因均可以造成不同程度的脑缺氧，如一氧化碳中毒等
- 严格地讲，单纯缺氧所致的脑功能障碍，并不属于肺性脑病的范畴
- 因此，在缺氧的同时，必然造成二氧化碳潴留，且主要病理基础是慢性肺部疾病所致的肺功能不全

各种电解质紊乱所致的意识障碍
- 电解质紊乱也可造成不同程度的意识障碍和神经精神系统症状，如低钠、低镁、低钾、低氯等
- 其中低钠综合征的表情淡漠、无言、疲乏无力、神志恍惚，甚至嗜睡、昏迷、抽搐等十分类似于肺性脑病，主要鉴别要点是是否合并高碳酸血症
- 其他类型的电解质紊乱也是同样

中枢系统疾病
- 许多中枢系统疾病可以引起意识障碍和神经精神系统症状和体征，如脑血管意外等，当这些患者同时合并慢性肺部疾病时，有时很难鉴别
- 主要鉴别要点除了以是否合并高碳酸血症外，还得了解患者是否以呼吸道症状加重为主要诱发因素
- 其次，必要的头颅 CT 和磁共振检查是最可靠的鉴别依据

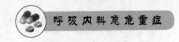

【治疗措施】

1. 一般治疗

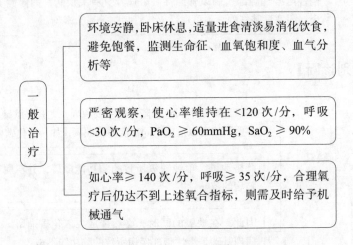

一般治疗

- 环境安静,卧床休息,适量进食清淡易消化饮食,避免饱餐,监测生命征、血氧饱和度、血气分析等

- 严密观察，使心率维持在 <120 次/分，呼吸 <30 次/分，$PaO_2 \geqslant 60mmHg$，$SaO_2 \geqslant 90\%$

- 如心率≥140 次/分，呼吸≥35 次/分，合理氧疗后仍达不到上述氧合指标，则需及时给予机械通气

2. 氧疗

氧疗

- 通过增加吸入氧浓度来纠正缺氧状态的治疗方法称为氧疗

- 氧疗对于低肺泡通气，氧耗量增加，通气血流比例失调和弥散功能障碍的缺氧有效

- 而对肺炎引起的肺实变、肺水肿和肺不张引起的肺内动静脉样分流产生的缺氧疗效不明显

- 一般认为，当 $PaO_2<60mmHg$，$SaO_2<90\%$，应给予吸氧

- 对于无二氧化碳潴留者，吸入较高浓度氧（>35%）可迅速缓解低氧血症而不会引起二氧化碳潴留

- 对于伴有二氧化碳潴留者则需要低浓度持续给氧（≤35%）

3. 抗感染

感染常是肺性脑病发病的主要诱因，抗感染治疗是重要的环节。

（1）原则

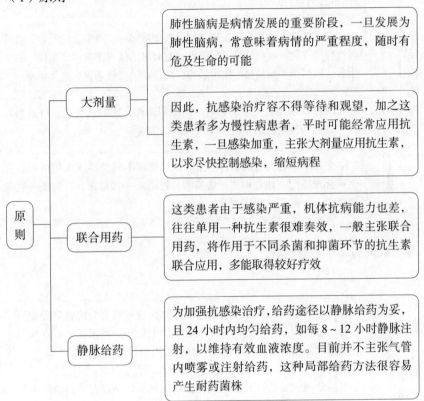

原则

大剂量
- 肺性脑病是病情发展的重要阶段，一旦发展为肺性脑病，常意味着病情的严重程度，随时有危及生命的可能
- 因此，抗感染治疗容不得等待和观望，加之这类患者多为慢性肺患者，平时可能经常应用抗生素，一旦感染加重，主张大剂量应用抗生素，以求尽快控制感染，缩短病程

联合用药
- 这类患者由于感染严重，机体抗病能力也差，往往单用一种抗生素很难奏效，一般主张联合用药，将作用于不同杀菌和抑菌环节的抗生素联合应用，多能取得较好疗效

静脉给药
- 为加强抗感染治疗，给药途径以静脉给药为妥，且 24 小时内均匀给药，如每 8～12 小时静脉注射，以维持有效血液浓度。目前并不主张气管内喷雾或注射给药，这种局部给药方法很容易产生耐药菌株

（2）抗生素选择：抗感染治疗过程中，抗生素的选择是一门很重要的学问。一般应以病原学检查为依据，但由于病原学检查的周期长，这类患者的病情重，容不得等待，一般发病初期只能在积极进行病原学检查的同时，先凭经验选择 1～2 种抗生素，待病原学检查结果出来后，再结合临床酌情调整。

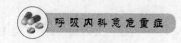

1）经验选择

经验选择

> 首先凭经验判断感染的病原菌是属于革兰阴性菌或阳性菌，并选择相应的敏感抗生素；然后依据抗生素的抗菌谱及杀菌和抑菌的效力，选择合适的抗生素

> 一般应从低档到高档，如头孢类抗生素应从第一代或第二代开始，以后再选择第三代；对病情危重的患者，有时可酌情直接选择"高档"的抗生素，以尽快控制病情，缩短病程，防止病情急剧恶化，危及生命

> 对平时经常应用抗生素的患者，因耐药菌株产生的机会多，可适当选择"高档"或耐药菌株机会少一些的抗生素

> 2 种或 2 种以上抗生素联合应用时，应兼顾不同类型或作用机制的抗生素合理搭配。如青霉素＋链霉素，红霉素＋氯霉素，头孢类＋氨基糖苷类，头孢类＋喹诺酮等

2）根据病原学检查选择

根据病原学检查选择

> 肺性脑病患者的病原学检查主要依据痰或呼吸道分泌物培养和药物敏感试验，一般连续 3 次或 3 次以上是同一种菌株，就有相当可靠的临床参考价值。依照药敏可选用相应的抗生素

> 有时药敏试验是在试管或实验室内的结果，不能完全反映临床患者体内的情况，这时也可根据经验，选用相应的抗生素

> 肺性脑病患者呼吸道感染多为革兰阴性菌，其中较常见的可能为铜绿假单胞菌、肺炎克雷伯杆菌、大肠杆菌、醋酸钙不动杆菌等

> 铜绿假单胞菌一般对羟苄青霉素、头孢他啶、亚胺培南 - 西司他汀钠等抗生素敏感，金黄色葡萄球菌可能对苯唑西林钠、氧哌嗪青霉素及头孢类抗生素敏感，肺炎支原体可能对大环内酯类抗生素敏感

> 总之，即使有药物敏感试验结果，也应结合临床症状、体征及治疗效果综合评定或选择

（3）疗程：肺性脑病抗感染治疗的疗程一定得足，静脉注射抗生素一般 10～15 天，以后依据临床症状缓解情况酌情改肌内注射或口服，以巩固疗效。

4.保持呼吸道通畅

（1）排痰：是保持呼吸道通畅的重要手段。排痰的方法很多，依照肺部感染的严重程度，可依次选用以下途径。

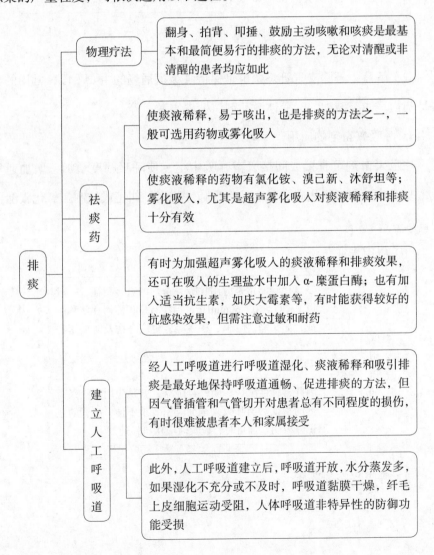

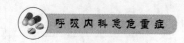
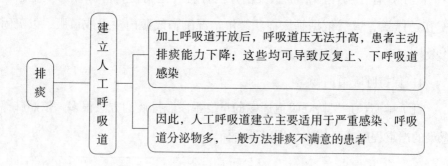

（2）解痉：解除支气管痉挛也是保持呼吸道通畅的主要手段，常用的方法是药物，如茶碱类、β_2 受体激动剂、糖皮质激素等。

5．呼吸兴奋剂的应用

呼吸兴奋剂可直接或间接兴奋呼吸中枢，使呼吸幅度增加，增加通气量，改善缺氧和二氧化碳潴留，是治疗肺性脑病，纠正或控制二氧化碳潴留的首选方法。

（1）应用指征

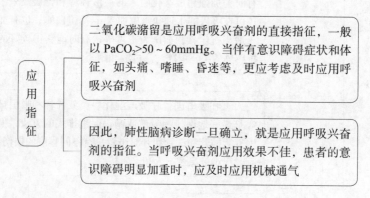

（2）呼吸兴奋剂选择

呼吸兴奋剂选择
├─ 尼可刹米（可拉明）
│   ├─ 是最常用的呼吸兴奋剂，兴奋延髓呼吸中枢作用较强，对大脑皮层和脊髓亦有兴奋作用
│   ├─ 一般以3~10支（0.375g/支）加入250ml或500ml液体静脉滴注
│   ├─ 尼可刹米剂量过大可出现出汗、皮肤潮红、心率快、烦躁不安、四肢震颤、抽搐等症状，故最好以输液泵或注射泵控制滴速，同时配合排痰和保持呼吸通畅
│   ├─ 一旦意识状况逐渐好转立即减量，维持有效浓度，减少不良反应。出现不良反应，应减慢滴速或停用
│   └─ 该药作用迅速而短暂，数小时就有意识好转表现。如果12小时后仍未见效，$PaCO_2$继续有增高趋势，应考虑行气管插管和机械通气，以免延误病情
├─ 洛贝林：兴奋颈动脉窦化学感受器，反射性兴奋呼吸中枢，作用快而短，不良反应小，疗效确切。多与尼可刹米合用，3~10支（3mg/支）静脉滴注。剂量过大可引起心动过速、传导阻滞、抽搐等，同样主张输液泵或注射泵控制滴速
├─ 二甲弗林：对呼吸中枢有强烈的兴奋作用，能提高潮气量、改善最大通气量和通气/血流比率，静脉给药作用快，可维持2~4小时，但静脉注射速度应慢；也可16~32mg加入液体中静脉滴注或肌内注射8mg/次；其不良反应也是引起惊厥
└─ 利他林（哌醋甲酯）：对大脑和延髓上部有兴奋作用，20~40mg静脉注射1次/天，不良反应是使血压升高

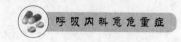

6. 糖皮质激素的应用

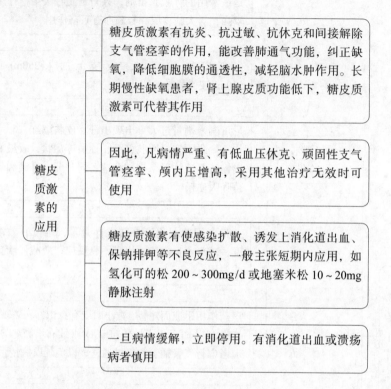

糖皮质激素的应用

糖皮质激素有抗炎、抗过敏、抗休克和间接解除支气管痉挛的作用，能改善肺通气功能，纠正缺氧，降低细胞膜的通透性，减轻脑水肿作用。长期慢性缺氧患者，肾上腺皮质功能低下，糖皮质激素可代替其作用

因此，凡病情严重、有低血压休克、顽固性支气管痉挛、颅内压增高，采用其他治疗无效时可使用

糖皮质激素有使感染扩散、诱发上消化道出血、保钠排钾等不良反应，一般主张短期内应用，如氢化可的松 200～300mg/d 或地塞米松 10～20mg 静脉注射

一旦病情缓解，立即停用。有消化道出血或溃疡病者慎用

7. 呼吸机治疗

在慢性阻塞性肺部疾病患者中，肺性脑病是应用机械通气最多的病例。这类患者应用呼吸机最大的顾虑是呼吸机依赖。因此，一般首选呼吸兴奋剂和病因治疗，只有当二氧化碳潴留和意识障碍无法缓解或进行性加重时，才考虑应用机械通气。机械通气能迅速纠正二氧化碳潴留，改善患者的意识状况，避免缺氧和二氧化碳潴留对其他脏器造成的危害，也为肺部感染的控制赢得时间，是十分有效的急救和治疗措施。

（1）适应证：用一般方法无法缓解的肺性脑病，均是应用呼吸机的适应证。

（2）人工呼吸道选择

人工呼吸道选择

- 肺性脑病主要见于慢性阻塞性肺部疾病患者，这类患者多是由于肺部感染造成通气功能障碍加重，导致缺氧和二氧化碳潴留
- 当考虑应用呼吸机时，鉴于这类患者的肺部感染有可能反复发作，为减轻患者的痛苦和减少损伤，在选择人工呼吸道时，一般均首选气管插管
- 气管插管的途径应该以经鼻插管为妥，但倘若病情不允许或者操作者不熟练时，也可先考虑经口气管插管，待病情缓解或稳定后，再酌情改为经鼻气管插管
- 这类患者一般不考虑做气管切开。有报告应用面罩连接呼吸机，这样损伤性小，也无气管插管破坏呼吸道防御能力、易诱发反复感染的顾忌，但应做好面罩密闭和预防胃肠胀气的训练工作，尤其对有意识障碍的肺性脑病患者，更应谨慎使用

（3）呼吸机类型、模式、功能选择

呼吸机类型、模式、功能选择

- 肺性脑病患者的缺氧和二氧化碳潴留主要为通气功能障碍所致，呼吸道阻力增加和动态肺顺应性降低是慢性阻塞性肺部疾病患者的主要病理生理改变特点，呼吸机能通过改善通气纠正缺氧和二氧化碳潴留
- 选择呼吸机类型时，考虑到患者的呼吸道阻力增加和动态肺顺应性降低，应选择定容性呼吸机，以保证恒定的通气量
- 通气功能障碍的患者不需要特殊的呼吸模式和功能，IPPV 足以纠正患者的缺氧和二氧化碳潴留
- 但这类患者很容易出现呼吸机依赖，依赖的主要原因大多为原有的慢性呼吸功能不全和呼吸肌疲劳，在准备脱机的过程中常需要间断脱机或借助压力支持的功能，锻炼呼吸肌
- 因此，为这类患者选择呼吸机时，可考虑选用有 SIMV 和 PSV 模式和功能的呼吸机

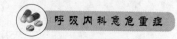

（4）呼吸机参数设置

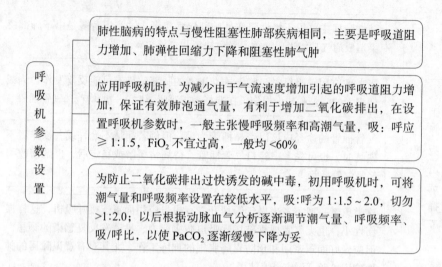

呼吸机参数设置
- 肺性脑病的特点与慢性阻塞性肺部疾病相同，主要是呼吸道阻力增加、肺弹性回缩力下降和阻塞性肺气肿
- 应用呼吸机时，为减少由于气流速度增加引起的呼吸道阻力增加，保证有效肺泡通气量，有利于增加二氧化碳排出，在设置呼吸机参数时，一般主张慢呼吸频率和高潮气量，吸：呼应 $\geqslant 1:1.5$，FiO_2 不宜过高，一般均 <60%
- 为防止二氧化碳排出过快诱发的碱中毒，初用呼吸机时，可将潮气量和呼吸频率设置在较低水平，吸:呼为 1:1.5 ~ 2.0，切勿 >1:2.0；以后根据动脉血气分析逐渐调节潮气量、呼吸频率、吸/呼比，以使 $PaCO_2$ 逐渐缓慢下降为妥

（5）脱机标准

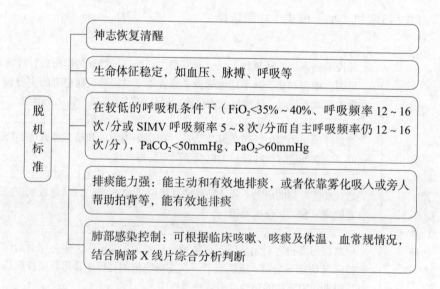

脱机标准
- 神志恢复清醒
- 生命体征稳定，如血压、脉搏、呼吸等
- 在较低的呼吸机条件下（FiO_2<35% ~ 40%、呼吸频率 12 ~ 16 次/分或 SIMV 呼吸频率 5 ~ 8 次/分而自主呼吸频率仍 12 ~ 16 次/分），$PaCO_2$<50mmHg、PaO_2>60mmHg
- 排痰能力强：能主动和有效地排痰，或者依靠雾化吸入或旁人帮助拍背等，能有效地排痰
- 肺部感染控制：可根据临床咳嗽、咳痰及体温、血常规情况，结合胸部 X 线片综合分析判断

（6）脱机方法：肺性脑病患者多伴有不同程度的肺功能障碍，对有明显肺功能障碍的患者脱机比较困难；一般均得分次逐步进行。

脱机方法

- 脱机前准备 —— 如训练患者应用腹式呼吸，增强患者对脱机成功的信心

- 采用 SIMV 和 PSV 过度
  - 具备脱机标准后，将通气模式改为 SIMV，并将 SIMV 呼吸频率逐渐降低，直至 5~8 次/分后，患者仍能维持正常水平 $PaCO_2$ 时，则可考虑脱机
  - 在应用 SIMV 通气模式期间，为增加胸壁活动幅度，锻炼呼吸肌的力量，预防呼吸肌衰竭，可应用一定水平的 PSV，以后逐渐下降，直至完全去除后，SIMV 呼吸频率（5~8 次/分）仍能维持正常水平 $PaCO_2$ 时，则可考虑脱机

- 脱机后
  - 呼吸兴奋剂应用：肺性脑病脱机后应常规应用呼吸兴奋剂，刺激呼吸中枢，增强自主呼吸，维持 $PaCO_2$ 与 PaO_2 在正常水平
  - 呼吸道护理：脱机后不能急于将人工呼吸道拔除，而应在积极做好呼吸道护理的同时，严密观察呼吸和神志情况，尤其是 $PaCO_2$ 与 PaO_2 改变
  - 如 $PaCO_2$ 有进行性上升趋势，伴意识障碍，应用呼吸兴奋剂无效，即使 PaO_2 在正常水平，也应重新应用呼吸机治疗
  - 继续加强肺功能锻炼：如鼓励患者主动咳嗽和排痰，锻炼腹式呼吸，定时翻身、拍背等
  - 加强气道雾化吸入：稀释痰液，以利痰液引流

- 人工呼吸道解除 —— 脱机后，人工呼吸道射流给氧，患者的 $PaCO_2$ 与 PaO_2 能维持在正常水平，且咳嗽、排痰能力较强时，即可考虑拔管，解除人工呼吸道

- 加强护理 —— 人工呼吸道解除后，仍应继续加强护理，包括鼓励患者主动咳嗽和排痰，锻炼腹式呼吸，定时翻身、拍背等所有能增强患者呼吸功能的措施

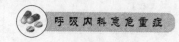

8. 纠正酸碱平稳失调

肺性脑病可因心肺功能不全或衰竭、强心、利尿等诱发水、电解质紊乱和酸碱平衡失调，改善通气、纠正缺氧、慎用利尿剂，是预防水、电解质紊乱和酸碱平衡失调的关键。

（1）失代偿性呼吸性酸中毒

失代偿性呼吸性酸中毒

是肺性脑病中常出现的临床酸碱平衡失调类型，主要见于二氧化碳潴留急剧增加、肾脏尚未来得及保留过多的 HCO_3^- 的患者。此时 $PaCO_2$ 升高和 pH 下降明显，pH 有时可 <7.30，甚至 7.10 ~ 7.20，BE 可以正常或轻度下降

应当指出，呼吸性酸中毒不是补碱的绝对指征，对失代偿性呼吸性酸中毒患者的补碱应持慎重态度，以计算补碱药物剂量的 1/3 缓慢静脉滴注，然后再观察血液化验结果

因为呼吸性酸中毒患者，由于肾脏的代偿性，BE 为正常正值（<+3），如果稍补碱不慎重，可能会合并代谢性碱中毒

当患者 pH>7.45，$PaCO_2$>50mmHg，BE>+3 或更高，肺性脑病可能由原来呼吸酸中毒引起的抑制型变为混合型（抑制兴奋）或兴奋型，患者的水电解质与酸碱平衡紊乱可能更为复杂，治疗也更加困难，预后较差，病死率将明显增高，可能达 80%

补碱公式：[−3−（患者 BE 值）]× 体重（kg）× 细胞外液（20%）= 补碱量（mmol/L）

对呼吸性酸中毒的患者，应以改善肺的通气为主，积极的病因治疗是改善通气的主要环节，严重时只能借助于机械通气

（2）代偿性呼吸性酸中毒：多见于二氧化碳潴留缓慢增加的患者，肾脏代偿性保留过多的 HCO_3^-，以使 pH 尚能维持在正常范围或仅轻度增高或下降，但 $PaCO_2$ 仍明显升高。主要以改善肺的通气为主，不需要补充碱性药物。

（3）呼吸性酸中毒合并代谢性碱中毒：是肺性脑病最常出现的临床酸碱平衡失调类型，主要见于二氧化碳潴留逐渐增加，肾脏代偿性地保留过多的 HCO_3^-，以使 pH 维持在正常范围；有时因患者同时合并低钾和低氯，此时 $PaCO_2$ 升高仍然明显，但 pH 和 BE 值也增高。当代谢性碱中毒严重时，BE 甚至可以 >+15mmol/L。

1）碱中毒危害性

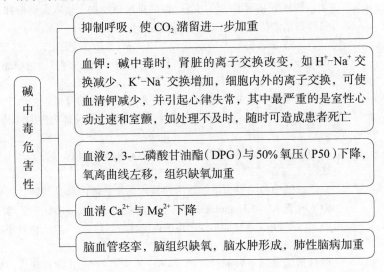

碱中毒危害性

- 抑制呼吸，使 CO_2 潴留进一步加重
- 血钾：碱中毒时，肾脏的离子交换改变，如 H^+-Na^+ 交换减少、K^+-Na^+ 交换增加，细胞内外的离子交换，可使血清钾减少，并引起心律失常，其中最严重的是室性心动过速和室颤，如处理不及时，随时可造成患者死亡
- 血液 2，3- 二磷酸甘油酯（DPG）与 50% 氧压（P50）下降，氧离曲线左移，组织缺氧加重
- 血清 Ca^{2+} 与 Mg^{2+} 下降
- 脑血管痉挛，脑组织缺氧，脑水肿形成，肺性脑病加重

2）治疗

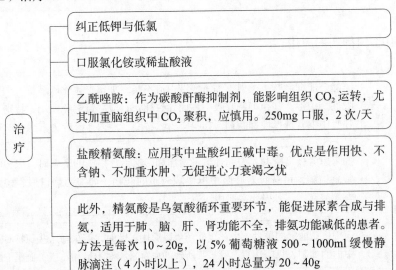

治疗

- 纠正低钾与低氯
- 口服氯化铵或稀盐酸液
- 乙酰唑胺：作为碳酸酐酶抑制剂，能影响组织 CO_2 运转，尤其加重脑组织中 CO_2 聚积，应慎用。250mg 口服，2 次/天
- 盐酸精氨酸：应用其中盐酸纠正碱中毒。优点是作用快、不含钠、不加重水肿、无促进心力衰竭之忧
- 此外，精氨酸是鸟氨酸循环重要环节，能促进尿素合成与排氨，适用于肺、脑、肝、肾功能不全，排氨功能减低的患者。方法是每次 10~20g，以 5% 葡萄糖液 500~1000ml 缓慢静脉滴注（4 小时以上），24 小时总量为 20~40g

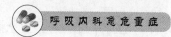

（4）呼吸性酸中毒合并代谢性酸中毒：除 $PaCO_2$ 升高外，pH 明显降低，是补碱的绝对适应证。多因同时合并肾功能不全或严重缺氧和饥饿，机体无氧酵解或分解增加，产酸过多所致。

9. 补钾

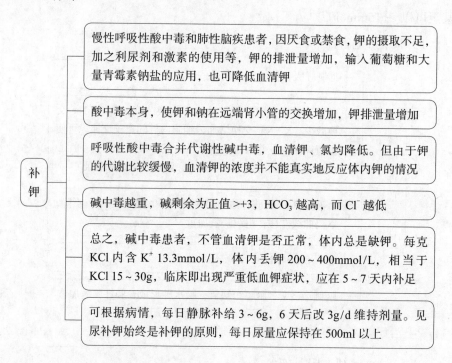

补钾

慢性呼吸性酸中毒和肺性脑疾患者，因厌食或禁食，钾的摄取不足，加之利尿剂和激素的使用等，钾的排泄量增加，输入葡萄糖和大量青霉素钠盐的应用，也可降低血清钾

酸中毒本身，使钾和钠在远端肾小管的交换增加，钾排泄量增加

呼吸性酸中毒合并代谢性碱中毒，血清钾、氯均降低。但由于钾的代谢比较缓慢，血清钾的浓度并不能真实地反应体内钾的情况

碱中毒越重，碱剩余为正值 >+3，HCO_3^- 越高，而 Cl^- 越低

总之，碱中毒患者，不管血清钾是否正常，体内总是缺钾。每克 KCl 内含 K^+ 13.3mmol/L，体内丢钾 200～400mmol/L，相当于 KCl 15～30g，临床即出现严重低血钾症状，应在 5～7 天内补足

可根据病情，每日静脉补给 3～6g，6 天后改 3g/d 维持剂量。见尿补钾始终是补钾的原则，每日尿量应保持在 500ml 以上

10. 镇静药的应用

镇静药的应用

镇静药能抑制咳嗽反射，加重痰液引流不畅，加重二氧化碳潴留，加重呼吸性酸中毒，甚至抑制呼吸中枢而导致死亡，应尽量避免使用，特别是对呼吸中枢有选择性抑制剂，如吗啡、哌替啶、地西泮等应为禁忌

如果患者极度躁动，引起耗氧量增加和影响治疗措施的实施时，作为临床紧急措施，可选择对呼吸中枢影响较小的药物，如奋乃静口服、10% 水合氯醛灌肠、苯巴比妥肌内注射

应用机械通气的患者，上述镇静药可以应用，此时无需顾忌这些药物对呼吸中枢的抑制，只应注意血管扩张所致的血容量相对不足和（或）血压下降

11. 利尿剂的应用

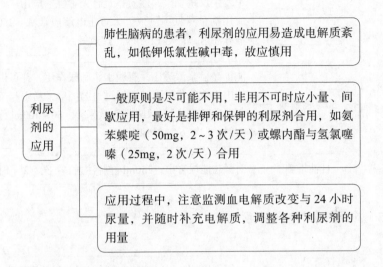

利尿剂的应用

肺性脑病的患者，利尿剂的应用易造成电解质紊乱，如低钾低氯性碱中毒，故应慎用

一般原则是尽可能不用，非用不可时应小量、间歇应用，最好是排钾和保钾的利尿剂合用，如氨苯蝶啶（50mg，2~3 次/天）或螺内酯与氢氯噻嗪（25mg，2 次/天）合用

应用过程中，注意监测血电解质改变与 24 小时尿量，并随时补充电解质，调整各种利尿剂的用量

12. 脱水治疗

脱水并不是肺性脑病的常规治疗，只有当出现脑水肿、脑疝等症状时，脱水治疗才成为必要的治疗措施。

肺性脑病患者除呼吸衰竭外，肝、肾功能障碍和电解质紊乱常同时存在，患者常有不同程度的失水和痰液黏稠。失水可造成血液黏滞度增加和血流缓慢，从而增加脑细胞缺氧和血管内凝血的危险性。因此，对肺性脑病患者的脱水疗法，一直存在分歧。

（1）适应证

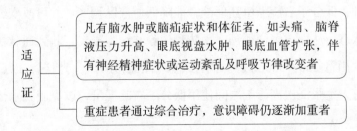

适应证

凡有脑水肿或脑疝症状和体征者，如头痛、脑脊液压力升高、眼底视盘水肿、眼底血管扩张，伴有神经精神症状或运动紊乱及呼吸节律改变者

重症患者通过综合治疗，意识障碍仍逐渐加重者

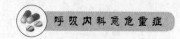

（2）药物及用法

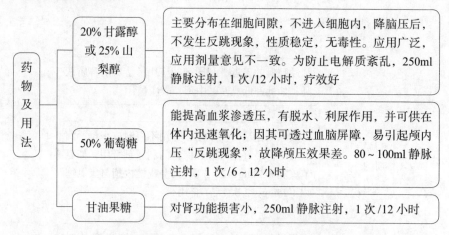

药物及用法

| 20% 甘露醇或 25% 山梨醇 | 主要分布在细胞间隙，不进入细胞内，降脑压后，不发生反跳现象，性质稳定，无毒性。应用广泛，应用剂量意见不一致。为防止电解质紊乱，250ml 静脉注射，1 次/12 小时，疗效好 |

| 50% 葡萄糖 | 能提高血浆渗透压，有脱水、利尿作用，并可供在体内迅速氧化；因其可透过血脑屏障，易引起颅内压"反跳现象"，故降颅压效果差。80～100ml 静脉注射，1 次/6～12 小时 |

| 甘油果糖 | 对肾功能损害小，250ml 静脉注射，1 次/12 小时 |

（3）应用脱水剂注意事项

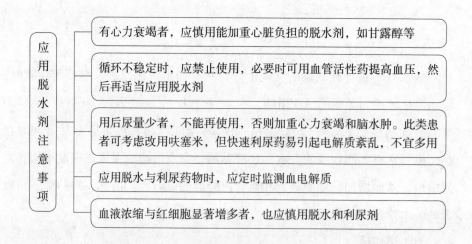

应用脱水剂注意事项

| 有心力衰竭者，应慎用能加重心脏负担的脱水剂，如甘露醇等 |

| 循环不稳定时，应禁止使用，必要时可用血管活性药提高血压，然后再适当应用脱水剂 |

| 用后尿量少者，不能再使用，否则加重心力衰竭和脑水肿。此类患者可考虑改用呋塞米，但快速利尿药易引起电解质紊乱，不宜多用 |

| 应用脱水与利尿药物时，应定时监测血电解质 |

| 血液浓缩与红细胞显著增多者，也应慎用脱水和利尿剂 |

此外，低分子右旋糖酐注射液，能降低血液黏稠度，并可改变红细胞膜的电荷状态，从而改善微循环，预防和消除红细胞凝集，起到通脉祛瘀的作用。每次用量 250～500ml 静脉滴注。开始根据心力衰竭情况，以后逐渐加快。亦有人主张 2 次高渗剂之间使用低分子右旋糖酐，以克服脱水带来的不利影响。

13. 促进脑细胞代谢药物

（1）细胞色素 C

细胞色素 C

- 本品系牛心、猪心和酵母中提取的细胞呼吸激活剂，是含铁卟啉的蛋白质，作用机制与辅酶相似，有氧化型（含 Fe^{3+}）和还原型（含 Fe^{2+}）2 种状态。在酶的参与下相互转变，经过氧化、还原，完成传递作用

- 在氧化过程中，细胞色素 C 为一传递氢体，但它不接受 H^+ 而接受氢的电子，起着传递电子的作用

- 氢原子的电子被氧化型细胞色素 C（含 Fe^{3+}）接受后，H^+ 便游离于溶液中，细胞色素 C 接受 2 个电子后，便成为还原型细胞色素 C（含 Fe^{2+}）

- 再经过细胞色素酶氧化的作用，将 2 个电子传递给氧，使其成为 $[O^-][O^-]$ 再与游离的 2 个 H^+ 化合成 H_2O

- 因此，细胞色素 C 在生物氧化细胞的呼吸过程中，是极其重要的，是有效呼吸电子传递体。细胞呼吸过程中，绝大部分均有此传递体参加

- 组织缺氧时，细胞膜的渗透性增高

- 注入的细胞色素 C 容易进入细胞内，起到矫正细胞呼吸和物质代谢的作用，故可作为组织缺氧治疗的辅助药物，可用于肺性脑病、一氧化碳中毒、休克、缺氧、冠状动脉硬化性心脏病等。成人 15 ~ 30mg，1 ~ 2 次/天

（2）三磷酸腺苷

三磷酸腺苷

- 有扩张血管、降低血压，与葡萄糖合用可增加脑血流量，并可使末梢血管抵抗力降低，脑血管阻力降低，改善脑循环和促进细胞代谢作用

- 可用于脑缺氧、脑和冠状血管硬化、心肌梗死、肝炎、肾炎、进行性肌萎缩等疾病

- 成人 20 ~ 40mg，2 ~ 3 次/天，肌内注射或静脉滴注、静脉注射均可

- 此外，细胞色素 C、三磷酸腺苷和辅酶 A 也可联合静脉滴注

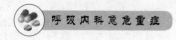

14. 强心剂的应用

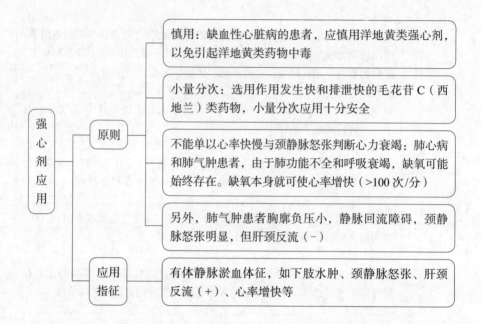

15. 几种新方法

（1）α受体阻断剂——酚妥拉明

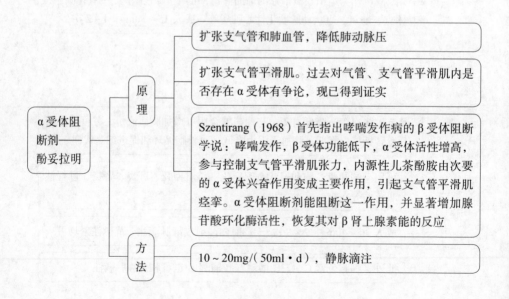

202

（2）肝素（小剂量）

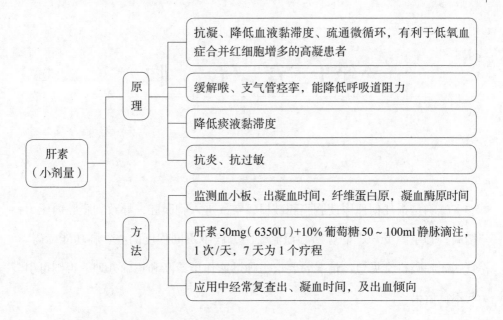

肝素（小剂量）
- 原理
  - 抗凝、降低血液黏滞度、疏通微循环，有利于低氧血症合并红细胞增多的高凝患者
  - 缓解喉、支气管痉挛，能降低呼吸道阻力
  - 降低痰液黏滞度
  - 抗炎、抗过敏
- 方法
  - 监测血小板、出凝血时间，纤维蛋白原，凝血酶原时间
  - 肝素 50mg（6350U）+10% 葡萄糖 50～100ml 静脉滴注，1 次/天，7 天为 1 个疗程
  - 应用中经常复查出、凝血时间，及出血倾向

（3）莨菪类药：如东莨菪碱与山莨菪碱。

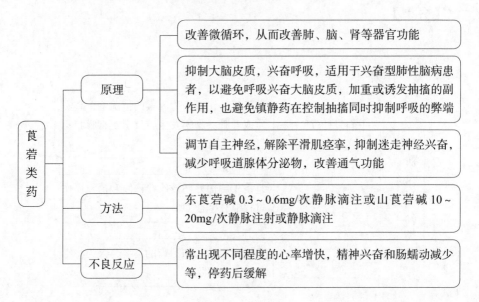

莨菪类药
- 原理
  - 改善微循环，从而改善肺、脑、肾等器官功能
  - 抑制大脑皮质，兴奋呼吸，适用于兴奋型肺性脑病患者，以避免呼吸兴奋大脑皮质，加重或诱发抽搐的副作用，也避免镇静药在控制抽搐同时抑制呼吸的弊端
  - 调节自主神经，解除平滑肌痉挛，抑制迷走神经兴奋，减少呼吸道腺体分泌物，改善通气功能
- 方法
  - 东莨菪碱 0.3～0.6mg/次静脉滴注或山莨菪碱 10～20mg/次静脉注射或静脉滴注
- 不良反应
  - 常出现不同程度的心率增快，精神兴奋和肠蠕动减少等，停药后缓解

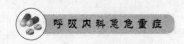

第十二章 气 胸

气胸是指任何原因使胸膜腔破损，空气进入胸膜腔，导致胸膜腔内压力增高，肺组织受压，静脉回心血流受阻，产生不同程度的心、肺功能障碍。气胸属呼吸科常见急诊情况，要求医师迅速作出诊断和正确处理，否则可引起不良后果。

【分型】

1. 按病因的分类

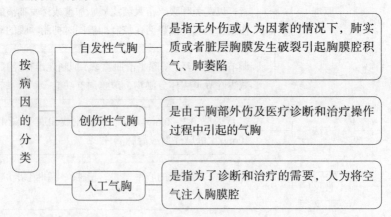

按病因的分类

自发性气胸 —— 是指无外伤或人为因素的情况下，肺实质或者脏层胸膜发生破裂引起胸膜腔积气、肺萎陷

创伤性气胸 —— 是由于胸部外伤及医疗诊断和治疗操作过程中引起的气胸

人工气胸 —— 是指为了诊断和治疗的需要，人为将空气注入胸膜腔

2. 自发性气胸的分类

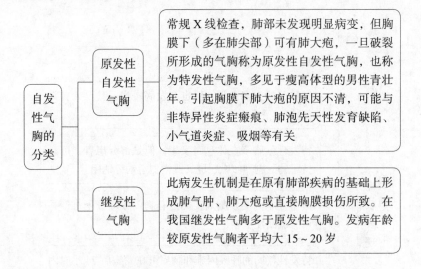

自发性气胸的分类
- 原发性自发性气胸：常规 X 线检查，肺部未发现明显病变，但胸膜下（多在肺尖部）可有肺大疱，一旦破裂所形成的气胸称为原发性自发性气胸，也称为特发性气胸，多见于瘦高体型的男性青壮年。引起胸膜下肺大疱的原因不清，可能与非特异性炎症瘢痕、肺泡先天性发育缺陷、小气道炎症、吸烟等有关
- 继发性气胸：此病发生机制是在原有肺部疾病的基础上形成肺气肿、肺大疱或直接胸膜损伤所致。在我国继发性气胸多于原发性气胸。发病年龄较原发性气胸者平均大 15～20 岁

3. 按照胸膜的破裂情况分类

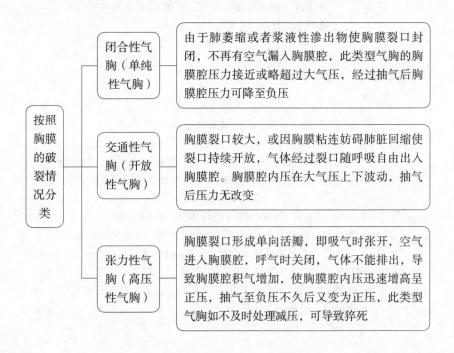

按照胸膜的破裂情况分类
- 闭合性气胸（单纯性气胸）：由于肺萎缩或者浆液性渗出物使胸膜裂口封闭，不再有空气漏入胸膜腔，此类型气胸的胸膜腔压力接近或略超过大气压，经过抽气后胸膜腔压力可降至负压
- 交通性气胸（开放性气胸）：胸膜裂口较大，或因胸膜粘连妨碍肺脏回缩使裂口持续开放，气体经过裂口随呼吸自由出入胸膜腔。胸膜腔内压在大气压上下波动，抽气后压力无改变
- 张力性气胸（高压性气胸）：胸膜裂口形成单向活瓣，即吸气时张开，空气进入胸膜腔，呼气时关闭，气体不能排出，导致胸膜腔积气增加，使胸膜腔内压迅速增高呈正压，抽气至负压不久后又变为正压，此类型气胸如不及时处理减压，可导致猝死

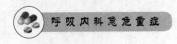
【临床表现】

1. 症状表现

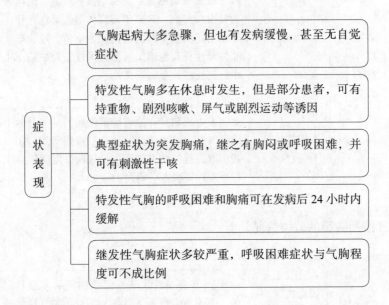

症状表现

- 气胸起病大多急骤，但也有发病缓慢，甚至无自觉症状
- 特发性气胸多在休息时发生，但是部分患者，可有持重物、剧烈咳嗽、屏气或剧烈运动等诱因
- 典型症状为突发胸痛，继之有胸闷或呼吸困难，并可有刺激性干咳
- 特发性气胸的呼吸困难和胸痛可在发病后 24 小时内缓解
- 继发性气胸症状多较严重，呼吸困难症状与气胸程度可不成比例

2. 体征表现

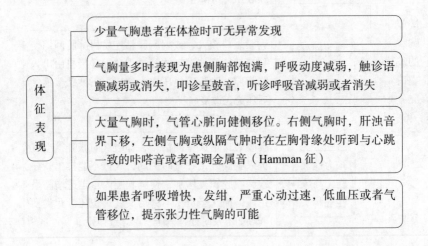

体征表现

- 少量气胸患者在体检时可无异常发现
- 气胸量多时表现为患侧胸部饱满，呼吸动度减弱，触诊语颤减弱或消失，叩诊呈鼓音，听诊呼吸音减弱或者消失
- 大量气胸时，气管心脏向健侧移位。右侧气胸时，肝浊音界下移，左侧气胸或纵隔气肿时在左胸骨缘处听到与心跳一致的咔嗒音或者高调金属音（Hamman 征）
- 如果患者呼吸增快，发绀，严重心动过速，低血压或者气管移位，提示张力性气胸的可能

206

【辅助检查】

1. 影像学检查

影像学检查
- X 线胸片检查是诊断气胸的重要方法，可显示肺受压程度、肺内病变情况及有无胸膜粘连、胸腔积液及纵隔移位等
- 气胸在正位 X 线片的典型表现为外凸弧形的细线条形阴影，称为气胸线，线外透亮度增高，无肺纹理，线内为压缩的肺组织
- 大量气胸时，肺脏向肺门回缩，呈圆球形阴影。大量气胸或张力性气胸常显示纵隔及心脏向健侧移位。合并纵隔气肿在纵隔旁和心缘旁可见透光带
- 胸膜粘连导致的局限性气胸有时在正位胸片中没有气胸的表现，需要侧位胸片或在 X 线透视下转动体位观察是否有气胸的表现来协助诊断
- 对于常规胸片难以判断的气胸，CT 检查能够作出准确的判断
- 尽管 CT 不是常规检查，但能对基础肺部疾病、气体在胸腔内的分布和肺压缩的程度等方面作出更准确地判断

2. 血气分析和肺功能检查

血气分析和肺功能检查
- 多数气胸患者的动脉血气分析不正常，有超过 75% 的患者 PaO_2 低于 80mmHg
- 16% 的继发性气胸患者 $PaO_2 < 55mmHg$、$PaCO_2 > 50mmHg$
- 由于气胸患者的肺组织萎缩后肺泡通气量降低，导致部分肺通气/血流灌注比值下降，因而可发生低氧血症，但一般无 CO_2 潴留

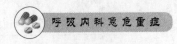

【诊断要点】

1. 诊断标准

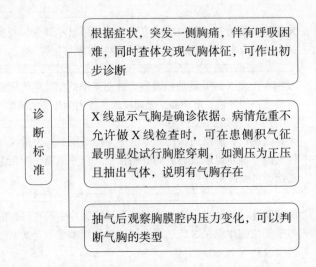

诊断标准

- 根据症状，突发一侧胸痛，伴有呼吸困难，同时查体发现气胸体征，可作出初步诊断

- X 线显示气胸是确诊依据。病情危重不允许做 X 线检查时，可在患侧积气征最明显处试行胸腔穿刺，如测压为正压且抽出气体，说明有气胸存在

- 抽气后观察胸膜腔内压力变化，可以判断气胸的类型

2. 气胸容量和病情的判断

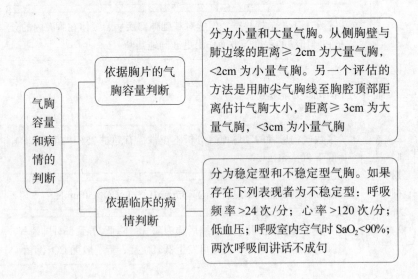

气胸容量和病情的判断

- 依据胸片的气胸容量判断

  分为小量和大量气胸。从侧胸壁与肺边缘的距离 ≥ 2cm 为大量气胸，<2cm 为小量气胸。另一个评估的方法是用肺尖气胸线至胸腔顶部距离估计气胸大小，距离 ≥ 3cm 为大量气胸，<3cm 为小量气胸

- 依据临床的病情判断

  分为稳定型和不稳定型气胸。如果存在下列表现者为不稳定型：呼吸频率 >24 次/分；心率 >120 次/分；低血压；呼吸室内空气时 SaO_2<90%；两次呼吸间讲话不成句

【鉴别诊断】

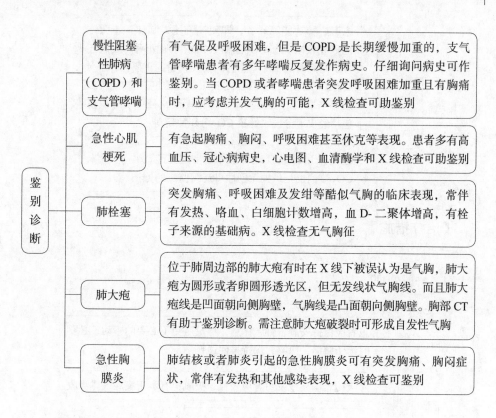

鉴别诊断

慢性阻塞性肺病（COPD）和支气管哮喘	有气促及呼吸困难，但是 COPD 是长期缓慢加重的，支气管哮喘患者有多年哮喘反复发作病史。仔细询问病史可作鉴别。当 COPD 或者哮喘患者突发呼吸困难加重且有胸痛时，应考虑并发气胸的可能，X 线检查可助鉴别
急性心肌梗死	有急起胸痛、胸闷、呼吸困难甚至休克等表现。患者多有高血压、冠心病病史，心电图、血清酶学和 X 线检查可助鉴别
肺栓塞	突发胸痛、呼吸困难及发绀等酷似气胸的临床表现，常伴有发热、咯血、白细胞计数增高，血 D- 二聚体增高，有栓子来源的基础病。X 线检查无气胸征
肺大疱	位于肺周边部的肺大疱有时在 X 线下被误认为是气胸，肺大疱为圆形或者卵圆形透光区，但无发线状气胸线。而且肺大疱线是凹面朝向侧胸壁，气胸线是凸面朝向侧胸壁。胸部 CT 有助于鉴别诊断。需注意肺大疱破裂时可形成自发性气胸
急性胸膜炎	肺结核或者肺炎引起的急性胸膜炎可有突发胸痛、胸闷症状，常伴有发热和其他感染表现，X 线检查可鉴别

【监护】

1. 临床观察

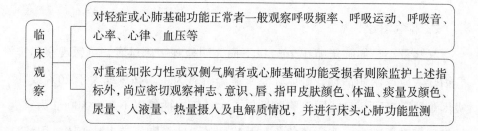

临床观察

	对轻症或心肺基础功能正常者一般观察呼吸频率、呼吸运动、呼吸音、心率、心律、血压等
	对重症如张力性或双侧气胸者或心肺基础功能受损者则除监护上述指标外，尚应密切观察神志、意识、唇、指甲皮肤颜色、体温、痰量及颜色、尿量、入液量、热量摄入及电解质情况，并进行床头心肺功能监测

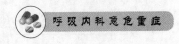

2．血气监护

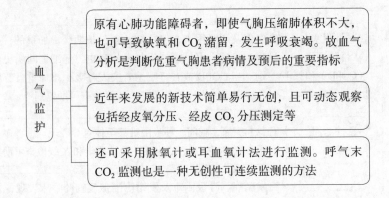

血气监护

原有心肺功能障碍者，即使气胸压缩肺体积不大，也可导致缺氧和 CO_2 潴留，发生呼吸衰竭。故血气分析是判断危重气胸患者病情及预后的重要指标

近年来发展的新技术简单易行无创，且可动态观察包括经皮氧分压、经皮 CO_2 分压测定等

还可采用脉氧计或耳血氧计法进行监测。呼气末 CO_2 监测也是一种无创性可连续监测的方法

【治疗措施】

1．一般处理

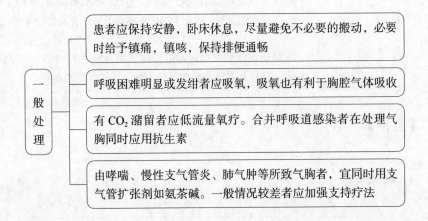

一般处理

患者应保持安静，卧床休息，尽量避免不必要的搬动，必要时给予镇痛，镇咳，保持排便通畅

呼吸困难明显或发绀者应吸氧，吸氧也有利于胸腔气体吸收

有 CO_2 潴留者应低流量氧疗。合并呼吸道感染者在处理气胸同时应用抗生素

由哮喘、慢性支气管炎、肺气肿等所致气胸者，宜同时用支气管扩张剂如氨茶碱。一般情况较差者应加强支持疗法

2．排气治疗

气胸量小，如肺压缩在 20% 以下而无明显呼吸困难者，可暂观察不排气治疗。应以限制活动，卧床休息，适当给氧为主。肺压缩大于 20% 或呼吸困难严重者可每日或隔日胸腔抽气 1 次，每次抽气以不超过 800ml 为宜。抽气后气胸无减少，或病情危急，尤其是张力性气胸，应当胸腔闭式引流，放出胸膜腔气体以解除对心肺的压力。

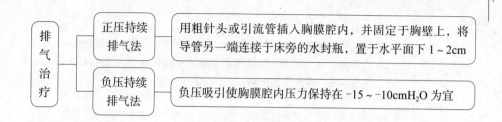

排气治疗	正压持续排气法	用粗针头或引流管插入胸膜腔内，并固定于胸壁上，将导管另一端连接于床旁的水封瓶，置于水平面下 1~2cm
	负压持续排气法	负压吸引使胸膜腔内压力保持在 -15~-10cmH$_2$O 为宜

3. 外科治疗

经积极治疗，如1周后仍持续漏气，肺仍不能复张，或慢性气胸，支气管胸膜瘘存在，或由于胸膜粘连使胸膜破口持续开放，则需手术治疗，缝合伤口，切除肺大疱或异常组织，瘘管缝补，胸膜剥离或肺叶切除等，并使胸腔闭锁。

外科手术的指征有以下几点。

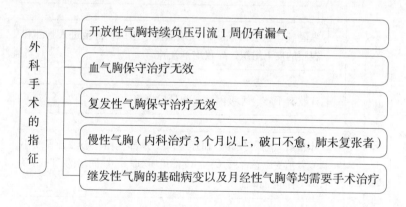

外科手术的指征	开放性气胸持续负压引流1周仍有漏气
	血气胸保守治疗无效
	复发性气胸保守治疗无效
	慢性气胸（内科治疗3个月以上，破口不愈，肺未复张者）
	继发性气胸的基础病变以及月经性气胸等均需要手术治疗

4. 胸膜修补术和胸膜粘连术

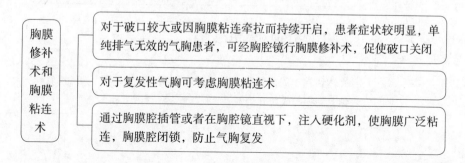

胸膜修补术和胸膜粘连术	对于破口较大或因胸膜粘连牵拉而持续开启，患者症状较明显，单纯排气无效的气胸患者，可经胸腔镜行胸膜修补术，促使破口关闭
	对于复发性气胸可考虑胸膜粘连术
	通过胸膜腔插管或者在胸腔镜直视下，注入硬化剂，使胸膜广泛粘连，胸膜腔闭锁，防止气胸复发

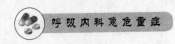

5. 脓气胸的处理

脓气胸的处理

- 脓气胸大多并发于感染性肺炎，如结核分枝杆菌、金黄色葡萄球菌、肺炎杆菌、厌氧菌等引起的干酪样肺炎、坏死性肺炎及肺脓肿可并发脓气胸

- 或由于食管穿孔至胸腔的感染

- 需及时抽脓和排气，同时积极进行抗感染治疗

6. 纵隔气肿或皮下气肿的处理

纵隔气肿或皮下气肿的处理

- 纵隔气肿或皮下气肿是由于肺泡破裂逸出的气体进入肺间质，形成间质性肺气肿，肺间质内的气体沿血管鞘进入纵隔，造成纵隔气肿

- 纵隔气体也会沿筋膜进入颈部皮下组织，甚至进入胸部和腹膜的皮下组织，导致皮下气肿

- 症状有干咳、呼吸困难、胸骨后疼痛

- 体检有气急、发绀、血压下降、颈部变粗，心浊音界缩小或者消失，心音遥远，心尖部可听到与心跳同步的"咔嗒"声（Hamman 征）

- X 线检查在纵隔旁或心缘旁可见透明带

- 大多数患者经过对症治疗可好转

- 气体约在 1 周内吸收，若发现气体明显压迫心脏，可做胸骨上窝穿刺或切开排气

7. 气胸并发症——血气胸的处理

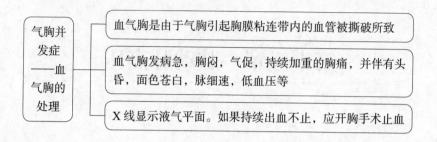

气胸并发症——血气胸的处理

- 血气胸是由于气胸引起胸膜粘连带内的血管被撕破所致
- 血气胸发病急，胸闷，气促，持续加重的胸痛，并伴有头昏，面色苍白，脉细速，低血压等
- X线显示液气平面。如果持续出血不止，应开胸手术止血

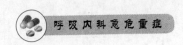

第十三章　肺动脉高压

肺动脉高压（PH）是由于不同原因导致的以肺动脉压力异常升高，伴或不伴小肺动脉病变的一组病理生理综合征。静息状态下，经右心导管检查，肺动脉平均压（mPAP）≥25mmHg，则定义为肺动脉高压。正常人的mPAP 为（14±3）mmHg，mPAP 在 21～24mmHg 之间为临界肺动脉高压。PH 临床主要表现为活动耐力下降，右心后负荷增加，严重者可发生右心衰竭而死亡。

【分类】

PH 按肺毛细血管楔压（PCWP）的水平可分为毛细血管前 PH 和毛细血管后 PH。

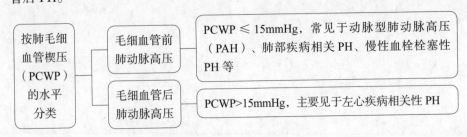

按肺毛细血管楔压（PCWP）的水平分类 — 毛细血管前肺动脉高压：PCWP ≤ 15mmHg，常见于动脉型肺动脉高压（PAH）、肺部疾病相关 PH、慢性血栓栓塞性 PH 等

按肺毛细血管楔压（PCWP）的水平分类 — 毛细血管后肺动脉高压：PCWP>15mmHg，主要见于左心疾病相关性 PH

依病理表现、血流动力学特征以及临床诊治策略将肺动脉高压分为五大类。

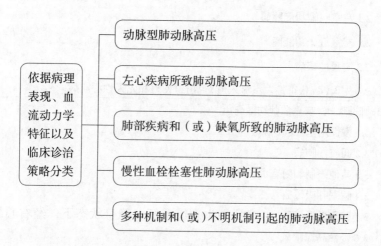

表 13-1　2013 年尼斯世界肺动脉高压大会肺动脉高压分类

1. 动脉型肺动脉高压
1.1 特发性肺动脉高压
1.2 遗传性肺动脉高压
1.2.1 BMPR2
1.2.2 ALK-1，ENG，SMAD9，CAV1，KCNK3
1.2.3 未知
1.3 药物、毒物诱发的肺动脉高压
1.4 相关性肺动脉高压
1.4.1 结缔组织病
1.4.2 HIV 感染
1.4.3 门静脉高压
1.4.4 先天性心脏病
1.4.5 血吸虫病
1' 肺静脉闭塞病和（或）肺毛细血管多发性血管瘤
1" 新生儿持续性肺动脉高压

215

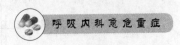

2. 左心疾病相关性肺动脉高压
2.1 左室收缩功能障碍
2.2 左室舒张功能障碍
2.3 瓣膜性疾病
2.4 先天性／获得性左室流入道／流出道梗阻和先天性心肌病
3. 肺部疾病／缺氧性肺动脉高压
3.1 慢性阻塞性肺疾病
3.2 间质性肺病
3.3 其他限制和阻塞混合性肺疾病
3.4 睡眠呼吸障碍
3.5 肺泡低通气障碍
3.6 慢性高原缺氧
3.7 肺部发育异常
4. 慢性血栓栓塞性肺动脉高压
5. 多种不明机制的肺动脉高压
5.1 血液疾病：慢性溶血性贫血、骨髓增殖性疾病、脾切除术
5.2 全身性疾病：结节病、肺朗格汉斯细胞组织细胞增生症、淋巴管平滑肌瘤病
5.3 代谢性疾病：糖原贮积症、Gaucher 病（戈谢病）、甲状腺疾病
5.4 其他：肿瘤样梗阻、纤维性纵隔炎、慢性肾衰、节段性肺动脉高压

【发病机制】

肺血管收缩、重构和原位血栓形成是肺动脉高压的形成和肺循环血流动力学改变的基础，其机制认为与以下因素有关：

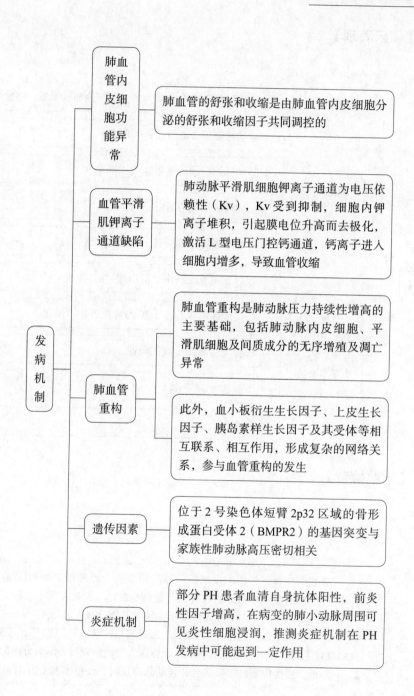

发病机制

肺血管内皮细胞功能异常 —— 肺血管的舒张和收缩是由肺血管内皮细胞分泌的舒张和收缩因子共同调控的

血管平滑肌钾离子通道缺陷 —— 肺动脉平滑肌细胞钾离子通道为电压依赖性（Kv），Kv受到抑制，细胞内钾离子堆积，引起膜电位升高而去极化，激活L型电压门控钙通道，钙离子进入细胞内增多，导致血管收缩

肺血管重构 —— 肺血管重构是肺动脉压力持续性增高的主要基础，包括肺动脉内皮细胞、平滑肌细胞及间质成分的无序增殖及凋亡异常

此外，血小板衍生生长因子、上皮生长因子、胰岛素样生长因子及其受体等相互联系、相互作用，形成复杂的网络关系，参与血管重构的发生

遗传因素 —— 位于2号染色体短臂2p32区域的骨形成蛋白受体2（BMPR2）的基因突变与家族性肺动脉高压密切相关

炎症机制 —— 部分PH患者血清自身抗体阳性，前炎性因子增高，在病变的肺小动脉周围可见炎性细胞浸润，推测炎症机制在PH发病中可能起到一定作用

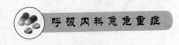

【临床表现】

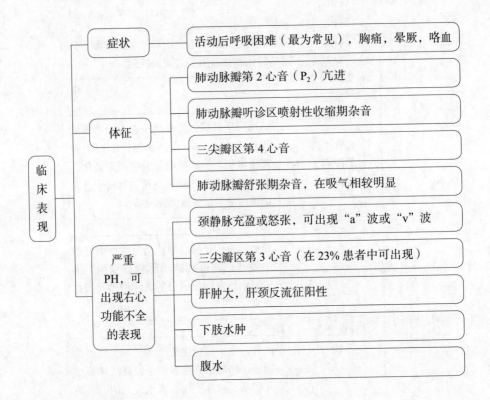

临床表现
- 症状 —— 活动后呼吸困难（最为常见），胸痛，晕厥，咯血
- 体征
  - 肺动脉瓣第 2 心音（P_2）亢进
  - 肺动脉瓣听诊区喷射性收缩期杂音
  - 三尖瓣区第 4 心音
  - 肺动脉瓣舒张期杂音，在吸气相较明显
- 严重 PH，可出现右心功能不全的表现
  - 颈静脉充盈或怒张，可出现"a"波或"v"波
  - 三尖瓣区第 3 心音（在 23% 患者中可出现）
  - 肝肿大，肝颈反流征阳性
  - 下肢水肿
  - 腹水

【辅助检查】

1. 实验室检查

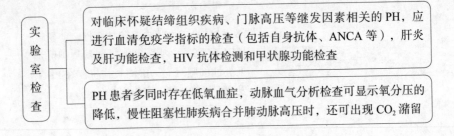

实验室检查
- 对临床怀疑结缔组织疾病、门脉高压等继发因素相关的 PH，应进行血清免疫学指标的检查（包括自身抗体、ANCA 等），肝炎及肝功能检查，HIV 抗体检测和甲状腺功能检查
- PH 患者多同时存在低氧血症，动脉血气分析检查可显示氧分压的降低，慢性阻塞性肺疾病合并肺动脉高压时，还可出现 CO_2 潴留

2．X 线胸片检查

X 线胸片为 PH 患者的常规检查，可除外肺实质性疾病引起的 PH。严重 PH 胸片可表现为：右下肺动脉增宽；肺动脉段膨隆；中央肺血管增粗，外周血管纤细；右心室肥厚 / 增大。

3．心电图表现

心电图检查简便、无创，对 PH 诊断具有一定的复查价值。肺动脉高压心电图表现为以下几点。

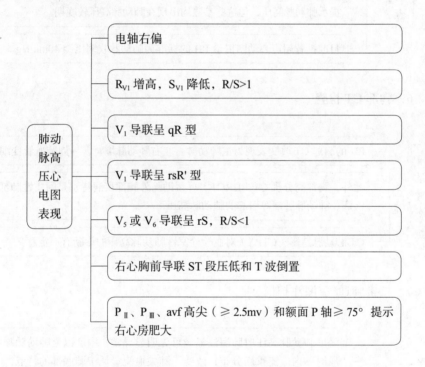

肺动脉高压心电图表现
- 电轴右偏
- R_{V_1} 增高，S_{V_1} 降低，R/S>1
- V_1 导联呈 qR 型
- V_1 导联呈 rsR' 型
- V_5 或 V_6 导联呈 rS，R/S<1
- 右心胸前导联 ST 段压低和 T 波倒置
- P_{II}、P_{III}、avf 高尖（$\geqslant 2.5mv$）和额面 P 轴 $\geqslant 75°$ 提示右心房肥大

4．肺功能检查

肺功能检查有助于鉴别和确定低氧或肺部疾病相关性肺动脉高压。如 COPD 表现阻塞性通气功能障碍，肺间质性疾病（如肺纤维化）表现限制性通气功能障碍和弥散功能障碍。

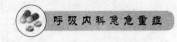

5. 超声心动图检查

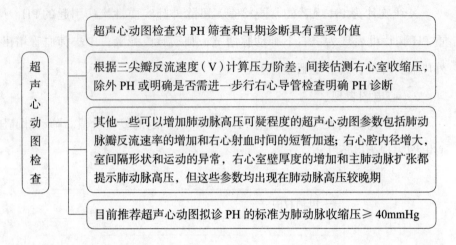

超声心动图检查

- 超声心动图检查对 PH 筛查和早期诊断具有重要价值
- 根据三尖瓣反流速度（V）计算压力阶差，间接估测右心室收缩压，除外 PH 或明确是否需进一步行右心导管检查明确 PH 诊断
- 其他一些可以增加肺动脉高压可疑程度的超声心动图参数包括肺动脉瓣反流速率的增加和右心射血时间的短暂加速；右心腔内径增大，室间隔形状和运动的异常，右心室壁厚度的增加和主肺动脉扩张都提示肺动脉高压，但这些参数均出现在肺动脉高压较晚期
- 目前推荐超声心动图拟诊 PH 的标准为肺动脉收缩压 ≥ 40mmHg

6. 胸部 CT 检查

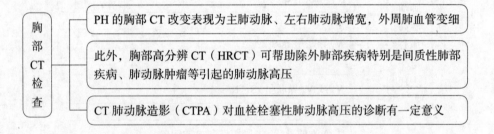

胸部 CT 检查

- PH 的胸部 CT 改变表现为主肺动脉、左右肺动脉增宽，外周肺血管变细
- 此外，胸部高分辨 CT（HRCT）可帮助除外肺部疾病特别是间质性肺部疾病、肺动脉肿瘤等引起的肺动脉高压
- CT 肺动脉造影（CTPA）对血栓栓塞性肺动脉高压的诊断有一定意义

7. 核素肺通气/灌注扫描

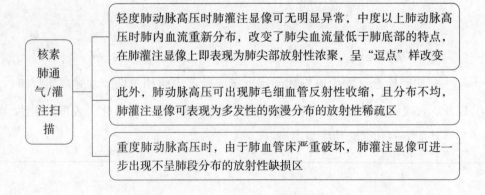

核素肺通气/灌注扫描

- 轻度肺动脉高压时肺灌注显像可无明显异常，中度以上肺动脉高压时肺内血流重新分布，改变了肺尖血流量低于肺底部的特点，在肺灌注显像上即表现为肺尖部放射性浓聚，呈"逗点"样改变
- 此外，肺动脉高压可出现肺毛细血管反射性收缩，且分布不均，肺灌注显像可表现为多发性的弥漫分布的放射性稀疏区
- 重度肺动脉高压时，由于肺血管床严重破坏，肺灌注显像可进一步出现不呈肺段分布的放射性缺损区

8. 右心导管检查

<table>
<tr><td rowspan="2">右心导管检查</td><td>右心导管检查是诊断肺动脉高压的金标准，并可直接测定肺循环血流动力学指标，包括右房压、肺动脉收缩压和平均压、肺循环阻力、肺毛细血管楔压、心输出量和心指数，此外还可精确测量肺动脉血流、混合性静脉血氧饱和度，排除其他如心内分流和左心疾病等原因所致的 PH</td></tr>
<tr><td>右心导管检查时进行急性肺血管舒张试验对筛查钙离子拮抗剂治疗有效患者非常重要，急性肺血管扩张试验阳性标准：应用试验药物如 NO 或腺苷或依前列醇后，mPAP 下降幅度≥10mmHg，绝对值下降至 40mmHg 以下，心输出量增加或不变。对血管扩张试验阳性的肺动脉高压患者方可考虑给予钙离子拮抗剂治疗</td></tr>
</table>

【诊断】

1. 诊断策略

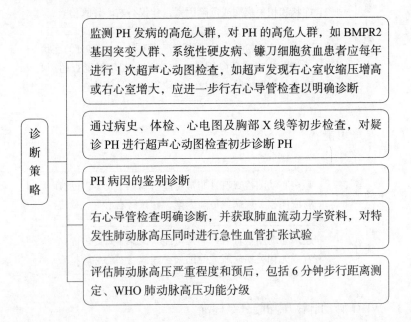

<table>
<tr><td rowspan="5">诊断策略</td><td>监测 PH 发病的高危人群，对 PH 的高危人群，如 BMPR2 基因突变人群、系统性硬皮病、镰刀细胞贫血患者应每年进行 1 次超声心动图检查，如超声发现右心室收缩压增高或右心室增大，应进一步行右心导管检查以明确诊断</td></tr>
<tr><td>通过病史、体检、心电图及胸部 X 线等初步检查，对疑诊 PH 进行超声心动图检查初步诊断 PH</td></tr>
<tr><td>PH 病因的鉴别诊断</td></tr>
<tr><td>右心导管检查明确诊断，并获取肺血流动力学资料，对特发性肺动脉高压同时进行急性血管扩张试验</td></tr>
<tr><td>评估肺动脉高压严重程度和预后，包括 6 分钟步行距离测定、WHO 肺动脉高压功能分级</td></tr>
</table>

2. 根据超声心动图、症状及其他临床信息诊断 PH 可能性及推荐处理

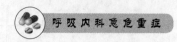
方法

（1）不太可能

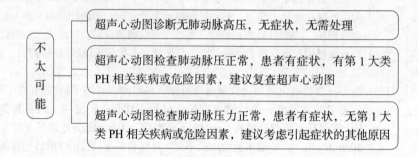

不太可能

- 超声心动图诊断无肺动脉高压，无症状，无需处理
- 超声心动图检查肺动脉压正常，患者有症状，有第1大类PH相关疾病或危险因素，建议复查超声心动图
- 超声心动图检查肺动脉压力正常，患者有症状，无第1大类PH相关疾病或危险因素，建议考虑引起症状的其他原因

（2）中度可能

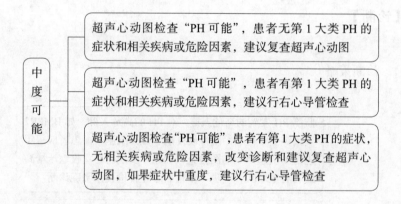

中度可能

- 超声心动图检查"PH可能"，患者无第1大类PH的症状和相关疾病或危险因素，建议复查超声心动图
- 超声心动图检查"PH可能"，患者有第1大类PH的症状和相关疾病或危险因素，建议行右心导管检查
- 超声心动图检查"PH可能"，患者有第1大类PH的症状，无相关疾病或危险因素，改变诊断和建议复查超声心动图，如果症状中重度，建议行右心导管检查

（3）高度可能

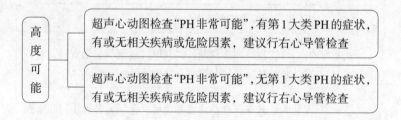

高度可能

- 超声心动图检查"PH非常可能"，有第1大类PH的症状，有或无相关疾病或危险因素，建议行右心导管检查
- 超声心动图检查"PH非常可能"，无第1大类PH的症状，有或无相关疾病或危险因素，建议行右心导管检查

3. WHO 肺动脉高压功能分级标准

WHO 肺动脉高压功能分级标准，见表13-2。

表 13-2　WHO 肺动脉高压功能分级标准

级别	特　　征
Ⅰ级	无体力活动受限，日常体力活动不引起呼吸困难、乏力、胸痛或晕厥
Ⅱ级	静息状态无不适，体力活动轻度受限，一般体力活动可引起呼吸困难、乏力、胸痛或晕厥
Ⅲ级	体力活动明显受限，静息状态下无不适，轻微体力活动就可引起呼吸困难、乏力、胸痛或晕厥
Ⅳ级	静息状态下有呼吸困难和（或）乏力，有右心衰竭表现，任何活动都可加重病情

【治疗措施】

1. 抗凝治疗

抗凝治疗
- PH 患者均存在不同程度的凝血和纤溶功能异常
- 对 IPAH 患者应坚持长期抗凝治疗，华法林起始剂量 3～5mg/d，维持剂量 1.5～3mg/d，INR 维持在 1.5～2.5
- 对其他类型 PH，抗凝治疗尚缺乏循证医学的证据，2009 年 ACCF 和 AHA 专家共识推荐对病情进展快的晚期 PH，在无抗凝禁忌证的情况下应给予抗凝治疗

2. 钙通道阻滞剂治疗

钙通道阻滞剂治疗
- 钙通道阻滞剂（CCB）主要用于急性肺血管扩张试验阳性的 PH 患者
- 常用药物有硝苯地平、地尔硫䓬和氨氯地平
- 对心率 <100 次/分的 PAH 患者首选硝苯地平，心率 >100 次/分选择地尔硫䓬
- CCB 治疗肺动脉高压，应从小剂量开始，一般硝苯地平 10mg，3 次/天；地尔硫䓬 30mg，3 次/天；逐渐加量，每 2～4 周加量 1 次，加量过程中密切观察患者心率、血压及心功能情况，摸索出患者最大耐受剂量
- CCB 治疗后患者肺动脉高压功能分级维持 Ⅰ 或 Ⅱ 级，血流动力学指标接近正常，可认为 CCB 治疗有效

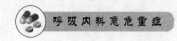
3. 前列环素及其类似物治疗

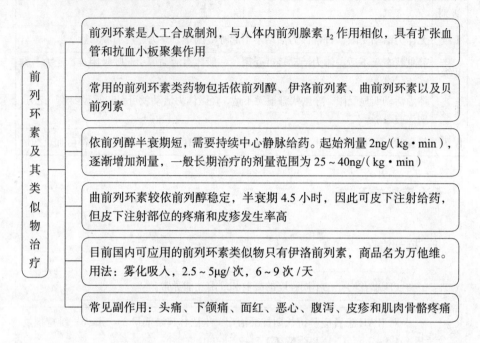

前列环素及其类似物治疗

前列环素是人工合成制剂，与人体内前列腺素 I_2 作用相似，具有扩张血管和抗血小板聚集作用

常用的前列环素类药物包括依前列醇、伊洛前列素、曲前列环素以及贝前列素

依前列醇半衰期短，需要持续中心静脉给药。起始剂量 2ng/(kg·min)，逐渐增加剂量，一般长期治疗的剂量范围为 25~40ng/(kg·min)

曲前列环素较依前列醇稳定，半衰期 4.5 小时，因此可皮下注射给药，但皮下注射部位的疼痛和皮疹发生率高

目前国内可应用的前列环素类似物只有伊洛前列素，商品名为万他维。用法：雾化吸入，2.5~5μg/次，6~9次/天

常见副作用：头痛、下颌痛、面红、恶心、腹泻、皮疹和肌肉骨骼疼痛

4. 手术治疗

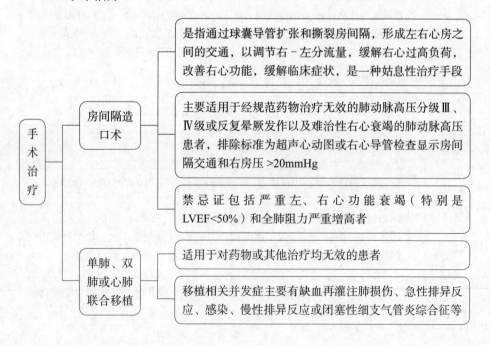

手术治疗

房间隔造口术

是指通过球囊导管扩张和撕裂房间隔，形成左右心房之间的交通，以调节右-左分流量，缓解右心过高负荷，改善右心功能，缓解临床症状，是一种姑息性治疗手段

主要适用于经规范药物治疗无效的肺动脉高压分级 Ⅲ、Ⅳ 级或反复晕厥发作以及难治性右心衰竭的肺动脉高压患者，排除标准为超声心动图或右心导管检查显示房间隔交通和右房压 >20mmHg

禁忌证包括严重左、右心功能衰竭（特别是 LVEF<50%）和全肺阻力严重增高者

单肺、双肺或心肺联合移植

适用于对药物或其他治疗均无效的患者

移植相关并发症主要有缺血再灌注肺损伤、急性排异反应、感染、慢性排异反应或闭塞性细支气管炎综合征等

第十四章　恶性胸腔积液

恶性胸腔积液是恶性肿瘤直接侵犯、转移到胸膜或原发性胸膜肿瘤所致的胸腔积液，是晚期恶性肿瘤的常见并发症，也是临床上渗出性胸腔积液常见的原因之一。

如果胸腔积液伴纵隔或胸膜表面转移性结节，无论在胸腔积液中能否找到恶性肿瘤细胞，均可以诊断恶性胸腔积液。临床所见的大量胸腔积液大约20%是由恶性肿瘤引起，最常见的为肺癌、乳腺癌和淋巴瘤。肿瘤类型在男性和女性之间有一定差异，男性常见为肺癌、淋巴瘤、胃肠道肿瘤；女性常见为乳腺癌、女性生殖道肿瘤、肺癌、淋巴瘤。

【病因与发病率】

病因与发病率	恶性胸腔积液中由恶性肿瘤胸膜转移所致者占95%以上，而原发于胸膜的恶性肿瘤少见（主要为恶性胸膜间皮瘤）
	恶性胸腔积液病因中肺癌、乳腺癌和淋巴瘤是最常见的3大原因，约占恶性胸腔积液的75%。卵巢癌胸膜转移占恶性胸腔积液病因的第4位
	其他肿瘤如肉瘤（包括黑色素瘤）、胃肠道肿瘤（胃癌、结肠癌、胰腺癌）和泌尿生殖系统肿瘤（子宫和宫颈癌、卵巢癌、膀胱癌）等也可引起恶性胸腔积液

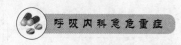

【恶性肿瘤导致胸腔积液的机制】

恶性肿瘤导致胸腔积液的机制见表 14-1。

表 14-1　恶性肿瘤导致胸腔积液的机制

直接原因	胸膜转移导致胸膜通透性增高
	胸膜转移导致胸膜淋巴管阻塞
	纵隔淋巴结受累导致胸膜淋巴引流下降
	胸导管阻塞（乳糜胸）
	支气管阻塞引起肺不张，导致胸膜腔内压降低
	心包受累
间接原因	低蛋白血症
	阻塞性肺炎
	肺血栓栓塞
	放射治疗后

【临床表现】

临床表现

- 恶性胸腔积液一半以上的患者最常见的症状是呼吸困难，肿瘤本身所导致的症状也很常见
- 此外，也常见胸部钝痛、体重减轻、全身乏力、食欲缺乏等
- 恶性胸膜间皮瘤患者的胸痛通常较严重，呈酸痛感，难以控制
- 与非恶性胸腔积液相比，恶性胸腔积液患者发热相对少见
- 在体征上，患者多有中等量至大量胸腔积液的体征，如患侧胸廓饱满，触觉语颤减弱，局部叩诊浊音，呼吸音减低或消失；可伴有气管、纵隔向健侧移位
- 此外，还可有原发肿瘤及其他转移灶的体征

226

【辅助检查】

1. 常规和生化检查

常规和生化检查

- 恶性胸腔积液的外观多为血性或黄色浑浊状，检查大多数提示为渗出液，少数可为漏出液

- 约 1/3 患者胸腔积液 pH<7.30，15%~20% 的患者胸腔积液葡萄糖水平 <3.3mmol/L

- 胸腔积液低 pH 者通常伴有胸腔积液的低葡萄糖水平，两者均提示胸膜腔内肿瘤高负荷，这些患者的胸腔积液细胞学检查或者胸膜活检的阳性率高，患者的生存期较短

- 恶性胸膜间皮瘤患者的胸腔积液多为血性（占 70% 以上），黏稠，比重高达 1.020~1.028；胸腔积液透明质酸可超过 0.8g/L，胸腔积液硫紫染色呈紫色

2. 影像学检查

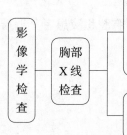

影像学检查 — 胸部 X 线检查

- 对胸腔积液的发现很有帮助。少量积液时肋膈角变钝；中等量积液，肺野中下部呈均匀致密影，呈上缘外高内低的凹陷影；大量积液患侧全呈致密影，纵隔向健侧移位

- 肺下积液出现膈升高假象，侧卧位或水平卧位投照可确定

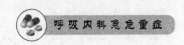

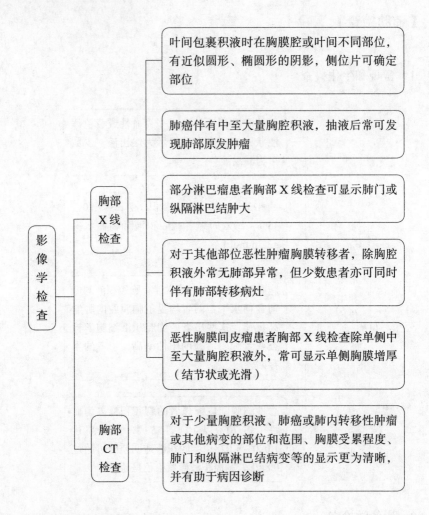

影像学检查
├── 胸部X线检查
│   ├── 叶间包裹积液时在胸膜腔或叶间不同部位,有近似圆形、椭圆形的阴影,侧位片可确定部位
│   ├── 肺癌伴有中至大量胸腔积液,抽液后常可发现肺部原发肿瘤
│   ├── 部分淋巴瘤患者胸部X线检查可显示肺门或纵隔淋巴结肿大
│   ├── 对于其他部位恶性肿瘤胸膜转移者,除胸腔积液外常无肺部异常,但少数患者亦可同时伴有肺部转移病灶
│   └── 恶性胸膜间皮瘤患者胸部X线检查除单侧中至大量胸腔积液外,常可显示单侧胸膜增厚(结节状或光滑)
└── 胸部CT检查
    └── 对于少量胸腔积液、肺癌或肺内转移性肿瘤或其他病变的部位和范围、胸膜受累程度、肺门和纵隔淋巴结病变等的显示更为清晰,并有助于病因诊断

3. 胸膜针刺活检

恶性胸腔积液患者的胸膜针刺活检阳性率为 40%~75%,低于胸腔积液细胞学检查的阳性率,这可能与大约 50% 的恶性胸腔积液患者其壁层胸膜并未受肿瘤累及有关。

【诊断要点】

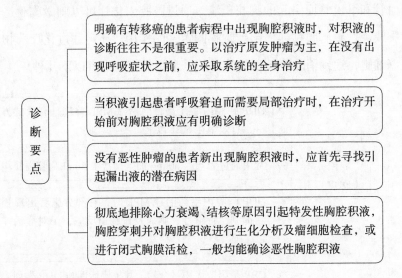

诊断要点

- 明确有转移癌的患者病程中出现胸腔积液时，对积液的诊断往往不是很重要。以治疗原发肿瘤为主，在没有出现呼吸症状之前，应采取系统的全身治疗
- 当积液引起患者呼吸窘迫而需要局部治疗时，在治疗开始前对胸腔积液应有明确诊断
- 没有恶性肿瘤的患者新出现胸腔积液时，应首先寻找引起漏出液的潜在病因
- 彻底地排除心力衰竭、结核等原因引起特发性胸腔积液，胸腔穿刺并对胸腔积液进行生化分析及瘤细胞检查，或进行闭式胸膜活检，一般均能确诊恶性胸腔积液

【治疗措施】

1. 治疗目的与考虑因素

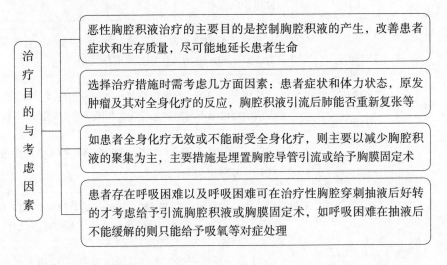

治疗目的与考虑因素

- 恶性胸腔积液治疗的主要目的是控制胸腔积液的产生，改善患者症状和生存质量，尽可能地延长患者生命
- 选择治疗措施时需考虑几方面因素：患者症状和体力状态，原发肿瘤及其对全身化疗的反应，胸腔积液引流后肺能否重新复张等
- 如患者全身化疗无效或不能耐受全身化疗，则主要以减少胸腔积液的聚集为主，主要措施是埋置胸腔导管引流或给予胸膜固定术
- 患者存在呼吸困难以及呼吸困难可在治疗性胸腔穿刺抽液后好转的才考虑给予引流胸腔积液或胸膜固定术，如呼吸困难在抽液后不能缓解的则只能给予吸氧等对症处理

2. 治疗措施

（1）腔内化疗：胸腔内化疗是目前临床上治疗恶性胸腔积液最常见的方法，通过胸腔内化疗可直接杀灭癌细胞，达到消除胸腔积液的目的。其适用

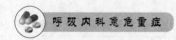

于胸腔积液中癌细胞检查呈阳性的病例，不适用于因肿瘤原发病灶或转移灶压迫血管和淋巴管而引起的胸腔积液。通过胸腔内化疗可以刺激胸膜造成化学性胸膜炎，致胸膜粘连，起到胸膜固定术的作用；还可通过化疗药物直接杀灭癌细胞，达到消除胸腔积液的目的。常用化疗药物有以下几种。

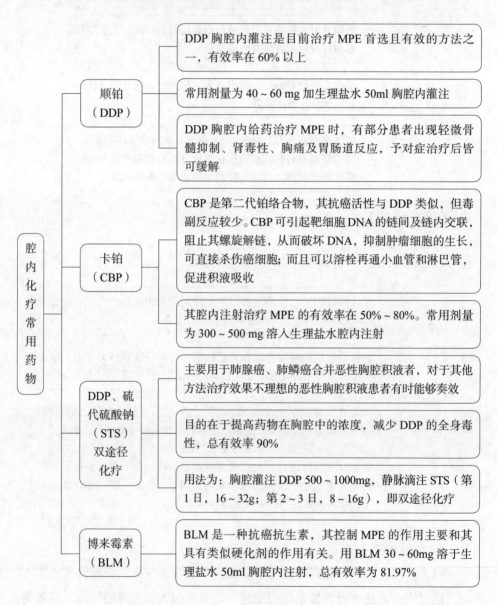

腔内化疗常用药物

顺铂（DDP）
- DDP 胸腔内灌注是目前治疗 MPE 首选且有效的方法之一，有效率在 60% 以上
- 常用剂量为 40～60 mg 加生理盐水 50ml 胸腔内灌注
- DDP 胸腔内给药治疗 MPE 时，有部分患者出现轻微骨髓抑制、肾毒性、胸痛及胃肠道反应，予对症治疗后皆可缓解

卡铂（CBP）
- CBP 是第二代铂络合物，其抗癌活性与 DDP 类似，但毒副反应较少。CBP 可引起靶细胞 DNA 的链间及链内交联，阻止其螺旋解链，从而破坏 DNA，抑制肿瘤细胞的生长，可直接杀伤癌细胞；而且可以溶栓再通小血管和淋巴管，促进积液吸收
- 其腔内注射治疗 MPE 的有效率在 50%～80%。常用剂量为 300～500 mg 溶入生理盐水腔内注射

DDP、硫代硫酸钠（STS）双途径化疗
- 主要用于肺腺癌、肺鳞癌合并恶性胸腔积液者，对于其他方法治疗效果不理想的恶性胸腔积液患者有时能够奏效
- 目的在于提高药物在胸腔中的浓度，减少 DDP 的全身毒性，总有效率 90%
- 用法为：胸腔灌注 DDP 500～1000mg，静脉滴注 STS（第1 日，16～32g；第 2～3 日，8～16g），即双途径化疗

博来霉素（BLM）
- BLM 是一种抗癌抗生素，其控制 MPE 的作用主要和其具有类似硬化剂的作用有关。用 BLM 30～60mg 溶于生理盐水 50ml 胸腔内注射，总有效率为 81.97%

（2）生物免疫疗法：由于生物免疫制剂对机体刺激小，无骨髓抑制和消化道反应等，近年来广泛应用于 MPE 的治疗。常用药物有以下几种。

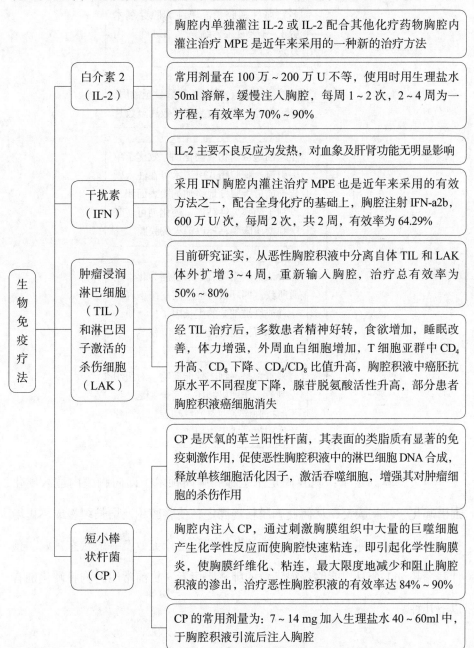

白介素 2（IL-2）

胸腔内单独灌注 IL-2 或 IL-2 配合其他化疗药物胸腔内灌注治疗 MPE 是近年来采用的一种新的治疗方法

常用剂量在 100 万 ~ 200 万 U 不等，使用时用生理盐水 50ml 溶解，缓慢注入胸腔，每周 1 ~ 2 次，2 ~ 4 周为一疗程，有效率为 70% ~ 90%

IL-2 主要不良反应为发热，对血象及肝肾功能无明显影响

干扰素（IFN）

采用 IFN 胸腔内灌注治疗 MPE 也是近年来采用的有效方法之一，配合全身化疗的基础上，胸腔注射 IFN-a2b，600 万 U/ 次，每周 2 次，共 2 周，有效率为 64.29%

肿瘤浸润淋巴细胞（TIL）和淋巴因子激活的杀伤细胞（LAK）

目前研究证实，从恶性胸腔积液中分离自体 TIL 和 LAK 体外扩增 3 ~ 4 周，重新输入胸腔，治疗总有效率为 50% ~ 80%

经 TIL 治疗后，多数患者精神好转，食欲增加，睡眠改善，体力增强，外周血白细胞增加，T 细胞亚群中 CD_4 升高、CD_8 下降、CD_4/CD_8 比值升高，胸腔积液中癌胚抗原水平不同程度下降，腺苷脱氨酸活性升高，部分患者胸腔积液癌细胞消失

短小棒状杆菌（CP）

CP 是厌氧的革兰阳性杆菌，其表面的类脂质有显著的免疫刺激作用，促使恶性胸腔积液中的淋巴细胞 DNA 合成，释放单核细胞活化因子，激活吞噬细胞，增强其对肿瘤细胞的杀伤作用

胸腔内注入 CP，通过刺激胸膜组织中大量的巨噬细胞产生化学性反应而使胸腔快速粘连，即引起化学性胸膜炎，使胸膜纤维化、粘连，最大限度地减少和阻止胸腔积液的渗出，治疗恶性胸腔积液的有效率达 84% ~ 90%

CP 的常用剂量为：7 ~ 14 mg 加入生理盐水 40 ~ 60ml 中，于胸腔积液引流后注入胸腔

生物免疫疗法

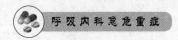

（3）引流

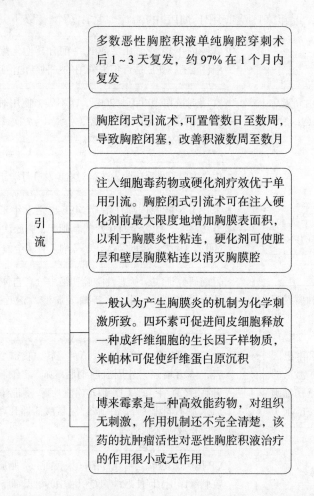

引流

多数恶性胸腔积液单纯胸腔穿刺术后1~3天复发，约97%在1个月内复发

胸腔闭式引流术，可置管数日至数周，导致胸腔闭塞，改善积液数周至数月

注入细胞毒药物或硬化剂疗效优于单用引流。胸腔闭式引流术可在注入硬化剂前最大限度地增加胸膜表面积，以利于胸膜炎性粘连，硬化剂可使脏层和壁层胸膜粘连以消灭胸膜腔

一般认为产生胸膜炎的机制为化学刺激所致。四环素可促进间皮细胞释放一种成纤维细胞的生长因子样物质，米帕林可促使纤维蛋白原沉积

博来霉素是一种高效能药物，对组织无刺激，作用机制还不完全清楚，该药的抗肿瘤活性对恶性胸腔积液治疗的作用很小或无作用

（4）胸膜固定术：胸膜固定术也称胸膜闭锁术，即向胸膜内注入硬化剂引起化学性胸膜炎，从而使胸膜粘连固定，使胸腔积液增长缓慢或不再增长，此法适用于那些对全身或局部抗肿瘤药物治疗无效及一般状态良好、预计寿命超过1个月、能够获得满意的肺膨胀患者。目前常用的胸膜硬化剂有以下几种。

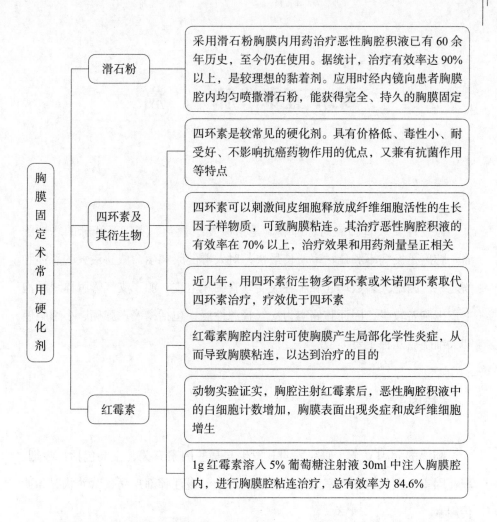

近年来，治疗恶性胸腔积液的方法有很多，都取得了一定的效果，但几乎所有的治疗药物都有不同程度的毒副反应，如化疗药物的毒副反应、生物免疫制剂引起的发热、硬化剂引起的剧烈疼痛等，都对晚期肿瘤患者造成一定的伤害，因此，治疗应寻找那些无毒副反应、无创伤性、不给患者造成痛苦的药物，这是今后努力的方向。

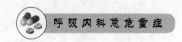

第十五章　肺　　癌

　　原发性支气管肺癌简称肺癌，是指原发于气管、支气管和肺的恶性肿瘤。肺癌是发病率和死亡率增长最快，对人群健康和生命威胁最大的恶性肿瘤之一。因绝大多数均起源于各级支气管黏膜上皮，源于支气管腺体或肺泡上皮细胞者较少，因而肺癌实为支气管源性癌，包括鳞癌、腺癌、小细胞癌和大细胞癌几种主要类型。

【病因】

　　肺癌的病因复杂，研究表明其发生与某些因素有关，主要包括：吸烟、职业因素、大气污染、室内微小环境的污染、慢性肺部疾病、营养状况和遗传因素。

【复查人群】

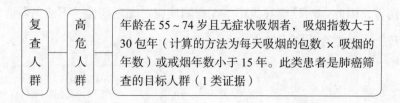

复查人群　高危人群　年龄在 55～74 岁且无症状吸烟者，吸烟指数大于 30 包年（计算的方法为每天吸烟的包数 × 吸烟的年数）或戒烟年数小于 15 年。此类患者是肺癌筛查的目标人群（1 类证据）

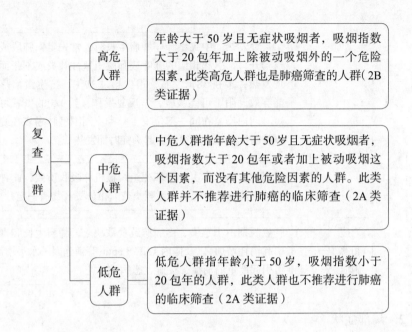

复查人群
- 高危人群：年龄大于 50 岁且无症状吸烟者，吸烟指数大于 20 包年加上除被动吸烟外的一个危险因素，此类高危人群也是肺癌筛查的人群（2B 类证据）
- 中危人群：中危人群指年龄大于 50 岁且无症状吸烟者，吸烟指数大于 20 包年或者加上被动吸烟这个因素，而没有其他危险因素的人群。此类人群并不推荐进行肺癌的临床筛查（2A 类证据）
- 低危人群：低危人群指年龄小于 50 岁，吸烟指数小于 20 包年的人群，此类人群也不推荐进行肺癌的临床筛查（2A 类证据）

【临床表现】

肺癌的临床表现比较复杂，肿瘤发生部位、病理类型、是否存在转移及并发症，以及患者的反应程度和耐受性的差异等多个方面都影响着患者的症状和体征、病情发展的轻重以及出现的早晚。

肺癌早期症状常较轻微，甚至可无任何不适。中央型肺癌症状出现早且重，周围型肺癌症状出现晚且较轻，甚至无症状，常在体检时被发现。肺癌的症状大致分为：局部症状、全身症状、肺外症状、浸润和转移症状。

1. 全身症状

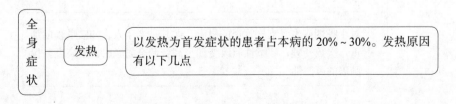

全身症状
- 发热：以发热为首发症状的患者占本病的 20%～30%。发热原因有以下几点

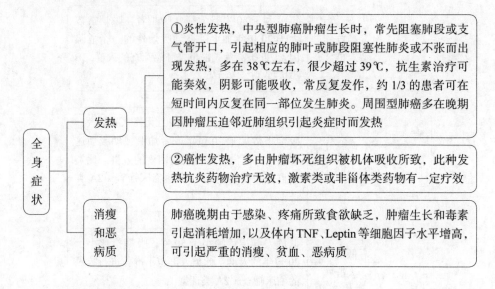

①炎性发热，中央型肺癌肿瘤生长时，常先阻塞肺段或支气管开口，引起相应的肺叶或肺段阻塞性肺炎或不张而出现发热，多在38℃左右，很少超过39℃，抗生素治疗可能奏效，阴影可能吸收，常反复发作，约1/3的患者可在短时间内反复在同一部位发生肺炎。周围型肺癌多在晚期因肿瘤压迫邻近肺组织引起炎症时而发热

②癌性发热，多由肿瘤坏死组织被机体吸收所致，此种发热抗炎药物治疗无效，激素类或非甾体类药物有一定疗效

肺癌晚期由于感染、疼痛所致食欲缺乏，肿瘤生长和毒素引起消耗增加，以及体内 TNF、Leptin 等细胞因子水平增高，可引起严重的消瘦、贫血、恶病质

2．局部症状

是由肿瘤本身在局部生长时刺激、阻塞、浸润和压迫组织所引起的症状。

（1）咳嗽

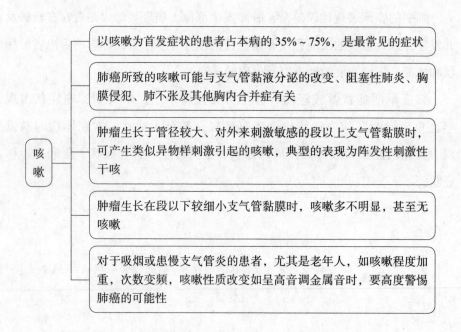

以咳嗽为首发症状的患者占本病的 35%～75%，是最常见的症状

肺癌所致的咳嗽可能与支气管黏液分泌的改变、阻塞性肺炎、胸膜侵犯、肺不张及其他胸内合并症有关

肿瘤生长于管径较大、对外来刺激敏感的段以上支气管黏膜时，可产生类似异物样刺激引起的咳嗽，典型的表现为阵发性刺激性干咳

肿瘤生长在段以下较细小支气管黏膜时，咳嗽多不明显，甚至无咳嗽

对于吸烟或患慢支气管炎的患者，尤其是老年人，如咳嗽程度加重，次数变频，咳嗽性质改变如呈高音调金属音时，要高度警惕肺癌的可能性

（2）咯血或痰中带血

咯血或痰中带血
- 以咯血或痰中带血为首发症状者约占 30%
- 由于肿瘤组织血供丰富，质地脆，剧咳时血管破裂而致出血，咯血亦可能由肿瘤局部坏死或血管炎引起
- 肺癌咯血的特征为间断性或持续性、反复少量的痰中带血丝，或少量咯血，偶因较大血管破裂、大的空洞形成或肿瘤破溃入支气管与肺血管而导致难以控制的大咯血

（3）胸痛

胸痛
- 以胸痛为首发症状者约占 25%。常表现为胸部不规则的隐痛或钝痛
- 大部分情况下，周围型肺癌侵犯壁层胸膜或胸壁，可引起尖锐而断续的胸膜性疼痛，若继续发展，可演变为恒定的钻痛
- 难以定位的轻度的胸部不适有时与中央型肺癌侵犯纵隔或累及血管、支气管周围神经有关，而恶性胸腔积液患者有 25% 诉胸部钝痛
- 肩部或胸背部持续性疼痛提示肺叶内侧近纵隔部位有肿瘤外侵可能
- 持续尖锐剧烈、不易为药物所控制的胸痛，则常提示已有广泛的胸膜或胸壁侵犯

（4）声音嘶哑

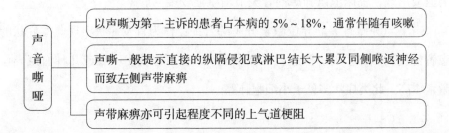

声音嘶哑
- 以声嘶为第一主诉的患者占本病的 5%～18%，通常伴随有咳嗽
- 声嘶一般提示直接的纵隔侵犯或淋巴结长大累及同侧喉返神经而致左侧声带麻痹
- 声带麻痹亦可引起程度不同的上气道梗阻

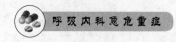

（5）胸闷、气急：以胸闷、气急为首发症状者约占 10%。多见于中央型肺癌，特别是肺功能较差的患者。引起呼吸困难的原因有以下几点。

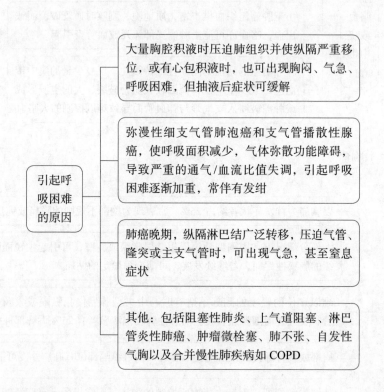

引起呼吸困难的原因

大量胸腔积液时压迫肺组织并使纵隔严重移位，或有心包积液时，也可出现胸闷、气急、呼吸困难，但抽液后症状可缓解

弥漫性细支气管肺泡癌和支气管播散性腺癌，使呼吸面积减少，气体弥散功能障碍，导致严重的通气/血流比值失调，引起呼吸困难逐渐加重，常伴有发绀

肺癌晚期，纵隔淋巴结广泛转移，压迫气管、隆突或主支气管时，可出现气急，甚至窒息症状

其他：包括阻塞性肺炎、上气道阻塞、淋巴管炎性肺癌、肿瘤微栓塞、肺不张、自发性气胸以及合并慢性肺疾病如 COPD

3．肺外症状

患者因肺癌所产生的某些特殊活性物质（包括激素、抗原、酶等）可出现一种或多种肺外症状，常可出现在其他症状之前，并且可随肿瘤的消长而消退或出现，临床上以肺源性骨关节增生症较多见。

（1）与肿瘤有关的异位激素分泌综合征：作为首发症状出现此类症状的患者比例约 10%，另一些患者无临床症状，但可检测出一种或几种血浆异位激素增高。此类症状多见于小细胞肺癌。

	异位甲状旁腺激素分泌综合征	因肿瘤分泌甲状旁腺激素或一种溶骨物质（多肽）所致。症状有食欲缺乏、恶心、呕吐、腹痛、烦渴、体重下降、心动过速、心律不齐、烦躁不安和精神错乱等。临床上以高血钙、低血磷为特点，多见于鳞癌
	类癌综合征	因肿瘤分泌 5- 羟色胺所致。表现为支气管痉挛性哮喘、皮肤潮红、阵发性心动过速和水样腹泻等。多见于腺癌和燕麦细胞癌
	异位生长激素综合征	表现为肥大性骨关节病，多见于腺癌和未分化癌
与肿瘤有关的异位激素分泌综合征	异位促性腺激素分泌综合征	由肿瘤自主性分泌 LH 及 HCG 而刺激性腺类固醇分泌所致。多表现为男性双侧或单侧乳腺发育，可发生于各种细胞类型的肺癌，以未分化癌和小细胞癌多见。偶见阴茎异常勃起，与激素异常分泌有关，也可因阴茎血管栓塞所致
	神经－肌肉综合征（Eaton-Lambert 综合征）	因肿瘤分泌箭毒性样物质所致。表现为随意肌力减退和极易疲劳。其他尚有周围性神经病、脊根节细胞与神经退行性变、亚急性小脑变性、皮质变性、多发性肌炎等，可出现肢端疼痛无力、眩晕、眼球震颤、共济失调、步履困难及痴呆。多见于小细胞未分化癌
	异位促肾上腺皮质激素（ACTH）分泌综合征	因肿瘤分泌 ACTH 或类肾上腺皮质激素释放因子活性物质，使血浆皮质醇增高。临床症状可有进行性肌无力、周围性水肿、高血压、糖尿病、低钾性碱中毒等，与库欣综合征大致相似。特点为病程进展快，可出现严重的精神障碍，伴有皮肤色素沉着，而向心性肥胖、多血质、紫纹多不明显。该综合征多见于肺腺癌及小细胞肺癌
	抗利尿激素分泌异常综合征	因癌组织分泌大量的 ADH 或具有抗利尿作用的多肽物质所致。主要临床特点为低钠血症，伴有血清和细胞外液低渗透压（<270 mmol/L）、肾脏持续排钠、尿渗透压大于血浆渗透压（尿比重 >1.200）和水中毒。多见于小细胞肺癌
	异位胰岛素分泌综合征	其原因可能与肿瘤大量消耗葡萄糖、分泌类似胰岛素活性的体液物质或分泌胰岛素释放多肽等有关。临床表现为亚急性低血糖综合征，如精神错乱、幻觉、头痛等

（2）肺源性骨关节增生症

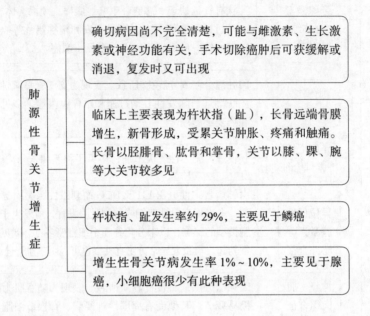

肺源性骨关节增生症

- 确切病因尚不完全清楚，可能与雌激素、生长激素或神经功能有关，手术切除癌肿后可获缓解或消退，复发时又可出现
- 临床上主要表现为杵状指（趾），长骨远端骨膜增生，新骨形成，受累关节肿胀、疼痛和触痛。长骨以胫腓骨、肱骨和掌骨，关节以膝、踝、腕等大关节较多见
- 杵状指、趾发生率约29%，主要见于鳞癌
- 增生性骨关节病发生率1%~10%，主要见于腺癌，小细胞癌很少有此种表现

（3）其他表现

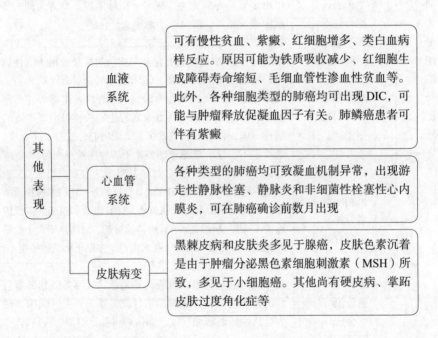

其他表现

- 血液系统：可有慢性贫血、紫癜、红细胞增多、类白血病样反应。原因可能为铁质吸收减少、红细胞生成障碍寿命缩短、毛细血管性渗血性贫血等。此外，各种细胞类型的肺癌均可出现DIC，可能与肿瘤释放促凝血因子有关。肺鳞癌患者可伴有紫癜
- 心血管系统：各种类型的肺癌均可致凝血机制异常，出现游走性静脉栓塞、静脉炎和非细菌性栓塞性心内膜炎，可在肺癌确诊前数月出现
- 皮肤病变：黑棘皮病和皮肤炎多见于腺癌，皮肤色素沉着是由于肿瘤分泌黑色素细胞刺激素（MSH）所致，多见于小细胞癌。其他尚有硬皮病、掌跖皮肤过度角化症等

4. 浸润和转移症状

（1）胸膜受侵和转移

胸膜受侵和转移
- 胸膜是肺癌常见的侵犯和转移部位，包括直接侵犯和种植性转移
- 临床表现因有无胸腔积液及胸腔积液的多寡而异，胸腔积液的成因除直接侵犯和转移外，还包括淋巴管的阻塞以及伴发的阻塞性肺炎和肺不张
- 常见的症状有呼吸困难、咳嗽、胸闷与胸痛等，亦可完全无任何症状；查体时可见肋间饱满、肋间增宽、呼吸音减低、语颤减低、叩诊实音、纵隔移位等，胸腔积液可为浆液性、浆液血性或血性，多数为渗出液，恶性胸腔积液的特点为增长速度快，多呈血性
- 极为罕见的肺癌可发生自发性气胸，其机制为胸膜的直接侵犯和阻塞性肺气肿破裂，多见于鳞癌，预后不良

（2）上腔静脉综合征（SVCS）

上腔静脉综合征（SVCS）
- 肿瘤直接侵犯或纵隔淋巴结转移压迫上腔静脉，或腔内的栓塞，使其狭窄或闭塞，造成血液回流障碍，出现一系列症状和体征，如头痛、颜面部水肿、颈胸部静脉曲张、压力增高、呼吸困难、咳嗽、胸痛以及吞咽困难，亦常有弯腰时晕厥或眩晕等
- 前胸部和上腹部静脉可代偿性曲张，反映上腔静脉阻塞的时间和解剖位置。上腔静脉阻塞的症状和体征与其部位有关
- 若一侧无名静脉阻塞，头面、颈部的血流可通过对侧无名静脉回流心脏，临床症状较轻
- 若上腔静脉阻塞发生在奇静脉入口以下部位，除了上述静脉扩张，尚有腹部静脉怒张，血液以此途径流入下腔静脉
- 若阻塞发展迅速，可出现脑水肿而有头痛、嗜睡、激惹和意识状态的改变

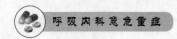

（3）骨转移

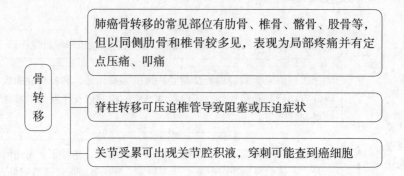

骨转移

肺癌骨转移的常见部位有肋骨、椎骨、髂骨、股骨等，但以同侧肋骨和椎骨较多见，表现为局部疼痛并有定点压痛、叩痛

脊柱转移可压迫椎管导致阻塞或压迫症状

关节受累可出现关节腔积液，穿刺可能查到癌细胞

（4）消化道转移

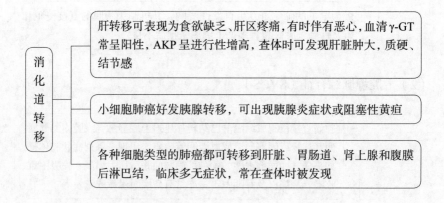

消化道转移

肝转移可表现为食欲缺乏、肝区疼痛，有时伴有恶心，血清γ-GT常呈阳性，AKP呈进行性增高，查体时可发现肝脏肿大，质硬、结节感

小细胞肺癌好发胰腺转移，可出现胰腺炎症状或阻塞性黄疸

各种细胞类型的肺癌都可转移到肝脏、胃肠道、肾上腺和腹膜后淋巴结，临床多无症状，常在查体时被发现

（5）淋巴结转移

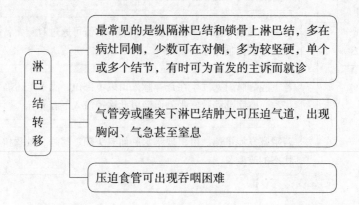

淋巴结转移

最常见的是纵隔淋巴结和锁骨上淋巴结，多在病灶同侧，少数可在对侧，多为较坚硬，单个或多个结节，有时可为首发的主诉而就诊

气管旁或隆突下淋巴结肿大可压迫气道，出现胸闷、气急甚至窒息

压迫食管可出现吞咽困难

（6）心脏受侵和转移

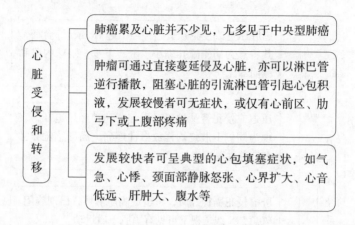

心脏受侵和转移

- 肺癌累及心脏并不少见，尤多见于中央型肺癌
- 肿瘤可通过直接蔓延侵及心脏，亦可以淋巴管逆行播散，阻塞心脏的引流淋巴管引起心包积液，发展较慢者可无症状，或仅有心前区、肋弓下或上腹部疼痛
- 发展较快者可呈典型的心包填塞症状，如气急、心悸、颈面部静脉怒张、心界扩大、心音低远、肝肿大、腹水等

（7）肾脏转移：死于肺癌的患者约35%发现有肾脏转移，也是肺癌手术切除后1个月内死亡患者的最常见转移部位。大多数肾脏转移无临床症状，有时可表现为腰痛及肾功能不全。

（8）中枢神经系统症状

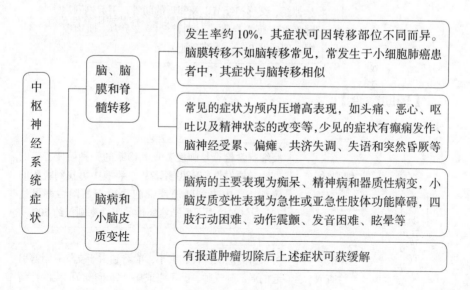

中枢神经系统症状

- 脑、脑膜和脊髓转移
  - 发生率约10%，其症状可因转移部位不同而异。脑膜转移不如脑转移常见，常发生于小细胞肺癌患者中，其症状与脑转移相似
  - 常见的症状为颅内压增高表现，如头痛、恶心、呕吐以及精神状态的改变等，少见的症状有癫痫发作、脑神经受累、偏瘫、共济失调、失语和突然昏厥等
- 脑病和小脑皮质变性
  - 脑病的主要表现为痴呆、精神病和器质性病变，小脑皮质变性表现为急性或亚急性肢体功能障碍，四肢行动困难、动作震颤、发音困难、眩晕等
  - 有报道肿瘤切除后上述症状可获缓解

（9）周围神经系统症状

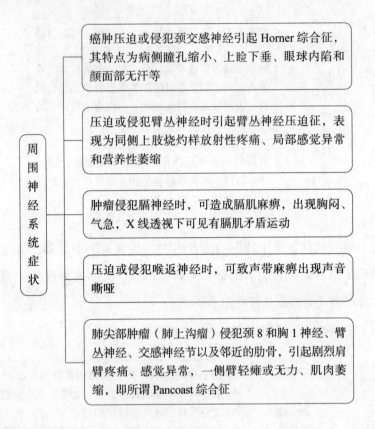

周围神经系统症状

- 癌肿压迫或侵犯颈交感神经引起 Horner 综合征，其特点为病侧瞳孔缩小、上睑下垂、眼球内陷和颜面部无汗等

- 压迫或侵犯臂丛神经时引起臂丛神经压迫征，表现为同侧上肢烧灼样放射性疼痛、局部感觉异常和营养性萎缩

- 肿瘤侵犯膈神经时，可造成膈肌麻痹，出现胸闷、气急，X 线透视下可见有膈肌矛盾运动

- 压迫或侵犯喉返神经时，可致声带麻痹出现声音嘶哑

- 肺尖部肿瘤（肺上沟瘤）侵犯颈 8 和胸 1 神经、臂丛神经、交感神经节以及邻近的肋骨，引起剧烈肩臂疼痛、感觉异常，一侧臂轻瘫或无力、肌肉萎缩，即所谓 Pancoast 综合征

【辅助检查】

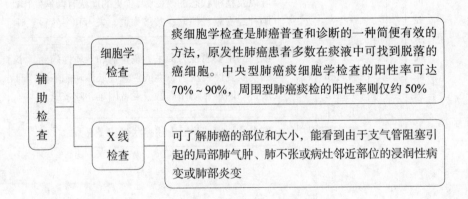

辅助检查

- 细胞学检查：痰细胞学检查是肺癌普查和诊断的一种简便有效的方法，原发性肺癌患者多数在痰液中可找到脱落的癌细胞。中央型肺癌痰细胞学检查的阳性率可达 70%～90%，周围型肺癌痰检的阳性率则仅约 50%

- X 线检查：可了解肺癌的部位和大小，能看到由于支气管阻塞引起的局部肺气肿、肺不张或病灶邻近部位的浸润性病变或肺部炎变

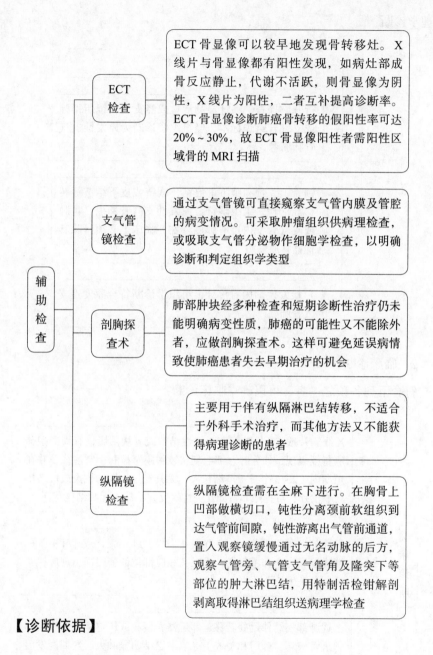

辅助检查

ECT 检查
ECT 骨显像可以较早地发现骨转移灶。X线片与骨显像都有阳性发现，如病灶部成骨反应静止，代谢不活跃，则骨显像为阴性，X线片为阳性，二者互补提高诊断率。ECT 骨显像诊断肺癌骨转移的假阳性率可达 20%～30%，故 ECT 骨显像阳性者需阳性区域骨的 MRI 扫描

支气管镜检查
通过支气管镜可直接窥察支气管内膜及管腔的病变情况。可采取肿瘤组织供病理检查，或吸取支气管分泌物作细胞学检查，以明确诊断和判定组织学类型

剖胸探查术
肺部肿块经多种检查和短期诊断性治疗仍未能明确病变性质，肺癌的可能性又不能除外者，应做剖胸探查术。这样可避免延误病情致使肺癌患者失去早期治疗的机会

纵隔镜检查
主要用于伴有纵隔淋巴结转移，不适合于外科手术治疗，而其他方法又不能获得病理诊断的患者

纵隔镜检查需在全麻下进行。在胸骨上凹部做横切口，钝性分离颈前软组织到达气管前间隙，钝性游离出气管前通道，置入观察镜缓慢通过无名动脉的后方，观察气管旁、气管支气管角及隆突下等部位的肿大淋巴结，用特制活检钳解剖剥离取得淋巴结组织送病理学检查

【诊断依据】

1. 病理学诊断

无明显可确认的肺外原发癌灶时，必须符合下列各项之一者，方能确立

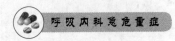

病理学诊断：

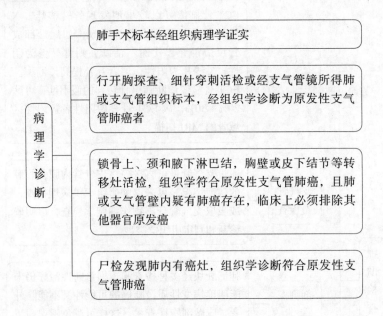

病理学诊断

- 肺手术标本经组织病理学证实

- 行开胸探查、细针穿刺活检或经支气管镜所得肺或支气管组织标本，经组织学诊断为原发性支气管肺癌者

- 锁骨上、颈和腋下淋巴结，胸壁或皮下结节等转移灶活检，组织学符合原发性支气管肺癌，且肺或支气管壁内疑有肺癌存在，临床上必须排除其他器官原发癌

- 尸检发现肺内有癌灶，组织学诊断符合原发性支气管肺癌

2. 临床诊断

符合下列各项之一者，可以确立临床诊断：

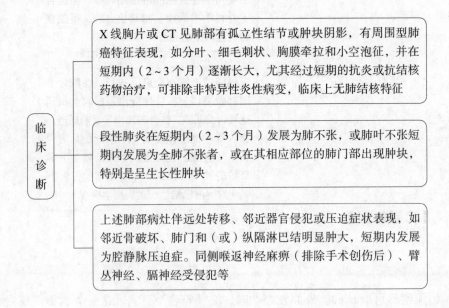

临床诊断

- X线胸片或CT见肺部有孤立性结节或肿块阴影，有周围型肺癌特征表现，如分叶、细毛刺状、胸膜牵拉和小空泡征，并在短期内（2~3个月）逐渐长大，尤其经过短期的抗炎或抗结核药物治疗，可排除非特异性炎性病变，临床上无肺结核特征

- 段性肺炎在短期内（2~3个月）发展为肺不张，或肺叶不张短期内发展为全肺不张者，或在其相应部位的肺门部出现肿块，特别是呈生长性肿块

- 上述肺部病灶伴远处转移、邻近器官侵犯或压迫症状表现，如邻近骨破坏、肺门和（或）纵隔淋巴结明显肿大，短期内发展为腔静脉压迫症。同侧喉返神经麻痹（排除手术创伤后）、臂丛神经、膈神经受侵犯等

【分期】

1. 分期类型

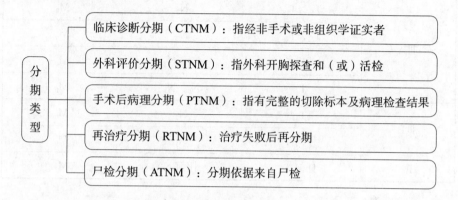

2. 2009 年第 7 版肺癌国际分期标准

2009 年第 7 版肺癌国际分期标准，见表 15-1。

表 15-1　2009 年第 7 版肺癌国际分期标准

分期	T	N	M
0	Tis	N_0	M_0
Ⅰ期			
ⅠA	T_{1a}，T_{1b}	N_0	M_0
ⅠB	T_{2a}	N_0	M_0
Ⅱ期			
ⅡA	T_{2b}	N_0	M_0
	T_{1a}，T_{1b}	N_1	M_0
	T_{2a}	N_1	M_0
ⅡB	T_{2b}	N_1	M_0
	T_3	N_0	M_0

续表

分期	T	N	M
Ⅲ期			
ⅢA	T_{1a}, T_{1b}	N_2	M_0
	T_{2a}, T_{2b}	N_2	M_0
	T_3	N_1, N_2	M_0
	T_4	N_0, N_1	M_0
ⅢB	T_4	N_2	M_0
	任何T	N_3	M_0
Ⅳ	任何T	任何N	M_1

【鉴别诊断】

1. 肺部良性肿瘤

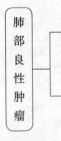

肺部良性肿瘤 ——
- 支气管腺瘤是一种低度恶性的肿瘤，常发生在年轻妇女，因此临床上常有肺部感染和咯血等症状，经纤维支气管镜检查常能作出诊断
- 错构瘤、软骨瘤、纤维瘤等都较少见，但都需与周围型肺癌相鉴别，良性肿瘤病程较长，临床上大多无症状，X线摄片上常呈圆形块影，边缘整齐，没有毛刺，也不呈分叶状

2. 肺部感染

肺部感染 ——
- 肺部感染有时难与肺癌阻塞支气管引起的阻塞性肺炎相鉴别
- 如肺炎多次发作在同一部位，应高度怀疑有肿瘤堵塞所致，应取患者痰液做细胞学检查和进行支气管镜检查
- 有些病例，肺部炎症部分吸收，剩余炎症被纤维组织包裹形成结节或炎性假瘤时，很难与周围型肺癌鉴别，对可疑病例应施行剖胸探查术

3. 肺结核

肺结核

- 肺结核尤其是肺结核瘤（球）应与周围型肺癌相鉴别

- 肺结核瘤（球）病程较长，较多见于青年患者，少见痰带血，痰中发现结核菌

- 影像学上多呈圆形，见于上叶尖或后段，体积较小，边界光滑，密度不均可见钙化，不超过 5cm 直径

- 结核瘤（球）的周围常有散在的结核病灶称为卫星灶

- 周围型肺癌痰带血较多见，痰中癌细胞阳性者达 40%~50%，多见于 40 岁以上患者

- X 线胸片显示肿瘤生长较快，常呈分叶状，边缘不整齐，有小毛刺影及胸膜皱缩

- 一些慢性肺结核病例，可在肺结核基础上发生肺癌，必须进一步做痰液细胞学和支气管镜检查，必要时施行剖胸探查术

4. 纵隔恶性淋巴瘤（淋巴肉瘤及霍奇金病）

纵隔恶性淋巴瘤（淋巴肉瘤及霍奇金病）

- 影像学显示纵隔影增宽，且呈分叶状，有时难以与中央型肺癌相鉴别

- 临床上常有咳嗽、发热等症状。如有锁骨上或腋窝下淋巴结肿大，应做活检明确诊断

- 淋巴肉瘤对放射治疗特别敏感，对可疑病例可试用小剂量放射治疗，可使肿块明显缩小。这种试验性治疗有助于淋巴肉瘤诊断

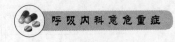

【治疗措施】

1. 化疗

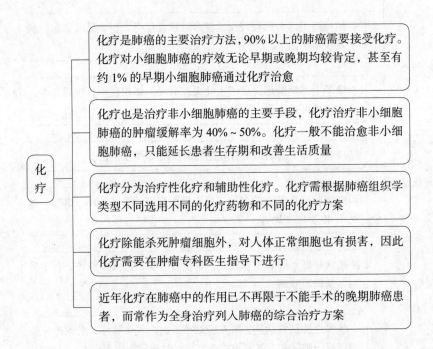

化疗 ——
- 化疗是肺癌的主要治疗方法，90%以上的肺癌需要接受化疗。化疗对小细胞肺癌的疗效无论早期或晚期均较肯定，甚至有约1%的早期小细胞肺癌通过化疗治愈
- 化疗也是治疗非小细胞肺癌的主要手段，化疗治疗非小细胞肺癌的肿瘤缓解率为40%~50%。化疗一般不能治愈非小细胞肺癌，只能延长患者生存期和改善生活质量
- 化疗分为治疗性化疗和辅助性化疗。化疗需根据肺癌组织学类型不同选用不同的化疗药物和不同的化疗方案
- 化疗除能杀死肿瘤细胞外，对人体正常细胞也有损害，因此化疗需要在肿瘤专科医生指导下进行
- 近年化疗在肺癌中的作用已不再限于不能手术的晚期肺癌患者，而常作为全身治疗列入肺癌的综合治疗方案

（1）适应证和禁忌证

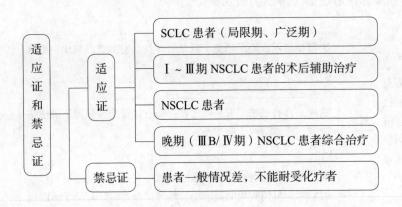

适应证和禁忌证 ——
- 适应证
  - SCLC 患者（局限期、广泛期）
  - Ⅰ~Ⅲ期 NSCLC 患者的术后辅助治疗
  - NSCLC 患者
  - 晚期（ⅢB/Ⅳ期）NSCLC 患者综合治疗
- 禁忌证
  - 患者一般情况差，不能耐受化疗者

（2）辅助化疗方案：辅助化疗方案，见表 15-2。

表 15-2　辅助化疗方案

顺铂 75mg/m², d1（或总量分 3 天给予） 长春瑞滨 25mg/m², d1, d8	每 28 天重复，共化疗 4 周期
顺铂 100mg/m², d1 依托泊苷 100mg/m², d1, d3	每 28 天重复，共化疗 4 周期
顺铂 80mg/m², d1 吉西他滨 1000mg/m², d1, d8	每 21 天重复，共化疗 4 周期
顺铂 75mg/m², d1 多西他赛 75mg/m², d1	每 21 天重复，共化疗 4 周期

（3）存在其他合并症或不能耐受顺铂的患者的辅助化疗方案

存在其他合并症或不能耐受顺铂的患者的辅助化疗方案，见下表 15-3。

表 15-3　存在其他合并症或不能耐受顺铂的患者的辅助化疗方案

吉西他滨 1000mg/m², d1, d8, d15 卡铂 AUC 5, d1	每 28 天重复，共化疗 4 周期
紫杉醇 200mg/m², d1 卡铂 AUC 6, d1	每 21 天重复，共化疗 4 周期
多西他赛 75mg/m², d1 卡铂 AUC 6, d1	每 21 天重复，共化疗 4 周期
吉西他滨 1000mg/m², d1, d8 多西他赛 85mg/m², d8	每 21 天重复，共化疗 8 周期

2. 放疗

（1）治疗原则

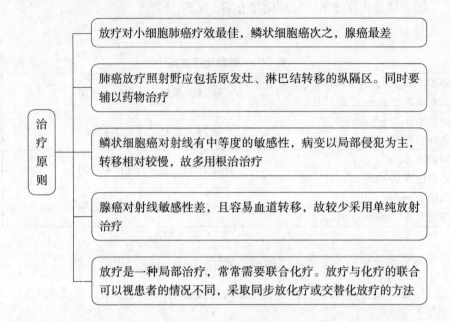

（2）放疗的分类：根据治疗的目的不同分为根治治疗、姑息治疗、术前新辅助放疗、术后辅助放疗及腔内放疗等。

（3）放疗的并发症：肺癌放疗的并发症包括：放射性肺炎、放射性食管炎、放射性肺纤维化和放射性脊髓炎。上述放射治疗相关并发症与放疗剂量存在正相关关系，同时也存在个体差异性。

（4）同步化放疗适应证

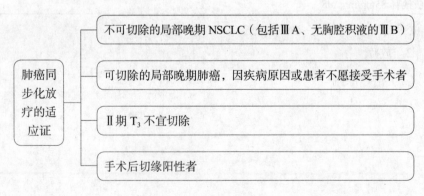

3. 外科治疗

外科治疗是肺癌首选和最主要的治疗方法，也是惟一能使肺癌治愈的治疗方法。

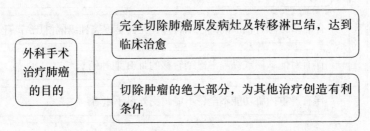

（1）手术适应证：肺癌外科治疗主要适合于早中期（Ⅰ~Ⅱ期）肺癌、ⅢA 期肺癌和肿瘤局限在一侧胸腔的部分选择性的ⅢB 期肺癌。

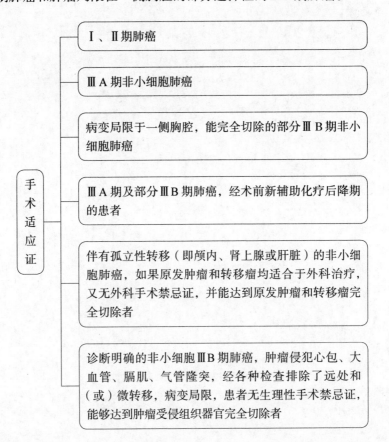

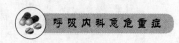
（2）手术禁忌证

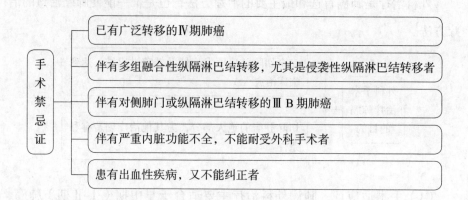

手术禁忌证

- 已有广泛转移的Ⅳ期肺癌
- 伴有多组融合性纵隔淋巴结转移，尤其是侵袭性纵隔淋巴结转移者
- 伴有对侧肺门或纵隔淋巴结转移的ⅢB期肺癌
- 伴有严重内脏功能不全，不能耐受外科手术者
- 患有出血性疾病，又不能纠正者

第十六章　重症甲型 H1N1 流感

甲型 H1N1 流感是一种新型的甲型 H1N1 流感病毒引起的急性呼吸道传染病，在人群中传播。与以往的季节性流感病毒不同，该病毒毒株包含有猪流感、禽流感和人流感三种流感病毒的基因片段。人群对甲型 H1N1 流感病毒普遍易感，并可以人传染人。根据病情轻重临床分为普通型、重型、危重型三型。

【流行病学】

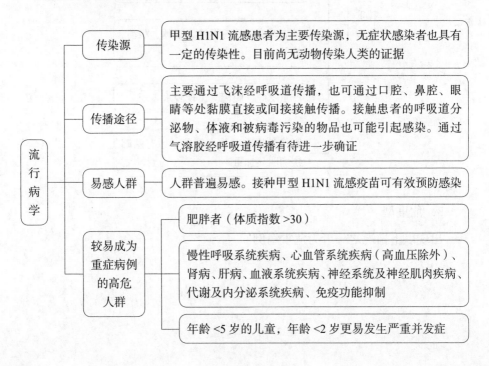

流行病学	传染源	甲型 H1N1 流感患者为主要传染源，无症状感染者也具有一定的传染性。目前尚无动物传染人类的证据
	传播途径	主要通过飞沫经呼吸道传播，也可通过口腔、鼻腔、眼睛等处黏膜直接或间接接触传播。接触患者的呼吸道分泌物、体液和被病毒污染的物品也可能引起感染。通过气溶胶经呼吸道传播有待进一步确证
	易感人群	人群普遍易感。接种甲型 H1N1 流感疫苗可有效预防感染
	较易成为重症病例的高危人群	肥胖者（体质指数 >30）
		慢性呼吸系统疾病、心血管系统疾病（高血压除外）、肾病、肝病、血液系统疾病、神经系统及神经肌肉疾病、代谢及内分泌系统疾病、免疫功能抑制
		年龄 <5 岁的儿童，年龄 <2 岁更易发生严重并发症

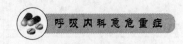

【临床表现】

潜伏期一般为1~7天，多为1~4天。

1. 普通型

急性起病，以发热、咳嗽、咽痛、周身酸痛、头痛和疲劳等流感样症状为主，有些还会出现腹泻或呕吐等消化道症状；肺部体征不明显。

2. 重型

早期症状与普通流感相似，出现以下情况之一者为重症病例。

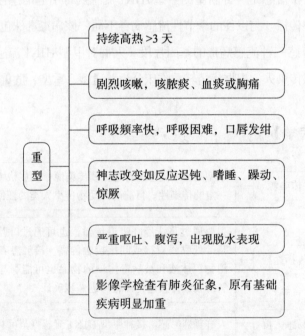

| 重型 |
| 持续高热 >3 天 |
| 剧烈咳嗽，咳脓痰、血痰或胸痛 |
| 呼吸频率快，呼吸困难，口唇发绀 |
| 神志改变如反应迟钝、嗜睡、躁动、惊厥 |
| 严重呕吐、腹泻，出现脱水表现 |
| 影像学检查有肺炎征象，原有基础疾病明显加重 |

3. 危重型

出现以下情况之一者为危重病例。

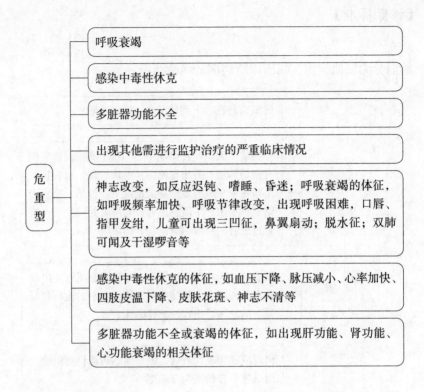

危重型
- 呼吸衰竭
- 感染中毒性休克
- 多脏器功能不全
- 出现其他需进行监护治疗的严重临床情况
- 神志改变，如反应迟钝、嗜睡、昏迷；呼吸衰竭的体征，如呼吸频率加快、呼吸节律改变，出现呼吸困难，口唇、指甲发绀，儿童可出现三凹征，鼻翼扇动；脱水征；双肺可闻及干湿啰音等
- 感染中毒性休克的体征，如血压下降、脉压减小、心率加快、四肢皮温下降、皮肤花斑、神志不清等
- 多脏器功能不全或衰竭的体征，如出现肝功能、肾功能、心功能衰竭的相关体征

【辅助检查】

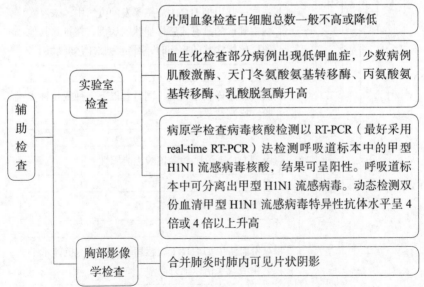

辅助检查
- 实验室检查
  - 外周血象检查白细胞总数一般不高或降低
  - 血生化检查部分病例出现低钾血症，少数病例肌酸激酶、天门冬氨酸氨基转移酶、丙氨酸氨基转移酶、乳酸脱氢酶升高
  - 病原学检查病毒核酸检测以 RT-PCR（最好采用 real-time RT-PCR）法检测呼吸道标本中的甲型 H1N1 流感病毒核酸，结果可呈阳性。呼吸道标本中可分离出甲型 H1N1 流感病毒。动态检测双份血清甲型 H1N1 流感病毒特异性抗体水平呈 4 倍或 4 倍以上升高
- 胸部影像学检查
  - 合并肺炎时肺内可见片状阴影

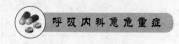

【诊断标准】

诊断分为疑似病例、临床诊断病例、确诊病例。

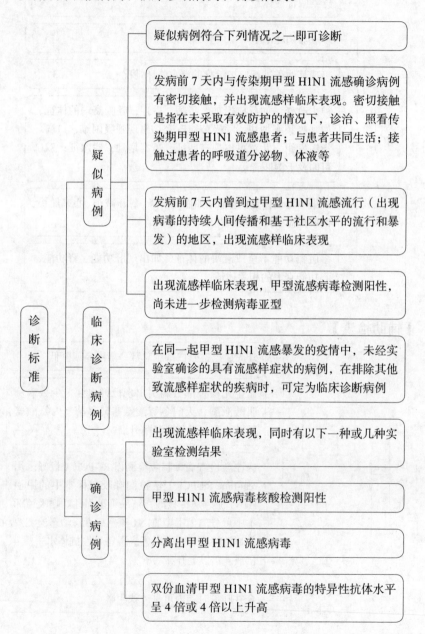

诊断标准
- 疑似病例
  - 疑似病例符合下列情况之一即可诊断
  - 发病前7天内与传染期甲型H1N1流感确诊病例有密切接触，并出现流感样临床表现。密切接触是指在未采取有效防护的情况下，诊治、照看传染期甲型H1N1流感患者；与患者共同生活；接触过患者的呼吸道分泌物、体液等
  - 发病前7天内曾到过甲型H1N1流感流行（出现病毒的持续人间传播和基于社区水平的流行和暴发）的地区，出现流感样临床表现
  - 出现流感样临床表现，甲型流感病毒检测阳性，尚未进一步检测病毒亚型
- 临床诊断病例
  - 在同一起甲型H1N1流感暴发的疫情中，未经实验室确诊的具有流感样症状的病例，在排除其他致流感样症状的疾病时，可定为临床诊断病例
- 确诊病例
  - 出现流感样临床表现，同时有以下一种或几种实验室检测结果
  - 甲型H1N1流感病毒核酸检测阳性
  - 分离出甲型H1N1流感病毒
  - 双份血清甲型H1N1流感病毒的特异性抗体水平呈4倍或4倍以上升高

【诊断要点】

重型甲型 H1N1 流感是指由甲型 H1N1 病毒侵犯机体导致迅速加重的下呼吸道感染，引起急性呼吸衰竭、ARDS 及多器官功能障碍，甚至导致死亡

肥胖是甲型 H1N1 病毒感染并发严重并发症的独立危险因素，病死率远远高于体重正常者。肥胖引起甲型 H1N1 流感高病死率的确切原因目前尚不清楚，可能和脂质代谢异常、氧化应激、炎性反应及内皮细胞功能异常有关

肺部是甲型 H1N1 病毒感染导致机体严重损伤的主要靶器官。尸体解剖报道其主要病理改变是弥漫性的肺泡损害、大量透明膜形成、支气管壁坏死及中性粒细胞浸润。在既往的病毒性肺炎导致患者死亡的尸解结果中往往合并有细菌性肺炎，目前甲型 H1N1 流感缺乏合并细菌感染的证据

对严重甲型 H1N1 病毒感染的患者是否需要使用激素目前还未定论。治疗指南已明确提出对于高度疑诊或确诊的患者，尤其是重症患者必须尽早给予足量的奥司他韦抗病毒治疗，可以降低病死率

对于发病前 7 天内有甲型 H1N1 流感接触史的患者，如果出现发热、咳嗽、周身酸痛等流感样症状，且外周血白细胞不高应高度警惕甲型 H1N1 病毒感染可能，尤其是肥胖患者，需密切观察病情的变化，尽早给予奥司他韦抗病毒治疗。对严重患者动态监测血氧、血压、神志状况，尽可能降低病死率、预防并发症的出现

诊断要点

259

【治疗措施】

1. 治疗原则

治疗原则
- 积极对症治疗和尽早（48 小时内）抗病毒治疗。对于病情严重、病情进展较快的病例及时给予神经氨酸酶抑制剂进行抗病毒治疗
- 开始给药时间应尽可能在发病 48 小时内。对于较易成为重症病例的高危人群，一旦出现流感样症状，不必等待病毒核酸检测结果，即可开始抗病毒治疗
- 孕妇在出现流感样症状之后，宜尽早给予神经氨酸酶抑制剂治疗
- 应以休息及对症治疗为主，不宜常规使用抗菌药物

2. 用药治疗

（1）一般治疗：休息，多饮水，密切观察病情变化；对高热病例可给予退热治疗。

（2）抗病毒治疗

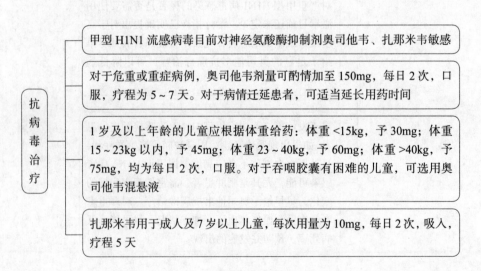

抗病毒治疗
- 甲型 H1N1 流感病毒目前对神经氨酸酶抑制剂奥司他韦、扎那米韦敏感
- 对于危重或重症病例，奥司他韦剂量可酌情加至 150mg，每日 2 次，口服，疗程为 5 ~ 7 天。对于病情迁延患者，可适当延长用药时间
- 1 岁及以上年龄的儿童应根据体重给药：体重 <15kg，予 30mg；体重 15 ~ 23kg 以内，予 45mg；体重 23 ~ 40kg，予 60mg；体重 >40kg，予 75mg，均为每日 2 次，口服。对于吞咽胶囊有困难的儿童，可选用奥司他韦混悬液
- 扎那米韦用于成人及 7 岁以上儿童，每次用量为 10mg，每日 2 次，吸入，疗程 5 天

（3）呼吸衰竭的处理

呼吸衰竭的处理

- 对于排痰不畅者应给患者定时翻身、拍胸、叩背、吸痰，并给予氨溴索等药物祛痰治疗，如出现气道痉挛及时应用支气管舒张药，务使呼吸道保持通畅。如果吸痰器已吸不到痰堵部位，患者的呼吸困难、口唇发绀，经吸痰及吸氧不能消除时，应及时行气管切开

- 对出现中枢性呼吸衰竭的患者，可用东莨菪碱，小儿每次 0.02～0.03mg/kg，加入葡萄糖液静脉滴注或静脉注射；同时可用呼吸中枢兴奋剂，如山梗菜碱每次 3～9mg，尼可刹米每次 0.375～0.75g。呼吸兴奋剂及血管扩张药可交替使用

- 如仍不能纠正缺氧现象或自主呼吸微弱甚至停止者，应尽快使用呼吸机，并设专人护理，做好口腔、皮肤卫生，定时翻身、叩背、吸痰，定时雾化吸入

（4）感染中毒性休克的处理

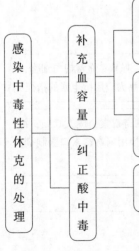

感染中毒性休克的处理

- 补充血容量
  - 胶体液如低分子右旋糖酐，每日用量为 500～1500ml，使用一定量低分子右旋糖酐后血容量仍不足时，可适量使用血浆、白蛋白或全血；晶体液如平衡盐液
  - 血容量已补足的依据为：①组织灌注良好，神志清楚，口唇红润，肢端温暖，发绀消失；②收缩压 >90mmHg，脉压 >30mmHg；③脉率 <100 次/分；④尿量 >30ml/h；⑤血红蛋白回降，血液浓缩现象消失

- 纠正酸中毒
  - 采用 5% 碳酸氢钠，用量为轻度休克每日 400ml，重症休克每日 600～900ml，可根据血液 pH 的变化加以调整

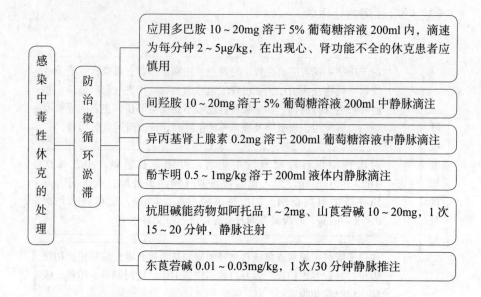

（5）支气管痉挛：可用茶碱类及 β_2 受体激动剂等药物，如喘定 0.25g+ 生理盐水 20ml 2 ~ 3 次/日，静推，丙卡特罗 25μg 2 次/日，口服，氨茶碱 0.1g、特布他林 2.5mg 或沙丁胺醇 2.4mg，每日 3 次，口服，沙丁胺醇气雾剂（万托林、喘乐宁）每 4 小时 2 喷吸入。

（6）应用抗生素

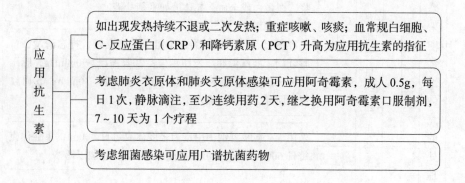

第十七章　呼吸系统急危重症的操作技术

第一节　胸膜腔穿刺术

胸膜腔穿刺术是用于检查胸腔积液的性质，抽气、抽液以减轻压迫症状或通过穿刺向胸膜腔给药的一种诊疗技术。

【适应证】

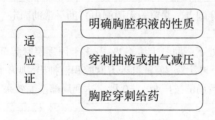

适应证
- 明确胸腔积液的性质
- 穿刺抽液或抽气减压
- 胸腔穿刺给药

【禁忌证】

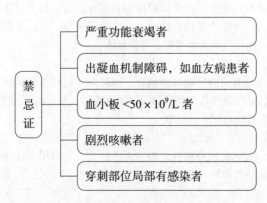

禁忌证
- 严重功能衰竭者
- 出凝血机制障碍，如血友病患者
- 血小板 $<50 \times 10^9/L$ 者
- 剧烈咳嗽者
- 穿刺部位局部有感染者

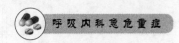

【操作方法】

嘱患者取坐位面向椅背，两前臂置于椅背上，前额伏于前臂上。不能下床者，可于床上取半卧位，患侧前臂上举抱于枕部

穿刺点选在胸部叩诊实音或浊音相对最明显部位进行，胸腔积液较多时一般选择肩胛线或腋后线第 7~8 肋间；也可选择腋中线第 6~7 肋间或腋前线第 5 肋间为穿刺点

包裹性胸腔积液可结合胸部 X 线或胸腔超声定位检查确定，穿刺点可用蘸甲紫（龙胆紫）或新洁尔灭的棉签在皮肤上作相应的记号

检查操作用具，确保各项物品准备齐全

洗手，常规消毒表面皮肤，以穿刺点为中心进行消毒，范围直径大约 15cm，至少消毒 3 遍，消毒范围逐遍减小

戴无菌手套，打开胸穿包，其范围即定义为无菌区域，检查胸穿包内物品是否齐全，检查胸穿针及橡胶管是否存在阻塞或破损。同时在助手的协助下将两支无菌针筒及三通取出放入无菌区域内

再次确认穿刺点，并覆盖无菌洞巾，助手帮助固定

取穿刺点处下一肋骨上缘，2% 利多卡因逐层麻醉至胸膜壁层，基本原则为先回抽，再注液，麻醉针若有胸腔积液抽出，则不可再次推注利多卡因。针筒拔出后局部按压 30~60 秒，达到局部浸润效果

穿刺针、橡胶管、三通及 50ml 针筒连接并确认三通转到胸腔关闭处后，操作者以左手食指与中指固定穿刺部位皮肤，右手持穿刺针在麻醉处缓缓刺入，并始终保持针筒内有一定负压吸引，当针尖部出现突破感时，转动三通使其与胸腔相通，进行抽液

助手用止血钳协助固定穿刺针，以防刺入过深损伤肺组织。注射器抽满后，转动三通使其与外界相通，排出液体；亦可将三通转至胸腔关闭处，取下针筒进行标本的留取

抽液结束后拔出穿刺针，覆盖无菌纱布，局部用力按压片刻，用胶布固定后嘱患者静卧

操作方法

【注意事项】

注意事项

操作前需明确穿刺指征和穿刺目的，并向患者作出详细的解释，穿刺过程以及穿刺可能出现的并发症。尽可能消除患者顾虑，获得其知情同意并记录在案

对于精神紧张者，可于术前 0.5 小时给予地西泮 10mg，或可待因 0.03g 以镇静镇痛。嘱患者穿刺过程中，如有不适，可举手示意

疑有胸腔积液时应常规摄正侧位胸片，胸腔积液量少或包裹时，超声引导下穿刺抽液更安全、准确。必要时可以在 CT 引导下行胸膜腔穿刺术

操作中，密切注意患者的反应，如有头晕、面色苍白、出汗、心悸、胸部压迫感或剧痛、晕厥等胸膜过敏反应或出现连续性咳嗽、气短、咳泡沫痰等表现，应立即停止抽液，皮下注射 0.1% 肾上腺素 0.3～0.5ml，以及进行吸氧等对症处理，并摄床旁胸片了解是否有气胸或肺水肿发生

一次抽液（尤其是第一次抽液）不应过多、过快，诊断性抽液 50～100ml 即可；胸腔积液引流，首次不要超过 800ml，以后每次不超过 1000ml，必要时可接胸腔闭式引流瓶

穿刺的胸腔积液明显混浊或呈脓性者，应立即行胸腔置管引流。如为脓胸，每次应尽量抽尽，必要时可予以胸腔内冲洗或注入尿激酶减少分隔

疑为化脓性感染者或肺炎旁积液者，助手用无菌试管留取标本，行涂片革兰染色镜检、细菌培养以及药敏试验。检查脱落细胞，至少需要 100ml，并应立即送检，以免细胞自溶

无菌操作意识贯穿整个操作，操作时要避免人为造成空气进入胸腔，始终保持胸腔负压

应避免在第 9 肋间以下穿刺，以免穿透膈肌损伤腹腔脏器

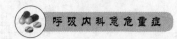

| 注意事项 | 恶性胸腔积液，可注射抗肿瘤药物或硬化剂诱发化学性胸膜炎，促使脏层和壁层胸膜粘连，闭合胸腔，防止胸腔积液重新积聚。对于预计生存期短者，推荐反复胸膜腔穿刺以减轻呼吸困难症状 |

第二节　胸腔闭式引流术

　　胸腔闭式引流术是用于检查胸腔积液的性质，排气、排液减轻胸腔压迫症状的一种诊疗技术。

【适应证】

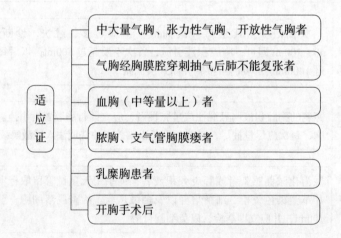

适应证
- 中大量气胸、张力性气胸、开放性气胸者
- 气胸经胸膜腔穿刺抽气后肺不能复张者
- 血胸（中等量以上）者
- 脓胸、支气管胸膜瘘者
- 乳糜胸患者
- 开胸手术后

【禁忌证】

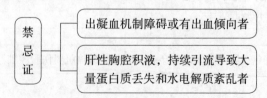

禁忌证
- 出凝血机制障碍或有出血倾向者
- 肝性胸腔积液，持续引流导致大量蛋白质丢失和水电解质紊乱者

【操作方法】

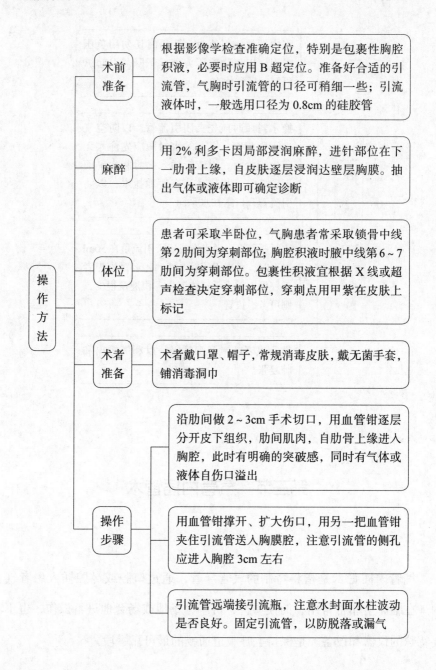

操作方法

术前准备 —— 根据影像学检查准确定位，特别是包裹性胸腔积液，必要时应用 B 超定位。准备好合适的引流管，气胸时引流管的口径可稍细一些；引流液体时，一般选用口径为 0.8cm 的硅胶管

麻醉 —— 用 2% 利多卡因局部浸润麻醉，进针部位在下一肋骨上缘，自皮肤逐层浸润达壁层胸膜。抽出气体或液体即可确定诊断

体位 —— 患者可采取半卧位，气胸患者常采取锁骨中线第 2 肋间为穿刺部位；胸腔积液时腋中线第 6~7 肋间为穿刺部位。包裹性积液宜根据 X 线或超声检查决定穿刺部位，穿刺点用甲紫在皮肤上标记

术者准备 —— 术者戴口罩、帽子，常规消毒皮肤，戴无菌手套，铺消毒洞巾

操作步骤 —— 沿肋间做 2~3cm 手术切口，用血管钳逐层分开皮下组织，肋间肌肉，自肋骨上缘进入胸腔，此时有明确的突破感，同时有气体或液体自伤口溢出

操作步骤 —— 用血管钳撑开、扩大伤口，用另一把血管钳夹住引流管送入胸膜腔，注意引流管的侧孔应进入胸腔 3cm 左右

操作步骤 —— 引流管远端接引流瓶，注意水封面水柱波动是否良好。固定引流管，以防脱落或漏气

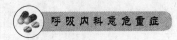

【注意事项】

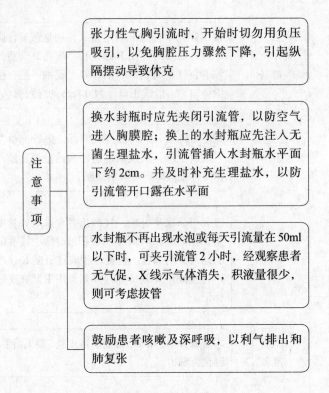

注意事项

张力性气胸引流时，开始时切勿用负压吸引，以免胸腔压力骤然下降，引起纵隔摆动导致休克

换水封瓶时应先夹闭引流管，以防空气进入胸膜腔；换上的水封瓶应先注入无菌生理盐水，引流管插入水封瓶水平面下约2cm。并及时补充生理盐水，以防引流管开口露在水平面

水封瓶不再出现水泡或每天引流量在50ml以下时，可夹引流管2小时，经观察患者无气促，X线示气体消失，积液量很少，则可考虑拔管

鼓励患者咳嗽及深呼吸，以利气排出和肺复张

第三节　气管内插管术

气管内插管术是指将特制的气管导管，通过口腔或鼻腔插入患者气管内。在临床上非常常用，简便易行，可不分场地或场合地进行操作，也不需要特殊的仪器和设备。是保持上呼吸道通畅的最可靠手段。

【适应证】

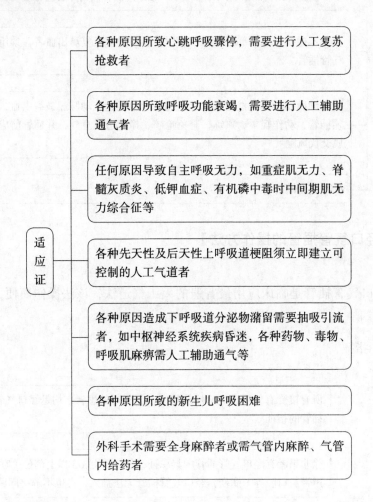

适应证
- 各种原因所致心跳呼吸骤停，需要进行人工复苏抢救者
- 各种原因所致呼吸功能衰竭，需要进行人工辅助通气者
- 任何原因导致自主呼吸无力，如重症肌无力、脊髓灰质炎、低钾血症、有机磷中毒时中间期肌无力综合征等
- 各种先天性及后天性上呼吸道梗阻须立即建立可控制的人工气道者
- 各种原因造成下呼吸道分泌物潴留需要抽吸引流者，如中枢神经系统疾病昏迷，各种药物、毒物、呼吸肌麻痹需人工辅助通气等
- 各种原因所致的新生儿呼吸困难
- 外科手术需要全身麻醉者或需气管内麻醉、气管内给药者

【禁忌证】

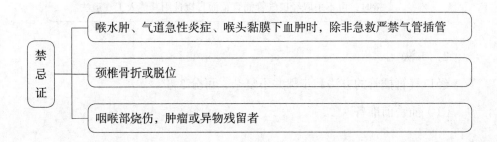

禁忌证
- 喉水肿、气道急性炎症、喉头黏膜下血肿时，除非急救严禁气管插管
- 颈椎骨折或脱位
- 咽喉部烧伤，肿瘤或异物残留者

下呼吸道分泌物潴留所致呼吸困难，难以经插管内清除者应考虑气管切开

鼻道不通畅、鼻咽部纤维血管瘤、鼻息肉或有反复鼻出血者，禁用经鼻气管插管

禁忌证

胸主动脉瘤压迫或侵犯气管壁，插管时可能造成动脉瘤破裂出血，如必须插管，动作轻柔、熟练，避免呛咳、挣扎造成意外，并插管前应向家属交代风险

严重出血倾向者

【经口气管插管的操作方法】

经口气管插管是临床应用最普遍的人工气道法，该法操作简便，易于掌握。

1. 指征

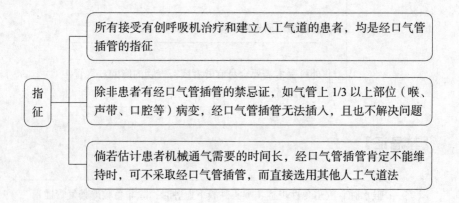

指征

所有接受有创呼吸机治疗和建立人工气道的患者，均是经口气管插管的指征

除非患者有经口气管插管的禁忌证，如气管上 1/3 以上部位（喉、声带、口腔等）病变，经口气管插管无法插入，且也不解决问题

倘若估计患者机械通气需要的时间长，经口气管插管肯定不能维持时，可不采取经口气管插管，而直接选用其他人工气道法

2. 方法

经口气管插管的方法和步骤并不复杂，可分 3 步。

（1）插管前准备

插管前准备

选择合适的导管,如根据患者的体形选择长短、粗细合适的导管,一般经口气管插管导管的内径与长短匹配,只要选择粗细适中的导管,长度基本均合适,粗细以便于插入声门的最粗内径为妥,一般选择较声门或气管细一些的导管,这样便于插管,对声带或喉部黏膜的损伤也小,这类导管均带有气囊,气囊充气后,完全可以密闭气道

导管过细的主要顾虑是造成吸引分泌物困难。检查导管外的气囊,确认气囊不漏气

准备牙垫,一般以较硬的木制或橡胶制的圆柱形管状物制作,长 5~8cm。紧急情况下,可用纱布包扎压舌板,并用胶布缠绕替代

准备好喉镜,直、弯型喉镜均可,临床应用弯型喉镜的机会较多,并检查喉镜的灯泡是否亮或足够亮

检查吸引器的功能状态,包括吸引器吸力的大小和与之配套的吸痰管和水等。备好固定导管的胶布

经口气管插管时,为使导管有一定的硬度,不会因用力而偏斜,导管也有一定的弯曲度,并随需要调整,多需要铜丝或铁丝制作的管芯,比导管稍长一些,外端弯曲至管外,以免滑入气道

（2）插管

插管

让患者取平卧位，将喉镜插入口腔，同时将患者头部充分后仰，当喉镜抵达咽后壁或舌根处后，将喉镜充分上翘，以挑起会厌，充分暴露声门或声带为原则，然后将带有管芯和气囊、并有一定弯曲度的气管导管插入

导管的弯曲度依靠管芯调整，调整的原则以能顺利抵达声门为好。会厌挑起不满意或声门暴露不理想时，不要盲目插管，以免损伤声带或喉部黏膜，引起喉痉挛。必要时，可请助手将患者的喉部轻轻下压

咽喉部分泌物（痰或血）多或有胃肠反流的患者，应在暴露声门和插管前充分吸引

情况并不十分紧急时，可事先向咽喉部喷些表面麻醉剂，如 2% 利多卡因或 1% 丁卡因，或者是两者的混合剂等，以让咽喉部黏膜和肌肉充分松弛，减少插管时的硬损伤，能减少患者的恶心和呕吐反射，便于插管

气管插管的深度，以进入声门后 5～6cm 为妥，一般最好在气管的中、下 1/3 处，此处既不容易滑出，也不会过深进入支气管或抵在隆突部，造成气体流动不畅

（3）导管固定

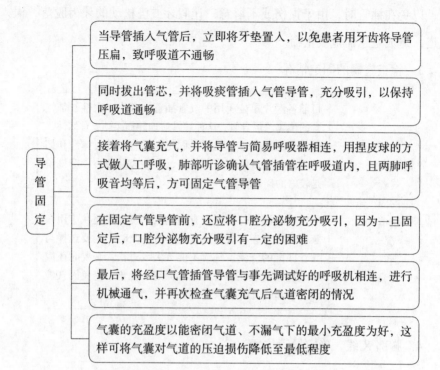

导管固定

当导管插入气管后，立即将牙垫置入，以免患者用牙齿将导管压扁，致呼吸道不通畅

同时拔出管芯，并将吸痰管插入气管导管，充分吸引，以保持呼吸道通畅

接着将气囊充气，并将导管与简易呼吸器相连，用捏皮球的方式做人工呼吸，肺部听诊确认气管插管在呼吸道内，且两肺呼吸音均等后，方可固定气管导管

在固定气管导管前，还应将口腔分泌物充分吸引，因为一旦固定后，口腔分泌物充分吸引有一定的困难

最后，将经口气管插管导管与事先调试好的呼吸机相连，进行机械通气，并再次检查气囊充气后气道密闭的情况

气囊的充盈度以能密闭气道、不漏气下的最小充盈度为好，这样可将气囊对气道的压迫损伤降低至最低程度

【经口气管插管的注意事项】

经口气管插管虽然简单，易于掌握，但需注意的事项也很多。如不妥善处理，易产生并发症。

1. 动作轻柔

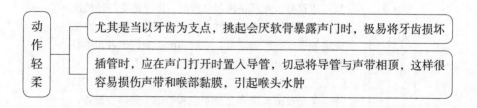

动作轻柔

尤其是当以牙齿为支点，挑起会厌软骨暴露声门时，极易将牙齿损坏

插管时，应在声门打开时置入导管，切忌将导管与声带相顶，这样很容易损伤声带和喉部黏膜，引起喉头水肿

2. 去除假牙或已松动的牙齿

插管前，应检查患者是否有假牙或已松动的牙齿，并将其摘除或提前去

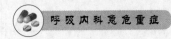

除，以免在插管时，由于损伤或不留意，让假牙或已松动的牙齿脱落，误入气道，造成窒息而危及生命。

3. 检查气囊的固定情况

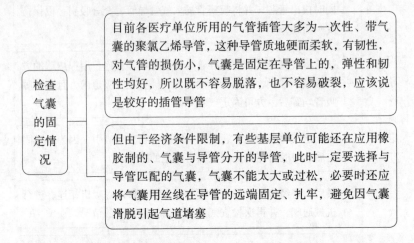

检查气囊的固定情况

目前各医疗单位所用的气管插管大多为一次性、带气囊的聚氯乙烯导管，这种导管质地硬而柔软，有韧性，对气管的损伤小，气囊是固定在导管上的，弹性和韧性均好，所以既不容易脱落，也不容易破裂，应该说是较好的插管导管

但由于经济条件限制，有些基层单位可能还在应用橡胶制的、气囊与导管分开的导管，此时一定要选择与导管匹配的气囊，气囊不能太大或过松，必要时还应将气囊用丝线在导管的远端固定、扎牢，避免因气囊滑脱引起气道堵塞

4. 胸部 X 线，确定导管位置

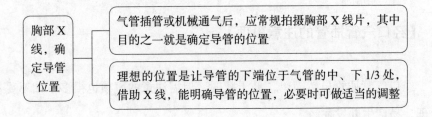

胸部 X 线，确定导管位置

气管插管或机械通气后，应常规拍摄胸部 X 线片，其中目的之一就是确定导管的位置

理想的位置是让导管的下端位于气管的中、下 1/3 处，借助 X 线，能明确导管的位置，必要时可做适当的调整

5. 监测和急救

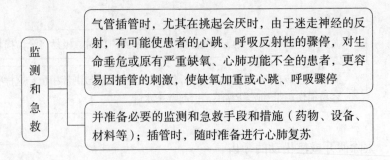

监测和急救

气管插管时，尤其在挑起会厌时，由于迷走神经的反射，有可能使患者的心跳、呼吸反射性的骤停，对生命垂危或原有严重缺氧、心肺功能不全的患者，更容易因插管的刺激，使缺氧加重或心跳、呼吸骤停

并准备必要的监测和急救手段和措施（药物、设备、材料等）；插管时，随时准备进行心肺复苏

【经鼻气管插管的操作方法】

经鼻气管插管相对经口气管插管难度大，它在经口气管插管的基础上，又增加了一个关口，即鼻后孔。经鼻气管插管与经口气管插管相比有许多优点，故有时很需要进行经鼻气管插管。

1. 指征

经鼻气管插管的指征较经口气管插管窄。作为连接呼吸机的人工气道，选择经鼻气管插管时，主要考虑3方面因素。

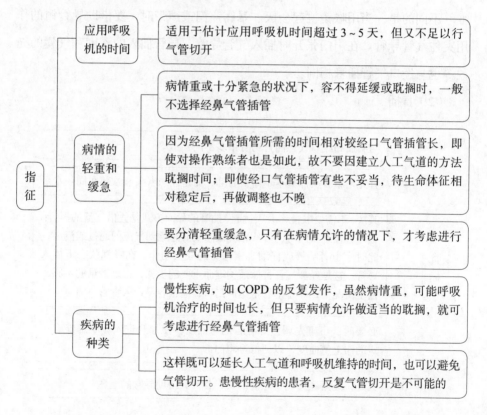

指征	应用呼吸机的时间	适用于估计应用呼吸机时间超过3~5天，但又不足以行气管切开
	病情的轻重和缓急	病情重或十分紧急的状况下，容不得延缓或耽搁时，一般不选择经鼻气管插管
		因为经鼻气管插管所需的时间相对较经口气管插管长，即使对操作熟练者也是如此，故不要因建立人工气道的方法耽搁时间；即使经口气管插管有些不妥当，待生命体征相对稳定后，再做调整也不晚
		要分清轻重缓急，只有在病情允许的情况下，才考虑进行经鼻气管插管
	疾病的种类	慢性疾病，如COPD的反复发作，虽然病情重，可能呼吸机治疗的时间也长，但只要病情允许做适当的耽搁，就可考虑进行经鼻气管插管
		这样既可以延长人工气道和呼吸机维持的时间，也可以避免气管切开。患慢性疾病的患者，反复气管切开是不可能的

2. 方法

经鼻气管插管的方法有3种，明插、盲插、经纤维支气管镜（以下简称纤支镜）导向。其中以盲插最难，经纤支镜导向下插管最容易、损伤最

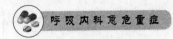
小、最安全。纤支镜虽然简单而容易，但不适合紧急、临时决定插管的患者选用。因为准备纤支镜和冷光源还需要一定的时间，况且纤支镜多由专人保管，要用时不一定能取到。经鼻气管插管所需要的器械和设备与经口气管插管大致相同。唯一不同的是经鼻气管插管还需要一个导管钳，而不需要牙垫。患者的体位也是平卧位，头后仰的程度随3种方法的不同而有所不同。无论使用哪一种插法，第一步均是将导管由鼻孔通过后鼻腔，送入咽后部或鼻咽部。

（1）明插：在上述第一步完成后，其他步骤基本与经口气管插管相同。唯一不同的是，当用喉镜挑起会厌、暴露声门或声带时，要借助导管钳的作用夹住气管导管。在声门张开时插入气管导管，导管插入的深度和气囊的充盈等也与经口气管插管相同。

（2）盲插

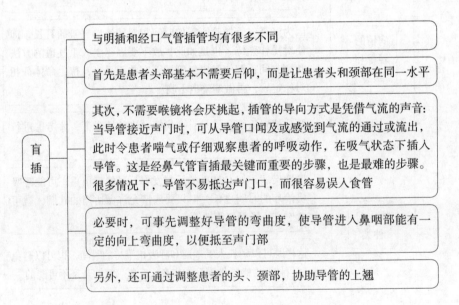

盲插
- 与明插和经口气管插管均有很多不同
- 首先是患者头部基本不需要后仰，而是让患者头和颈部在同一水平
- 其次，不需要喉镜将会厌挑起，插管的导向方式是凭借气流的声音：当导管接近声门时，可从导管口闻及或感觉到气流的通过或流出，此时令患者喘气或仔细观察患者的呼吸动作，在吸气状态下插入导管。这是经鼻气管盲插最关键而重要的步骤，也是最难的步骤。很多情况下，导管不易抵达声门口，而很容易误入食管
- 必要时，可事先调整好导管的弯曲度，使导管进入鼻咽部能有一定的向上弯曲度，以便抵至声门部
- 另外，还可通过调整患者的头、颈部，协助导管的上翘

（3）经纤支镜导向

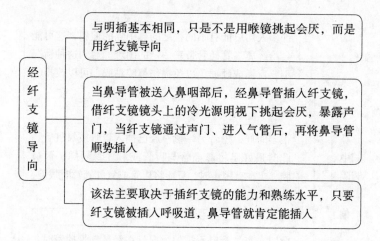

经纤支镜导向

- 与明插基本相同，只是不是用喉镜挑起会厌，而是用纤支镜导向
- 当鼻导管被送入鼻咽部后，经鼻导管插入纤支镜，借纤支镜镜头上的冷光源明视下挑起会厌，暴露声门，当纤支镜通过声门、进入气管后，再将鼻导管顺势插入
- 该法主要取决于插纤支镜的能力和熟练水平，只要纤支镜被插入呼吸道，鼻导管就肯定能插入

【经鼻气管插管的注意事项】

1. 鼻腔黏膜的出血

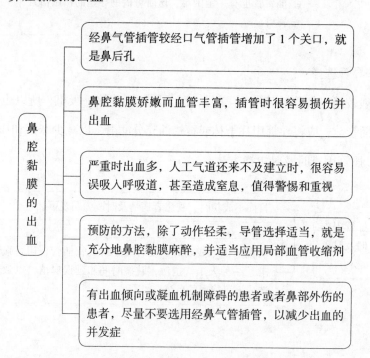

鼻腔黏膜的出血

- 经鼻气管插管较经口气管插管增加了 1 个关口，就是鼻后孔
- 鼻腔黏膜娇嫩而血管丰富，插管时很容易损伤并出血
- 严重时出血多，人工气道还来不及建立时，很容易误吸入呼吸道，甚至造成窒息，值得警惕和重视
- 预防的方法，除了动作轻柔，导管选择适当，就是充分地鼻腔黏膜麻醉，并适当应用局部血管收缩剂
- 有出血倾向或凝血机制障碍的患者或者鼻部外伤的患者，尽量不要选用经鼻气管插管，以减少出血的并发症

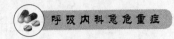

2. 鼻中隔的偏斜

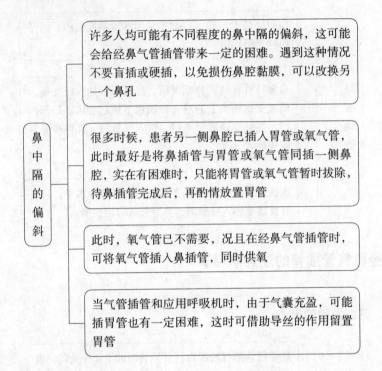

鼻中隔的偏斜

许多人均可能有不同程度的鼻中隔的偏斜，这可能会给经鼻气管插管带来一定的困难。遇到这种情况不要盲插或硬插，以免损伤鼻腔黏膜，可以改换另一个鼻孔

很多时候，患者另一侧鼻腔已插入胃管或氧气管，此时最好是将鼻插管与胃管或氧气管同插一侧鼻腔，实在有困难时，只能将胃管或氧气管暂时拔除，待鼻插管完成后，再酌情放置胃管

此时，氧气管已不需要，况且在经鼻气管插管时，可将氧气管插入鼻插管，同时供氧

当气管插管和应用呼吸机时，由于气囊充盈，可能插胃管也有一定困难，这时可借助导丝的作用留置胃管

3. 导管选择

一般较经口气管插管细 1～2 号，因为同样要连接呼吸机，所以也均需带气囊。插管前，应将导管用凡士林或石蜡油充分润滑，以减少摩擦和损伤。

4. 插管困难时及时更换方法

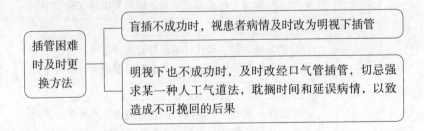

插管困难时及时更换方法

盲插不成功时，视患者病情及时改为明视下插管

明视下也不成功时，及时改经口气管插管，切忌强求某一种人工气道法，耽搁时间和延误病情，以致造成不可挽回的后果

5．无需管芯

三种经鼻气管插管法均不需要管芯，这点也与经口气管插管不同，原因是有导管钳的协助，管芯已不需要；况且经鼻气管插管时，如有管芯，损伤可能会更大。

6．颅底骨折的禁忌

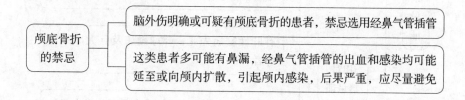

颅底骨折的禁忌 —— 脑外伤明确或可疑有颅底骨折的患者，禁忌选用经鼻气管插管

这类患者多可能有鼻漏，经鼻气管插管的出血和感染均可能延至或向颅内扩散，引起颅内感染，后果严重，应尽量避免

第四节　腹腔穿刺术

腹腔穿刺术常用于检查腹腔积液的性质，协助确定病原，或行腹腔内给药。如果有大量腹水导致呼吸困难或腹部胀痛时，可以穿刺放液减压以减轻症状。

【适应证】

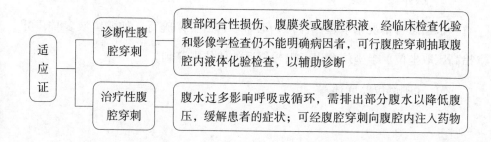

适应证

诊断性腹腔穿刺 —— 腹部闭合性损伤、腹膜炎或腹腔积液，经临床检查化验和影像学检查仍不能明确病因者，可行腹腔穿刺抽取腹腔内液体化验检查，以辅助诊断

治疗性腹腔穿刺 —— 腹水过多影响呼吸或循环，需排出部分腹水以降低腹压，缓解患者的症状；可经腹腔穿刺向腹腔内注入药物

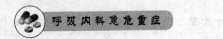
【禁忌证】

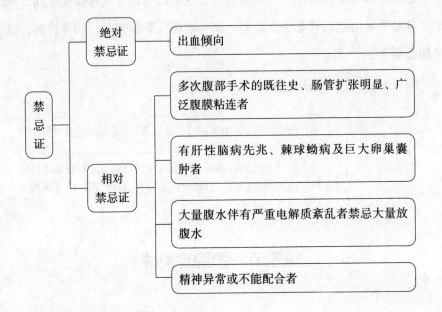

【诊断性穿刺的操作方法】

1. 穿刺前

穿刺前排空小便，以免穿刺时损伤膀胱。告知患者在操作过程中若感头晕、恶心、心悸、呼吸困难，应及时告知医护人员，以便及时处理。

2. 摆体位

根据患者情况采取适当体位，通常取仰卧位来施行，如潴留液多时，可抬高床取坐位、半坐位令患者以较舒适的体位来穿刺。

3. 穿刺部位的选择

穿刺部位的选择
- 不使用腹部超声"盲穿"时，损伤肝脾的危险性小的下腹部是安全部位
- 脐与左髂前上棘连接线中外 1/3 交点为第一选择，此处无重要器官，穿刺较安全，且容易愈合
- 脐与耻骨联合中点上 1cm，偏左或偏右 1～1.5cm 处，此处可避免损伤腹壁下动脉，肠管较游离不易损伤，且侧腹部（结肠旁沟）是腹水容易潴留部位
- 若患者取侧卧位，可选择脐平面与腋前线或腋中线交点处，此处穿刺多适于腹膜腔内少量积液的诊断性穿刺
- 手术瘢痕的附近，因为肠管等粘连较多，肠管容易受到损伤，需避免
- 使用腹部超声定位时，首先把腹腔内充分观察，再在腹直肌外侧，尽量找寻潴留液较多又能避开腹腔内脏器的安全穿刺部位，并作记号

4. 消毒铺巾

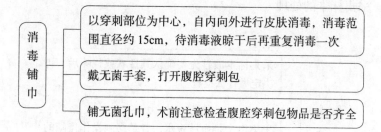

消毒铺巾
- 以穿刺部位为中心，自内向外进行皮肤消毒，消毒范围直径约 15cm，待消毒液晾干后再重复消毒一次
- 戴无菌手套，打开腹腔穿刺包
- 铺无菌孔巾，术前注意检查腹腔穿刺包物品是否齐全

5. 局部麻醉和腹水采集

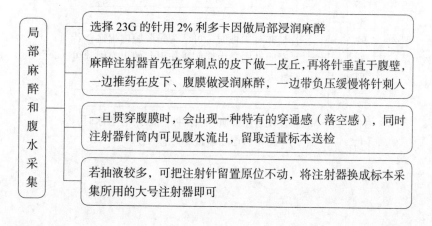

局部麻醉和腹水采集
- 选择 23G 的针用 2% 利多卡因做局部浸润麻醉
- 麻醉注射器首先在穿刺点的皮下做一皮丘，再将针垂直于腹壁，一边推药在皮下、腹膜做浸润麻醉，一边带负压缓慢将针刺入
- 一旦贯穿腹膜时，会出现一种特有的穿通感（落空感），同时注射器针筒内可见腹水流出，留取适量标本送检
- 若抽液较多，可把注射针留置原位不动，将注射器换成标本采集所用的大号注射器即可

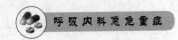

注意腹腔穿刺的层次。

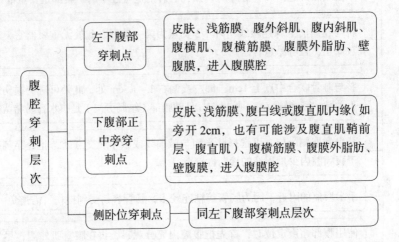

6. 压迫和固定

穿刺后用纱布压迫并用布胶带固定。

7. 采集标本的处理

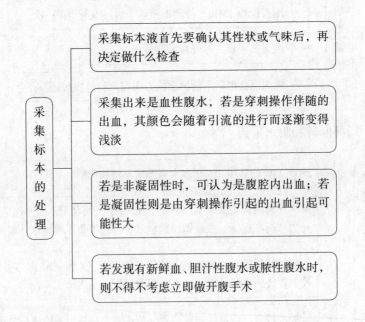

【穿刺引流的操作方法】

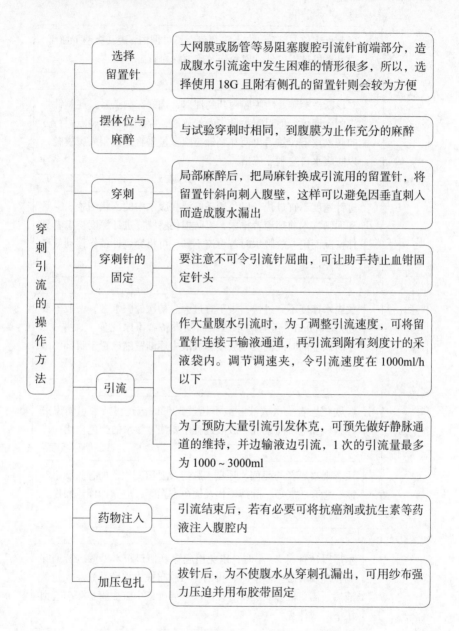

穿刺引流的操作方法

选择留置针
大网膜或肠管等易阻塞腹腔引流针前端部分，造成腹水引流途中发生困难的情形很多，所以，选择使用 18G 且附有侧孔的留置针则会较为方便

摆体位与麻醉
与试验穿刺时相同，到腹膜为止作充分的麻醉

穿刺
局部麻醉后，把局麻针换成引流用的留置针，将留置针斜向刺入腹壁，这样可以避免因垂直刺入而造成腹水漏出

穿刺针的固定
要注意不可令引流针屈曲，可让助手持止血钳固定针头

引流
作大量腹水引流时，为了调整引流速度，可将留置针连接于输液通道，再引流到附有刻度计的采液袋内。调节调速夹，令引流速度在 1000ml/h 以下

为了预防大量引流引发休克，可预先做好静脉通道的维持，并边输液边引流，1 次的引流量最多为 1000～3000ml

药物注入
引流结束后，若有必要可将抗癌剂或抗生素等药液注入腹腔内

加压包扎
拔针后，为不使腹水从穿刺孔漏出，可用纱布强力压迫并用布胶带固定

【注意事项】

注意事项

穿刺点定位要准确，左下腹穿刺点不可偏内，避开腹壁下血管，但又不可过于向外，以免伤及旋髂深血管

对诊断性穿刺及腹膜腔内药物注射，选好穿刺点后，穿刺针垂直刺入即可。但对腹水量多者的放液，穿刺针自穿刺点斜行方向刺入皮下，然后再使穿刺针与腹壁呈垂直方向刺入腹膜腔，以防腹水自穿刺点流出

进针速度不宜过快，以免刺破漂浮在腹水中的乙状结肠、空肠和回肠，术前嘱患者排尿，以防损伤膀胱。进针深度视患者具体情况而定，放腹水时若引流不畅，可将穿刺针稍作移动或稍变换体位

放腹水速度不宜过快，量不宜过大。初次放腹水者，一般不要超过 5000ml（但有腹水浓缩回输设备者不限此量），并在 2 小时以上的时间内缓慢放出，放液中逐渐紧缩已置于腹部的多头腹带

肝硬化患者一次放液一般不超过 3000ml。过多放液可诱发肝性脑病和电解质紊乱。放液过程中要注意腹水的颜色变化

注意观察患者的面色、呼吸、脉搏及血压变化，如有头晕、心悸、恶心、气短、脉搏增快及面色苍白等，应立即停止操作，并进行适当处理

术后卧床休息 24 小时，以免引起穿刺伤口腹水外渗。若遇穿刺孔继续有腹水渗漏时，可用蝶形胶布或火棉胶粘贴。大量放液后，需束以多头腹带，以防腹压骤降或内脏血管扩张引起血压下降或休克

【并发症】

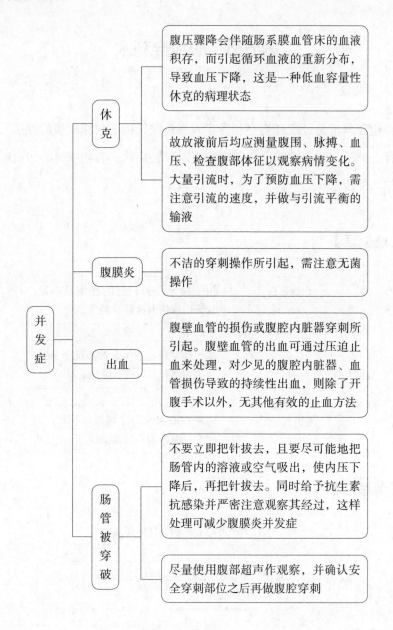

并发症
- 休克
  - 腹压骤降会伴随肠系膜血管床的血液积存，而引起循环血液的重新分布，导致血压下降，这是一种低血容量性休克的病理状态
  - 故放液前后均应测量腹围、脉搏、血压、检查腹部体征以观察病情变化。大量引流时，为了预防血压下降，需注意引流的速度，并做与引流平衡的输液
- 腹膜炎
  - 不洁的穿刺操作所引起，需注意无菌操作
- 出血
  - 腹壁血管的损伤或腹腔内脏器穿刺所引起。腹壁血管的出血可通过压迫止血来处理，对少见的腹腔内脏器、血管损伤导致的持续性出血，则除了开腹手术以外，无其他有效的止血方法
- 肠管被穿破
  - 不要立即把针拔去，且要尽可能地把肠管内的溶液或空气吸出，使内压下降后，再把针拔去。同时给予抗生素抗感染并严密注意观察其经过，这样处理可减少腹膜炎并发症
  - 尽量使用腹部超声作观察，并确认安全穿刺部位之后再做腹腔穿刺

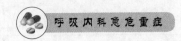

第五节　心包穿刺术

心包穿刺术是经皮肤将穿刺针穿入心包腔，用于判断积液的性质与病原菌。有心脏压塞时，抽取心包腔内积液以减轻症状；有化脓性心包炎时，穿刺排脓、注药。

【适应证】

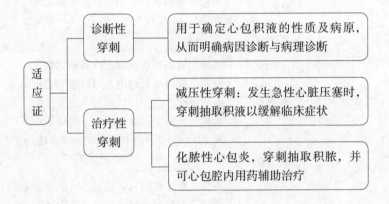

【禁忌证】

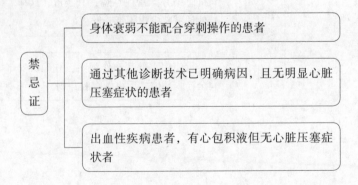

【操作方法】

操作
方法

操作前应了解患者的基本情况，向患者或家属解释心包穿刺术的目的和必要性，取得充分理解和合作，征得患者和家属的同意，并签署手术同意书

术前需进行心脏超声检查，确定液平段大小与穿刺部位，选液平段最大、距体表最近点为穿刺部位，或在超声显像指导下进行穿刺抽液更为准确、安全

嘱患者在穿刺过程中切勿咳嗽或深呼吸，精神紧张者可于术前半小时口服地西泮 10mg 或可待因 0.03g

行心电监护

患者取半卧位或坐位，用手术巾遮盖面部

常用穿刺部位有两个：心前区穿刺点于左侧第 5 或第 6 肋间隙，心浊音界内 2cm 左右；剑突与左侧肋弓缘夹角处进针

常规消毒穿刺部位皮肤，术者戴无菌手套，铺无菌洞巾。用 2% 利多卡因于穿刺部位自皮肤至壁层心包膜进行局部浸润麻醉

术者持穿刺针，助手以血管钳夹持与之连接的导液橡皮管。在心前区进针时，应使针自下而上，向脊柱方向缓慢刺入；剑突下进针时，应使针体与腹壁呈 30°～40° 夹角，向上、向后并稍向左侧刺入心包腔后下部。当针尖抵抗感突然消失时，表示针已经穿过心包壁层

术毕拔出针后，盖消毒纱布，压迫数分钟，用胶布固定

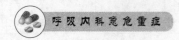

【注意事项】

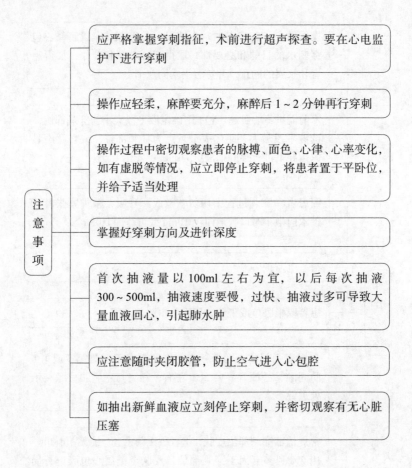

应严格掌握穿刺指征，术前进行超声探查。要在心电监护下进行穿刺

操作应轻柔，麻醉要充分，麻醉后 1~2 分钟再行穿刺

操作过程中密切观察患者的脉搏、面色、心律、心率变化，如有虚脱等情况，应立即停止穿刺，将患者置于平卧位，并给予适当处理

掌握好穿刺方向及进针深度

首次抽液量以 100ml 左右为宜，以后每次抽液 300~500ml，抽液速度要慢，过快、抽液过多可导致大量血液回心，引起肺水肿

应注意随时夹闭胶管，防止空气进入心包腔

如抽出新鲜血液应立刻停止穿刺，并密切观察有无心脏压塞

注意事项

第六节　腰椎穿刺术

腰椎穿刺术是临床常用的检查方法之一，用于检查脑脊液的性质，对诊断脑膜炎、脑炎、脑血管病变、脑瘤等神经系统疾病有重要意义，还可用于鞘内注射药物以及测定颅内压力和了解蛛网膜下腔是否阻塞。

【适应证】

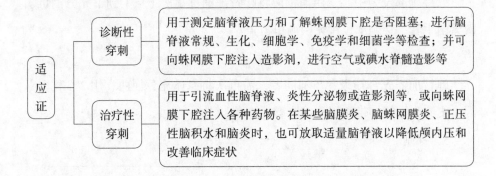

适应证	诊断性穿刺	用于测定脑脊液压力和了解蛛网膜下腔是否阻塞；进行脑脊液常规、生化、细胞学、免疫学和细菌学等检查；并可向蛛网膜下腔注入造影剂，进行空气或碘水脊髓造影等
	治疗性穿刺	用于引流血性脑脊液、炎性分泌物或造影剂等，或向蛛网膜下腔注入各种药物。在某些脑膜炎、脑蛛网膜炎、正压性脑积水和脑炎时，也可放取适量脑脊液以降低颅内压和改善临床症状

【禁忌证】

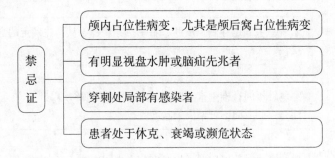

禁忌证	颅内占位性病变，尤其是颅后窝占位性病变
	有明显视盘水肿或脑疝先兆者
	穿刺处局部有感染者
	患者处于休克、衰竭或濒危状态

【操作方法】

1. 摆体位

床放水平，令患者侧卧位躺在床边缘，将身体弯曲成虾样，使腰椎棘突间尽量开大。

2. 确定穿刺部位

通常取 $L_{3\sim4}$ 间隙作为穿刺部位。

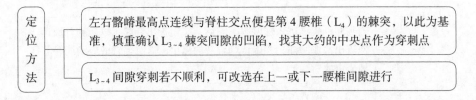

定位方法	左右髂嵴最高点连线与脊柱交点便是第 4 腰椎（L_4）的棘突，以此为基准，慎重确认 $L_{3\sim4}$ 棘突间隙的凹陷，找其大约的中央点作为穿刺点
	$L_{3\sim4}$ 间隙穿刺若不顺利，可改选在上一或下一腰椎间隙进行

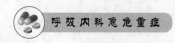

3. 消毒铺巾

以穿刺部位为中心，用消毒液将腰背部消毒 2 次（从上到下充分消毒）、戴无菌手套、穿刺部位用无菌洞巾覆盖。

4. 局部麻醉

施行前需先告知患者与辅助者，需再次将身体充分屈曲，用 2% 利多卡因自皮肤到椎间韧带逐层局部麻醉。

5. 穿刺

穿刺前，患者体位是否适当需再度确认，如脊背是否垂直于床，脊柱是否呈水平，都需检查

术者左手固定穿刺点皮肤，右手持穿刺针，从预先确定的穿刺点缓慢刺入

穿刺针可向脊椎垂直方向或稍微向头侧（倾斜约 15°）方向穿刺，注意穿刺方向不可偏离矢状面

皮肤穿通时，可用左手拉紧穿刺点周围皮肤，但穿入之际，不可用力过度

棘间韧带会有一定阻力，但针是可以顺利推进去的，如果穿通皮肤后，立即遇到硬感或阻力，可判断是方向偏差了，这时需把穿刺针退回皮下，重新修正穿刺方向

一般成人进针深度为 4 ~ 6cm，儿童则为 2 ~ 4cm，当针头穿过韧带与硬脑膜，一旦进入蛛网膜下腔时，针尖的抵抗感会随即消失，硬膜穿通时的落空感可由指尖部感受到

当判断针尖已进入蛛网膜下腔后，缓慢拔出针芯，以防脑脊液迅速流出造成脑疝，并确认脑脊液的流出。这时脑脊液应滴滴答答地流出才对

6. 压力测定

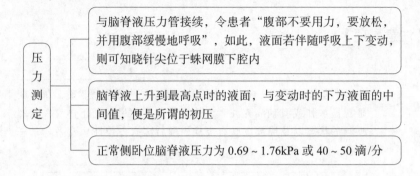

压力测定

与脑脊液压力管接续，令患者"腹部不要用力，要放松，并用腹部缓慢地呼吸"，如此，液面若伴随呼吸上下变动，则可知晓针尖位于蛛网膜下腔内

脑脊液上升到最高点时的液面，与变动时的下方液面的中间值，便是所谓的初压

正常侧卧位脑脊液压力为 0.69~1.76kPa 或 40~50 滴/分

7. 脑脊液动力试验

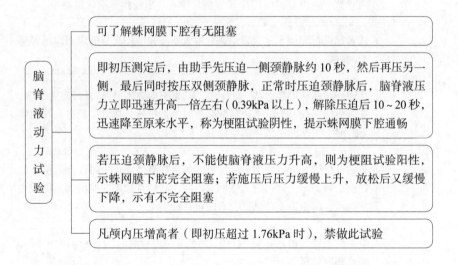

脑脊液动力试验

可了解蛛网膜下腔有无阻塞

即初压测定后，由助手先压迫一侧颈静脉约 10 秒，然后再压另一侧，最后同时按压双侧颈静脉，正常时压迫颈静脉后，脑脊液压力立即迅速升高一倍左右（0.39kPa 以上），解除压迫后 10~20 秒，迅速降至原来水平，称为梗阻试验阴性，提示蛛网膜下腔通畅

若压迫颈静脉后，不能使脑脊液压力升高，则为梗阻试验阳性，示蛛网膜下腔完全阻塞；若施压后压力缓慢上升，放松后又缓慢下降，示有不完全阻塞

凡颅内压增高者（即初压超过 1.76kPa 时），禁做此试验

8. 脑脊液的采集

撤去测压管，收集脑脊液 2~5ml 送检，如需做培养时，应用无菌试管留取标本。要注意采集标本时试管和手不可接触到滴下口。

9. 检查结束

脑脊液采集后可测定终压。最后拔去穿刺针，立即用纱布来压迫穿刺部位，穿刺部位消毒并覆盖无菌纱布。穿刺后除去枕头，在床上平卧 4~6 小时。

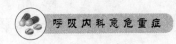

另外，同样可以进行坐位的腰椎穿刺。

【注意事项】

注意事项

> 严格掌握禁忌证，凡疑有颅内压升高者必须先做眼底检查，如有明显视盘水肿或有脑疝先兆者，禁忌穿刺。凡患者处于休克、衰竭或濒危状态以及局部皮肤有炎症、颅后窝有占位性病变者均禁忌穿刺

> 适当的体位是检查成败的关键，辅助者（护士或医师）能作好体位的正确保持，可说已成功了一半。高龄患者会因穿刺部位，椎间隙狭窄而导致穿刺困难，可先行 X 线胸片检查，事前预先确认供参考

> 从背部进行穿刺术，会带给患者很大不安，需作充分的说明以减轻患者的顾虑

> 穿通硬膜和蛛网膜时的"突破感"，需要用指尖体会，这是件重要的事。穿刺方向正确，会有通过棘间韧带时的抵抗感，在贯穿后进入蛛网膜下腔时会突然间有消失落空感

> 有时针会因刺入过度而刺到前方的韧带或椎体，这个时候，若将穿刺针退出数毫米，则可进入蛛网膜下腔。高龄者如果变换椎间后仍无法穿刺时，可令取坐位试试，有时可获成功

> 穿刺时患者如出现呼吸、脉搏、面色异常等症状时，应立即停止操作，并作相应处理

> 穿刺不顺利时应考虑的事项：①体位是否适当；②穿刺针通过时是否偏离矢状面，穿刺方向（角度）是否适当；③不顺利时要有勇气撤退，更换术者，请熟练的医师来做，不要做多次执拗的尝试

> 鞘内给药时，应先放出等量的脑脊液，然后再等量转换性注入药液

> 血性脑脊液时需与创伤性穿刺鉴别，在创伤性穿刺时，血色会逐渐变为浅淡

【并发症】

1. 脑疝形成

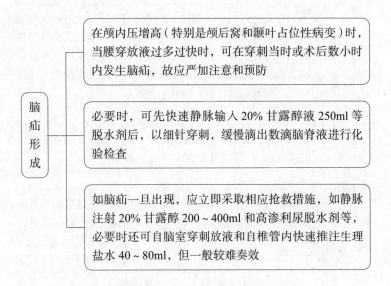

脑疝形成

- 在颅内压增高（特别是颅后窝和颞叶占位性病变）时，当腰穿放液过多过快时，可在穿刺当时或术后数小时内发生脑疝，故应严加注意和预防

- 必要时，可先快速静脉输入 20% 甘露醇液 250ml 等脱水剂后，以细针穿刺，缓慢滴出数滴脑脊液进行化验检查

- 如脑疝一旦出现，应立即采取相应抢救措施，如静脉注射 20% 甘露醇 200～400ml 和高渗利尿脱水剂等，必要时还可自脑室穿刺放液和自椎管内快速推注生理盐水 40～80ml，但一般较难奏效

2. 原有脊髓、脊神经根症状的突然加重

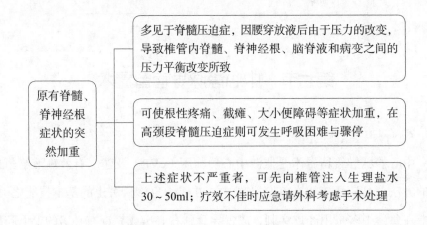

原有脊髓、脊神经根症状的突然加重

- 多见于脊髓压迫症，因腰穿放液后由于压力的改变，导致椎管内脊髓、脊神经根、脑脊液和病变之间的压力平衡改变所致

- 可使根性疼痛、截瘫、大小便障碍等症状加重，在高颈段脊髓压迫症则可发生呼吸困难与骤停

- 上述症状不严重者，可先向椎管注入生理盐水 30～50ml；疗效不佳时应急请外科考虑手术处理

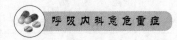

3. 低颅压综合征

低颅压综合征

- 指侧卧位脑脊液压力在 60 ~ 80mmH$_2$O 以下，较为常见

- 多因穿刺针过粗，穿刺技术不熟练或术后起床过早，使脑脊液自脊膜穿刺孔不断外流所致，患者于坐起后头痛明显加剧，严重者伴有恶心呕吐或眩晕、晕厥、平卧或头低位时头痛等即可减轻或缓解。少数尚可出现意识障碍、精神症状、脑膜刺激征等，持续一至数日

- 应使用细针穿刺，术后去枕平卧（最好俯卧）4 ~ 6 小时，并多饮水（忌饮浓茶、糖水）常可预防

- 如已发生，除嘱患者继续平卧和多饮水外，还可酌情静脉滴注 5% 葡萄糖盐水 500 ~ 1000ml，1 ~ 2 次 / 日，数日，常可治愈

- 也可再次腰穿在椎管内或硬脊膜外注入生理盐水 20 ~ 30ml，消除硬脊膜外间隙的负压以阻止脑脊液继续漏出

第七节　中心静脉导管留置术

中心静脉导管留置术是监测中心静脉压（cVP）及建立有效输液给药途径的方法，已广泛应用在 ICU 监测中，并成为急诊科医生的基本技能之一。目前在急诊中多采用经皮穿刺，放置导管到右心房或靠近右心房的上下腔静脉并原位固定。

【适应证】

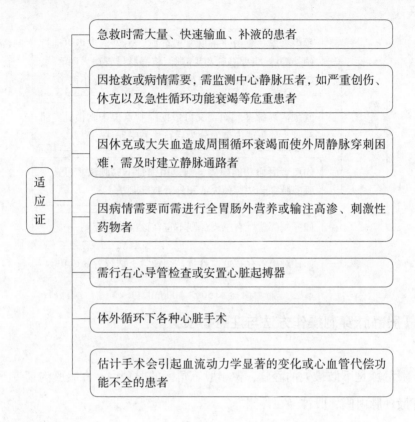

适应证
- 急救时需大量、快速输血、补液的患者
- 因抢救或病情需要，需监测中心静脉压者，如严重创伤、休克以及急性循环功能衰竭等危重患者
- 因休克或大失血造成周围循环衰竭而使外周静脉穿刺困难，需及时建立静脉通路者
- 因病情需要而需进行全胃肠外营养或输注高渗、刺激性药物者
- 需行右心导管检查或安置心脏起搏器
- 体外循环下各种心脏手术
- 估计手术会引起血流动力学显著的变化或心血管代偿功能不全的患者

【禁忌证】

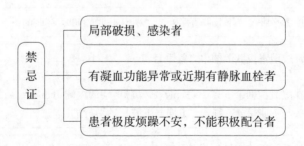

禁忌证
- 局部破损、感染者
- 有凝血功能异常或近期有静脉血栓者
- 患者极度烦躁不安，不能积极配合者

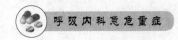

【静脉插管途径】

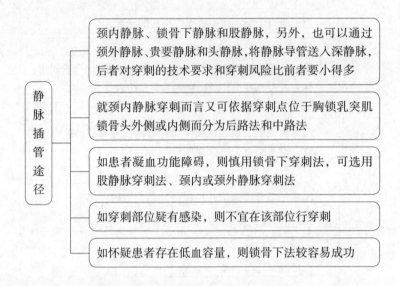

静脉插管途径

- 颈内静脉、锁骨下静脉和股静脉，另外，也可以通过颈外静脉、贵要静脉和头静脉，将静脉导管送入深静脉，后者对穿刺的技术要求和穿刺风险比前者要小得多

- 就颈内静脉穿刺而言又可依据穿刺点位于胸锁乳突肌锁骨头外侧或内侧而分为后路法和中路法

- 如患者凝血功能障碍，则慎用锁骨下穿刺法，可选用股静脉穿刺法、颈内或颈外静脉穿刺法

- 如穿刺部位疑有感染，则不宜在该部位行穿刺

- 如怀疑患者存在低血容量，则锁骨下法较容易成功

【股静脉穿刺操作方法与注意事项】

股静脉是下肢最大的静脉，位于股三角区的股鞘内，在腹股沟韧带下方紧靠股动脉内侧，股神经在外侧。

1. 穿刺方法

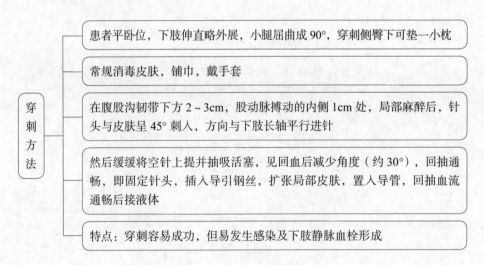

穿刺方法

- 患者平卧位，下肢伸直略外展，小腿屈曲成 90°，穿刺侧臀下可垫一小枕

- 常规消毒皮肤，铺巾，戴手套

- 在腹股沟韧带下方 2～3cm，股动脉搏动的内侧 1cm 处，局部麻醉后，针头与皮肤呈 45° 刺入，方向与下肢长轴平行进针

- 然后缓缓将空针上提并抽吸活塞，见回血后减少角度（约 30°），回抽通畅，即固定针头，插入导引钢丝，扩张局部皮肤，置入导管，回抽血流通畅后接液体

- 特点：穿刺容易成功，但易发生感染及下肢静脉血栓形成

2. 注意事项

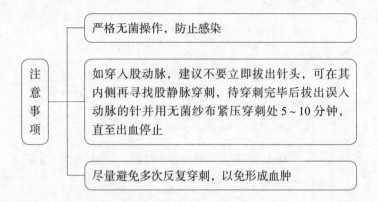

注意事项
- 严格无菌操作，防止感染
- 如穿入股动脉，建议不要立即拔出针头，可在其内侧再寻找股静脉穿刺，待穿刺完毕后拔出误入动脉的针并用无菌纱布紧压穿刺处5～10分钟，直至出血停止
- 尽量避免多次反复穿刺，以免形成血肿

【颈内静脉穿刺操作方法与注意事项】

与颈总动脉伴行，位于颈总动脉外侧，上段在胸锁乳突肌胸骨头内侧，中段在胸锁乳突肌的后方，下段位于胸锁乳突肌胸骨头和锁骨头构成的颈动脉三角区内。

1. 穿刺方法

平卧，除去枕头，头后仰并转向穿刺对侧，必要时肩后垫高，头低位15°～30°。

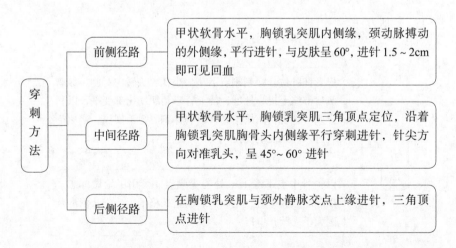

穿刺方法
- 前侧径路：甲状软骨水平，胸锁乳突肌内侧缘，颈动脉搏动的外侧缘，平行进针，与皮肤呈60°，进针1.5～2cm即可见回血
- 中间径路：甲状软骨水平，胸锁乳突肌三角顶点定位，沿着胸锁乳突肌胸骨头内侧缘平行穿刺进针，针尖方向对准乳头，呈45°～60°进针
- 后侧径路：在胸锁乳突肌与颈外静脉交点上缘进针，三角顶点进针

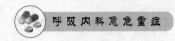

2. 注意事项

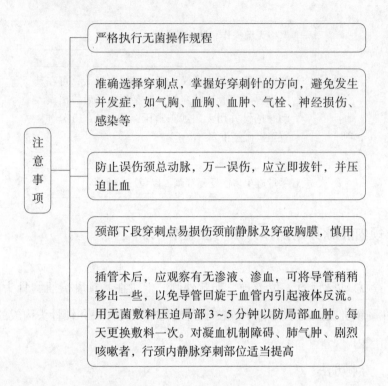

注意事项

- 严格执行无菌操作规程
- 准确选择穿刺点,掌握好穿刺针的方向,避免发生并发症,如气胸、血胸、血肿、气栓、神经损伤、感染等
- 防止误伤颈总动脉,万一误伤,应立即拔针,并压迫止血
- 颈部下段穿刺点易损伤颈前静脉及穿破胸膜,慎用
- 插管术后,应观察有无渗液、渗血,可将导管稍稍移出一些,以免导管回旋于血管内引起液体反流。用无菌敷料压迫局部 3～5 分钟以防局部血肿。每天更换敷料一次。对凝血机制障碍、肺气肿、剧烈咳嗽者,行颈内静脉穿刺部位适当提高

【锁骨下静脉穿刺操作方法与注意事项】

1. 穿刺方法

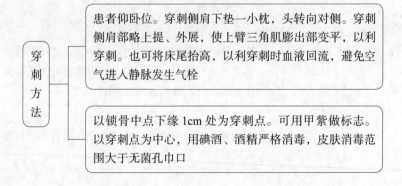

穿刺方法

- 患者仰卧位。穿刺侧肩下垫一小枕,头转向对侧。穿刺侧肩部略上提、外展,使上臂三角肌膨出部变平,以利穿刺。也可将床尾抬高,以利穿刺时血液回流,避免空气进入静脉发生气栓
- 以锁骨中点下缘 1cm 处为穿刺点。可用甲紫做标志。以穿刺点为中心,用碘酒、酒精严格消毒,皮肤消毒范围大于无菌孔巾口

穿刺方法

选好穿刺点，局麻后进针。针尖指向锁骨内侧端，与胸骨纵轴约呈 40°角，与胸壁平面约呈 15°角，以恰能穿过锁骨与第一肋骨的间隙为准，紧贴锁骨背面缓缓刺入

当刺入 3～4cm 后有穿透感，继续进针，当有第二次减压穿透感时抽动活塞，如有回血，说明已刺入锁骨下静脉。从皮肤至锁骨下静脉，成人 4～7cm，儿童 1～3cm

穿刺针再稍推进，术者左手固定注射器，右手置入导丝，退出注射器，置管。成人一般插入 10～15cm，儿童 5～10cm，导管可达右心房入口处，然后固定导管

插入导管后再次证明回血通畅后，贴上敷贴，调节流速，并协助患者于舒适体位

2. 注意事项

注意事项

准确掌握适应证，严格执行无菌操作

取右侧穿刺，准确选好穿刺点，掌握好穿刺针的进针方向，以防并发症，如气胸、血胸、气栓、神经损伤、感染等

更换接头、注射器和插管时，应在患者呼气后屏气时进行，以免吸入空气，发生气栓

管路连接应紧密，以免漏气

锁骨下静脉压力低，为 0～4mmHg，吸气时可为负压，因此在输液过程中绝不能使输液瓶滴空，并应使一段输液管低于患者心脏水平

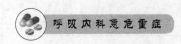

【经外周静脉穿刺中心静脉置管（PICC）】

经外周静脉穿刺中心静脉置管（PICC）

该方法一次置管成功率高，节省时间和人力，操作简单安全，不需局部麻醉，不需缝针，不限制患者臂部活动，患者痛苦时间短，在临床上值得推广使用。PICC 置管具有如下优点

①选择肘部静脉可看见，易穿刺成功

②导管柔软无刺激，基本无血栓形成，T 型延长管装置大大减轻了护士操作时对穿刺部位的刺激

③椭圆形的固定盘使导管能安全合适地固定在手臂上，以厘米做的刻度标记使得修剪导管时既准确又简易，定在皮肤处的零点刻度参考线使导管定位准确并能清楚地显示活动和移位的情况

另外，经颈外静脉将静脉导管送入深静脉，对患者体位要求低，穿刺风险小，成功率高，值得推广

【中心静脉导管即时并发症】

中心静脉导管即时并发症

出血、血肿

颈内静脉、锁骨下静脉和股静脉都有动脉相邻，两者距离非常接近，体形变异或者体位放置不当，均可影响穿刺点的定位，穿刺时极可能伤及动脉

一旦伤及动脉，即可导致出血，局部血肿形成，若颈动脉出血未能及时按压处理，可产生巨大血肿，压迫气管，导致气管移位，患者出现呼吸困难，严重者需手术止血

若血肿发生于纵隔或胸腔，则可出现纵隔血肿和血胸

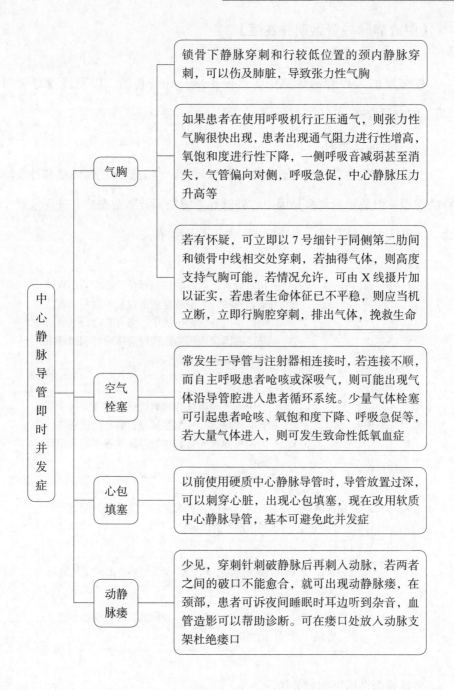

中心静脉导管即时并发症

气胸
- 锁骨下静脉穿刺和行较低位置的颈内静脉穿刺，可以伤及肺脏，导致张力性气胸
- 如果患者在使用呼吸机行正压通气，则张力性气胸很快出现，患者出现通气阻力进行性增高，氧饱和度进行性下降，一侧呼吸音减弱甚至消失，气管偏向对侧，呼吸急促，中心静脉压力升高等
- 若有怀疑，可立即以7号细针于同侧第二肋间和锁骨中线相交处穿刺，若抽得气体，则高度支持气胸可能，若情况允许，可由X线摄片加以证实，若患者生命体征已不平稳，则应当机立断，立即行胸腔穿刺，排出气体，挽救生命

空气栓塞
- 常发生于导管与注射器相连接时，若连接不顺，而自主呼吸患者呛咳或深吸气，则可能出现气体沿导管腔进入患者循环系统。少量气体栓塞可引起患者呛咳、氧饱和度下降、呼吸急促等，若大量气体进入，则可发生致命性低氧血症

心包填塞
- 以前使用硬质中心静脉导管时，导管放置过深，可以刺穿心脏，出现心包填塞，现在改用软质中心静脉导管，基本可避免此并发症

动静脉瘘
- 少见，穿刺针刺破静脉后再刺入动脉，若两者之间的破口不能愈合，就可出现动静脉瘘，在颈部，患者可诉夜间睡眠时耳边听到杂音，血管造影可以帮助诊断。可在瘘口处放入动脉支架杜绝瘘口

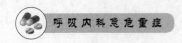

【中心静脉导管远期并发症】

较多见的为导管源性感染、血栓形成，导管折断，以及拔除导管时（后）的空气栓塞。

1. 导管源性感染

危重患者往往需长时间放置中心静脉导管，作为监测生命体征和补液治疗的途径，但危重患者极易因中心静脉导管感染而导致败血症并进而危及生命。一般认为，导管感染是否出现，与下列因素有关：

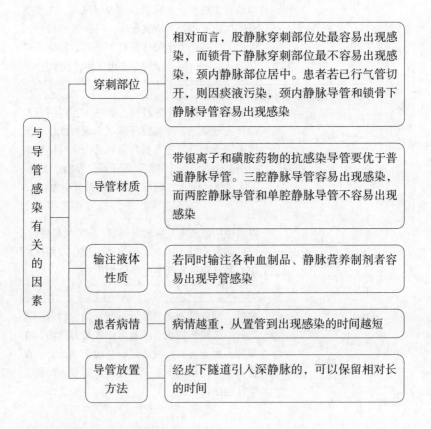

与导管感染有关的因素

穿刺部位：相对而言，股静脉穿刺部位处最容易出现感染，而锁骨下静脉穿刺部位最不容易出现感染，颈内静脉部位居中。患者若已行气管切开，则因痰液污染，颈内静脉导管和锁骨下静脉导管容易出现感染

导管材质：带银离子和磺胺药物的抗感染导管要优于普通静脉导管。三腔静脉导管容易出现感染，而两腔静脉导管和单腔静脉导管不容易出现感染

输注液体性质：若同时输注各种血制品、静脉营养制剂者容易出现导管感染

患者病情：病情越重，从置管到出现感染的时间越短

导管放置方法：经皮下隧道引入深静脉的，可以保留相对长的时间

与导管源性感染的相关情况。

通常监护室的危重患者，若原先体温正常，突然出现体温上升，不能用其他部位感染解释者，均需怀疑静脉导管感染

静脉导管感染，可以伴有寒战，随后出现体温迅速上升，可高达39℃以上，早期拔除导管后体温下降

对可疑者，需行血细菌和霉菌培养及拔出静脉导管培养，以帮助诊断和对因治疗

导管源性感染

若拔除导管后体温不下降，也不能完全除外导管感染，应警惕败血症可能

对有导管感染怀疑者，应使用抗生素治疗

危重患者出现导管感染以在置管后1~2周较多。轻症患者若护理得当，可放置数月

导管感染病原菌来源以穿刺部位皮肤、导管与输液器连接处和导管腔内定植菌为最多

一旦怀疑静脉导管感染，必须立即拔除静脉导管并送病原菌培养，以含抗生素药液的生理盐水封管方法并不可靠

2. 血栓形成

较多见于股静脉置管，由于危重病患者常合并血液高凝，处于卧床制动，昏迷状态，以及使用脱水药物，因此容易出现静脉血栓形成，表现为一侧肢体肿胀明显

血栓形成

为避免血栓脱落产生肺动脉栓塞，可抬高患肢，制动，并使用低分子肝素皮下注射

颈静脉置管处亦有发生血栓的可能

需要注意的是，如果静脉导管阻塞，切勿用大力以生理盐水冲洗，有发生肺栓塞和腔内病原菌播散的可能，应拔除导管并密切观察患者

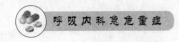

3. 空气栓塞

空气栓塞

在中心静脉导管使用过程中亦可发生空气栓塞，一般由中心静脉导管尾部与输液器连接处脱落所致，若未及时发现，在自主呼吸状态下，可发生致命性空气栓塞

为防止此种情况发生，推荐使用带螺纹三通开关或肝素帽置于连接处，这样可避免意外脱落

另外，对放置时间较长的中心静脉导管，拔除后应按压较长时间，皮肤导管入口处可用凡士林油纱布封闭，再以不透气薄膜贴于其上，目的是防止气体由放置静脉导管形成的窦道进入血液循环，产生空气栓塞

过去认为拔管后患者出现不明原因的意识障碍或呼吸困难，极有可能是空气栓塞所致

一旦发生空气栓塞，视严重程度做以下处理：患者取左侧卧位，右侧略抬高，吸氧，行无创正压机械通气或者气管插管行机械通气，尽量维持正常血氧饱和度，必要时可予吗啡、糖皮质激素等配合治疗

空气栓塞对患者的危害在栓塞发生时最严重，若患者能度过最初的时间，一般随着空气在血液中的溶解吸收，临床情况会逐渐好转

4. 导管断裂

可能是在行静脉穿刺时，不慎被金属针芯扎破，引起导管断裂，也可由导管打折老化所致。一般多有导管出现渗漏在先，一旦发生，应立即将其更换。

第八节 经皮肺穿刺活检术

经胸壁针刺肺活检是用活检针经过皮肤和胸壁到达肺部病灶进行切割或针吸肺的病灶组织做病理检查，从而明确病灶性质进行病理诊断。

【适应证】

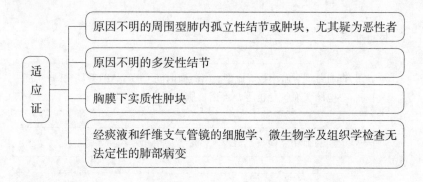

适应证
- 原因不明的周围型肺内孤立性结节或肿块，尤其疑为恶性者
- 原因不明的多发性结节
- 胸膜下实质性肿块
- 经痰液和纤维支气管镜的细胞学、微生物学及组织学检查无法定性的肺部病变

【禁忌证】

无绝对禁忌证，具体由术者根据情况权衡利弊而定，以下为相对禁忌证或应尽可能避免的情况。

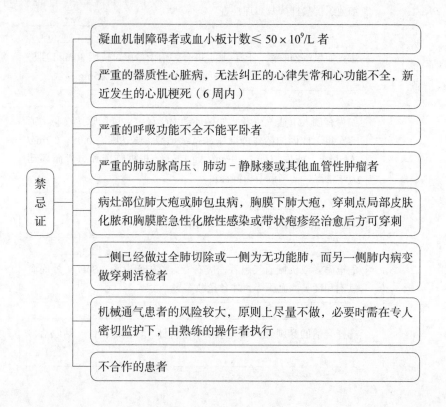

禁忌证
- 凝血机制障碍者或血小板计数 $\leq 50 \times 10^9/L$ 者
- 严重的器质性心脏病，无法纠正的心律失常和心功能不全，新近发生的心肌梗死（6 周内）
- 严重的呼吸功能不全不能平卧者
- 严重的肺动脉高压、肺动-静脉瘘或其他血管性肿瘤者
- 病灶部位肺大疱或肺包虫病，胸膜下肺大疱，穿刺点局部皮肤化脓和胸膜腔急性化脓性感染或带状疱疹经治愈后方可穿刺
- 一侧已经做过全肺切除或一侧为无功能肺，而另一侧肺内病变做穿刺活检者
- 机械通气患者的风险较大，原则上尽量不做，必要时需在专人密切监护下，由熟练的操作者执行
- 不合作的患者

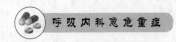

【操作方法与程序】

1. 术前准备

术前准备

查血常规、血小板、血型、出凝血时间（PT、APTT），肝肾功能、心电图、血气分析等，停用口服抗凝药

近期的肺功能检查，$FEV_1<35\%$ 者应慎重

摄正侧位 X 线胸片，胸部 CT 增强扫描，B 超定位（病灶贴近胸壁者）或 CT 定位（病灶距胸壁 >2cm）

穿刺针 1 支，无菌包 1 个，无菌手套 2 副，2% 利多卡因 10ml。备凝血酶或者其他止血药。装有 10% 甲醛溶液（福尔马林）的标本瓶子 1~2 个，玻片 3~6 张，培养皿或培养瓶等。标本分别送细菌、抗酸杆菌及病理检查

患者如果剧烈咳嗽，于穿刺前 30 分钟给予口服可待因 30mg 口服，情绪紧张者，穿刺前 30 分钟给予地西泮（安定）2.5mg 口服

如为有创人工通气患者，如循环动力学稳定，可用咪达唑仑（咪唑安定）或丙泊酚作静脉输注持续镇静，咪达唑仑 0.05~0.2mg/（kg·h）或丙泊酚 1~4mg/（kg·h）。根据临床和患者循环动力学情况，适当调节镇静深度

向患者解释操作过程，签署知情同意书

危重患者或机械通气患者，应有专人监护心电图、SpO_2（外周血氧饱和度）、血压等，并备抢救车等

选择合适的穿刺针，如负压抽吸活检针、切割活检针、钻取活检针等

2. 操作过程

（1）定位

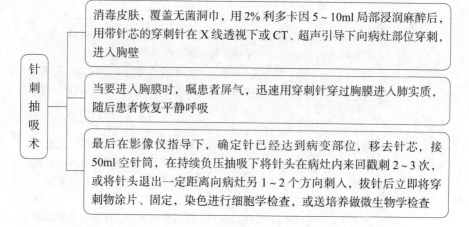

定位

根据 CT、B 超或 X 线胸片定位，选择距离肺内病灶最短并避开骨骼及肋间血管的胸壁部位为进针点并在皮肤上做标记，测量好进针的深度与方向

术时通常采用平卧位或俯卧位，尽量避免斜位、侧卧位与坐位

操作中告知患者尽量平静呼吸，避免用力呼吸、咳嗽

（2）针刺抽吸术

针刺抽吸术

消毒皮肤，覆盖无菌洞巾，用 2% 利多卡因 5～10ml 局部浸润麻醉后，用带针芯的穿刺针在 X 线透视下或 CT、超声引导下向病灶部位穿刺，进入胸壁

当要进入胸膜时，嘱患者屏气，迅速用穿刺针穿过胸膜进入肺实质，随后患者恢复平静呼吸

最后在影像仪指导下，确定针已经达到病变部位，移去针芯，接 50ml 空针筒，在持续负压抽吸下将针头在病灶内来回戳刺 2～3 次，或将针头退出一定距离向病灶另 1～2 个方向刺入，拔针后立即将穿刺物涂片、固定，染色进行细胞学检查，或送培养做微生物学检查

（3）肺切割针活检术

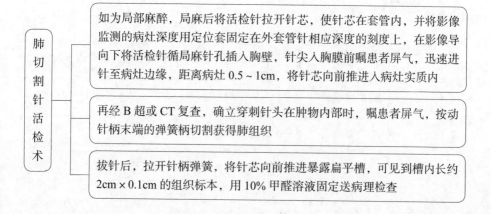

肺切割针活检术

如为局部麻醉，局麻后将活检针拉开针芯，使针芯在套管内，并将影像监测的病灶深度用定位套固定在外套管针相应深度的刻度上，在影像导向下将活检针循局麻针孔插入胸壁，针尖入胸膜前嘱患者屏气，迅速进针至病灶边缘，距离病灶 0.5～1cm，将针芯向前推进入病灶实质内

再经 B 超或 CT 复查，确立穿刺针头在肿物内部时，嘱患者屏气，按动针柄末端的弹簧柄切割获得肺组织

拔针后，拉开针柄弹簧，将针芯向前推进暴露扁平槽，可见到槽内长约 2cm×0.1cm 的组织标本，用 10% 甲醛溶液固定送病理检查

（4）接受正压人工通气的患者：穿刺前 15 分钟提高吸入氧浓度（FiO$_2$）至 100%，并维持至穿刺结束后 1 小时，以保证外周氧饱和度（SpO$_2$）≥95%；穿刺时，暂停正压人工通气，并把呼气终末正压（PEEP）的压力水平调至零。

（5）术毕：术毕压迫穿刺点片刻，局部消毒，无菌纱布覆盖、胶布固定，术后 1 小时内及次日各进行 1 次胸部 X 线检查，确定是否发生气胸，便于及时处理。

【注意事项】

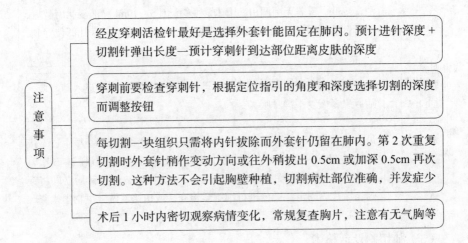

注意事项

经皮穿刺活检针最好是选择外套针能固定在肺内。预计进针深度＋切割针弹出长度—预计穿刺针到达部位距离皮肤的深度

穿刺前要检查穿刺针，根据定位指引的角度和深度选择切割的深度而调整按钮

每切割一块组织只需将内针拔除而外套针仍留在肺内。第 2 次重复切割时外套针稍作变动方向或往外稍拔出 0.5cm 或加深 0.5cm 再次切割。这种方法不会引起胸壁种植，切割病灶部位准确，并发症少

术后 1 小时内密切观察病情变化，常规复查胸片，注意有无气胸等

【并发症】

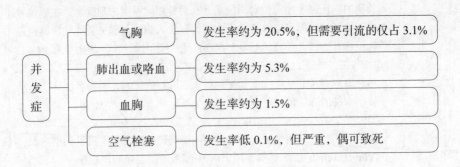

并发症

气胸 —— 发生率约为 20.5%，但需要引流的仅占 3.1%

肺出血或咯血 —— 发生率约为 5.3%

血胸 —— 发生率约为 1.5%

空气栓塞 —— 发生率低 0.1%，但严重，偶可致死

第十八章　呼吸系统急危重症的治疗技术

第一节　机械通气

　　机械通气（MV）是利用呼吸机的机械装置产生气流和提供不等氧浓度，建立气道口与肺泡间的压力差，增加通气量、改善换气和减少呼吸功，最终改善或纠正低氧血症、二氧化碳潴留及酸碱失衡。MV 可纠正急性呼吸性酸中毒、低氧血症、缓解呼吸肌疲劳，防止肺不张，为使用镇静和肌松剂保驾，稳定胸壁。

一、机械通气的目的、适应证与禁忌证

【目的】

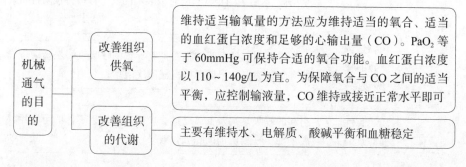

机械通气的目的

改善组织供氧 —— 维持适当输氧量的方法应为维持适当的氧合、适当的血红蛋白浓度和足够的心输出量（CO）。PaO$_2$ 等于 60mmHg 可保持合适的氧合功能。血红蛋白浓度以 110～140g/L 为宜。为保障氧合与 CO 之间的适当平衡，应控制输液量，CO 维持或接近正常水平即可

改善组织的代谢 —— 主要有维持水、电解质、酸碱平衡和血糖稳定

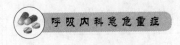

【适应证】

机械通气的适应证	慢性阻塞性肺病（COPD）所致的呼吸衰竭	在合理氧疗的情况下，出现下列指征应行机械通气：①$PaCO_2$进行性增高，伴有意识障碍或昏迷；②PaO_2<45mmHg；③呼吸频率>30次/分或呼吸浅慢，呼吸抑制；④$PaCO_2$>70mmHg起；⑤pH<7.25
	重症支气管哮喘	经积极的内科治疗，患者于24~48小时症状无好转或恶化，且出现下列指征之一者：①严重的呼吸肌疲劳；②$PaCO_2$>45mmHg，且呈上升趋势；③由低氧或二氧化碳潴留引起神志改变；④极度呼吸困难，但哮鸣音明显减轻
	急性呼吸窘迫综合征（ARDS）	患者行早期行机械通气治疗可改善预后，故其指征应放宽。在60%吸氧浓度下，若PaO_2<60mmHg或$PaCO_2$>45mmHg，pH<7.30，氧合指数<200时，即可考虑行机械通气治疗
	神经肌肉疾患	神经肌肉疾患引起的呼吸衰竭患者，若出现下列指征之一，即可行机械通气治疗：①最大吸气负压<25mmHg；②肺活量<15ml/kg；③RR>30~40次/分
	上呼吸道梗阻所致的呼吸衰竭	首先畅通呼吸道（如气管插管或气管切开），然后据病情决定是否机械通气
	术后呼吸支持	术后患者若吸氧浓度>40%（PaO_2<60mmHg或$PaCO_2$>50mmHg），即应考虑机械通气治疗。其中行心胸外科、脑外科及上腹部手术患者如术前VC<50%预计值或FEV_1/FVC<70%，术后为阻止或预防呼吸衰竭的发生，可行预防性机械通气
	药物过量所致的呼吸衰竭	如镇静药引起的呼吸中枢受抑制导致的呼吸衰竭患者应保持呼吸道通畅，早期开始机械通气治疗
	单纯急性左心衰竭	引起的呼吸衰竭及低氧血症，应用药物效果不佳的可应用无创加压呼吸机辅助呼吸，效果较好

【禁忌证】

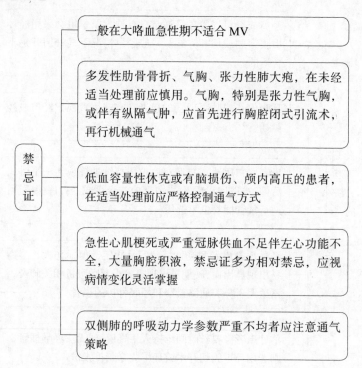

禁忌证
- 一般在大咯血急性期不适合 MV
- 多发性肋骨骨折、气胸、张力性肺大疱，在未经适当处理前应慎用。气胸，特别是张力性气胸，或伴有纵隔气肿，应首先进行胸腔闭式引流术，再行机械通气
- 低血容量性休克或有脑损伤、颅内高压的患者，在适当处理前应严格控制通气方式
- 急性心肌梗死或严重冠脉供血不足伴左心功能不全，大量胸腔积液，禁忌证多为相对禁忌，应视病情变化灵活掌握
- 双侧肺的呼吸动力学参数严重不均者应注意通气策略

二、人工气道的建立与管理

人工气道是指为保证气道通畅而在生理气道与空气或其他气源之间建立的有效连接。建立人工气道的目的是维持呼吸道通畅，保持足够的通气和充分的气体交换，并对呼吸道进行保护，引流气道分泌物，防止误吸。

【人工气道方法的选择】

紧急建立人工气道通常可有 3 个路径供选择，即经鼻、经口和经环甲膜。

经鼻或经口气管插管通常是首选，偶尔也会采用经环甲膜穿刺或切开方式。一般紧急情况下气管切开是不合适的

呼吸停止或呼吸微弱的患者，宜选用直视下经口或经鼻插管

人工气道方法的选择

患者张口困难或口腔有占位或持续抽搐或无法平卧头后仰，难以用喉镜暴露声门，宜选经鼻或经口盲探插管，逆行气管插管也可选用

经鼻插管患者耐受性好，容易固定，但损伤大，早期易出现鼻出血，晚期易出现鼻窦炎及呼吸机相关肺炎，不适用于鼻腔通路狭窄和颅底骨折的患者

估计患者需要长时间维持人工气道，或无法经喉插管，则选用环甲膜切开术或环甲膜穿刺扩张术

【人工气道建立后的管理】

1. 确定导管位置及深度

确定导管位置及深度

首先连接简易呼吸器行人工通气，第 1 次送气量不超过 500ml，持续 2 秒，将听诊器置于剑突下，若听到气过水声，则导管位于食管内，立即拔出气管导管

若未闻气过水声，且可见胸廓扩张，则继续简易呼吸器人工通气，将听诊器分别置于双肺上区、双肺中区、双肺下区确认有无呼吸音

如果对导管位置仍有疑问，通过喉镜观察导管是否通过声门

2. 保持人工气道的通畅

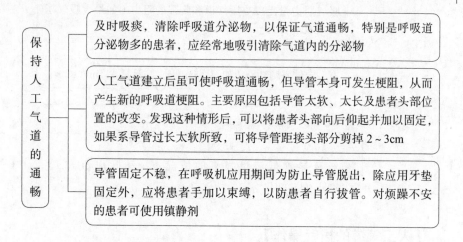

【人工气道建立的并发症】

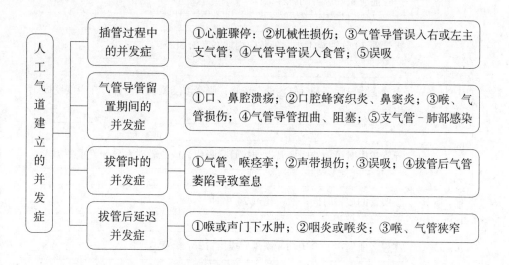

【人工气道的拔管指征】

符合撤机要求或已撤机,患者有一定的自主咳痰能力可拔管。参考指标为以下几点:

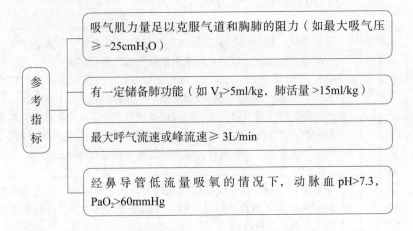

参考指标

- 吸气肌力量足以克服气道和胸肺的阻力（如最大吸气压 ≥ -25cmH₂O）
- 有一定储备肺功能（如 V_T>5ml/kg，肺活量 >15ml/kg）
- 最大呼气流速或峰流速 ≥ 3L/min
- 经鼻导管低流量吸氧的情况下，动脉血 pH>7.3，PaO_2>60mmHg

【人工气道的拔管操作】

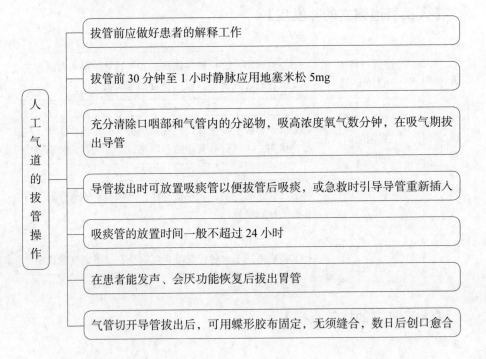

人工气道的拔管操作

- 拔管前应做好患者的解释工作
- 拔管前 30 分钟至 1 小时静脉应用地塞米松 5mg
- 充分清除口咽部和气管内的分泌物，吸高浓度氧气数分钟，在吸气期拔出导管
- 导管拔出时可放置吸痰管以便拔管后吸痰，或急救时引导导管重新插入
- 吸痰管的放置时间一般不超过 24 小时
- 在患者能发声、会厌功能恢复后拔出胃管
- 气管切开导管拔出后，可用蝶形胶布固定，无须缝合，数日后创口愈合

三、机械通气的基本模式

【无创与有创机械通气的选择】

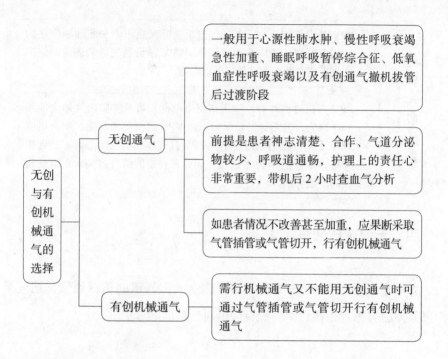

无创与有创机械通气的选择

- 无创通气
  - 一般用于心源性肺水肿、慢性呼吸衰竭急性加重、睡眠呼吸暂停综合征、低氧血症性呼吸衰竭以及有创通气撤机拔管后过渡阶段
  - 前提是患者神志清楚、合作、气道分泌物较少、呼吸道通畅，护理上的责任心非常重要，带机后 2 小时查血气分析
  - 如患者情况不改善甚至加重，应果断采取气管插管或气管切开，行有创机械通气
- 有创机械通气
  - 需行机械通气又不能用无创通气时可通过气管插管或气管切开行有创机械通气

【通气模式的选择】

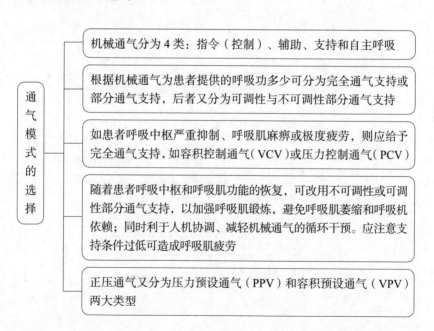

通气模式的选择

- 机械通气分为 4 类：指令（控制）、辅助、支持和自主呼吸
- 根据机械通气为患者提供的呼吸功多少可分为完全通气支持或部分通气支持，后者又分为可调性与不可调性部分通气支持
- 如患者呼吸中枢严重抑制、呼吸肌麻痹或极度疲劳，则应给予完全通气支持，如容积控制通气（VCV）或压力控制通气（PCV）
- 随着患者呼吸中枢和呼吸肌功能的恢复，可改用不可调性或可调性部分通气支持，以加强呼吸肌锻炼，避免呼吸肌萎缩和呼吸机依赖；同时利于人机协调、减轻机械通气的循环干预。应注意支持条件过低可造成呼吸肌疲劳
- 正压通气又分为压力预设通气（PPV）和容积预设通气（VPV）两大类型

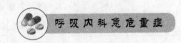

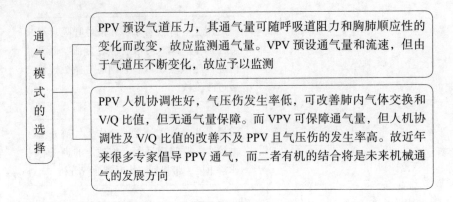

通气模式的选择

- PPV 预设气道压力，其通气量可随呼吸道阻力和胸肺顺应性的变化而改变，故应监测通气量。VPV 预设通气量和流速，但由于气道压不断变化，故应予以监测
- PPV 人机协调性好，气压伤发生率低，可改善肺内气体交换和 V/Q 比值，但无通气量保障。而 VPV 可保障通气量，但人机协调性及 V/Q 比值的改善不及 PPV 且气压伤的发生率高。故近年来很多专家倡导 PPV 通气，而二者有机的结合将是未来机械通气的发展方向

四、无创正压通气

无创正压通气（NPPV）是指无需建立人工气道的正压通气，通过鼻/面罩等方法与患者相连，由呼吸机提供通气辅助的方法。

【NPPV 的优缺点】

1. 优点

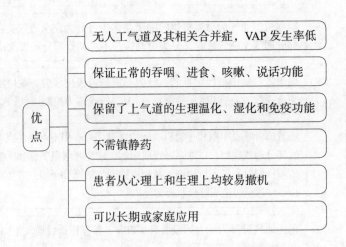

优点

- 无人工气道及其相关合并症，VAP 发生率低
- 保证正常的吞咽、进食、咳嗽、说话功能
- 保留了上气道的生理温化、湿化和免疫功能
- 不需镇静药
- 患者从心理上和生理上均较易撤机
- 可以长期或家庭应用

2. 缺点

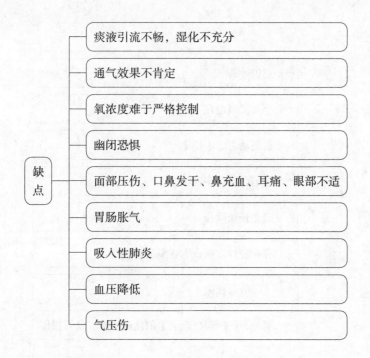

【NPPV 的适应证】

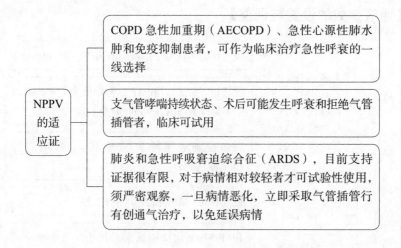

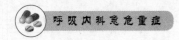

【禁忌证】

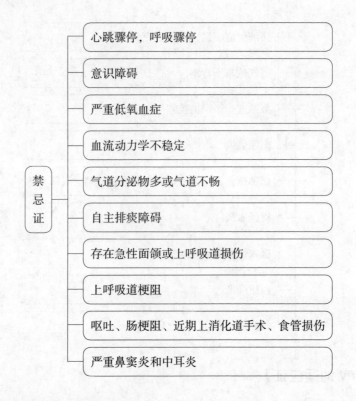

禁忌证
- 心跳骤停，呼吸骤停
- 意识障碍
- 严重低氧血症
- 血流动力学不稳定
- 气道分泌物多或气道不畅
- 自主排痰障碍
- 存在急性面颌或上呼吸道损伤
- 上呼吸道梗阻
- 呕吐、肠梗阻、近期上消化道手术、食管损伤
- 严重鼻窦炎和中耳炎

【通气参数的设置与调整】

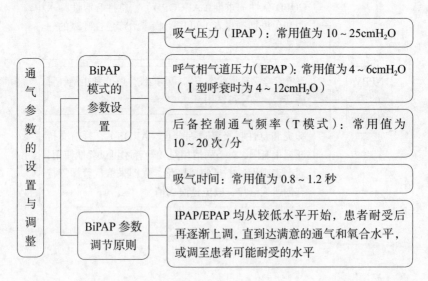

通气参数的设置与调整
- BiPAP模式的参数设置
  - 吸气压力（IPAP）：常用值为 10～25cmH₂O
  - 呼气相气道压力（EPAP）：常用值为 4～6cmH₂O（Ⅰ型呼衰时为 4～12cmH₂O）
  - 后备控制通气频率（T模式）：常用值为 10～20 次/分
  - 吸气时间：常用值为 0.8～1.2 秒
- BiPAP参数调节原则
  - IPAP/EPAP 均从较低水平开始，患者耐受后再逐渐上调，直到达满意的通气和氧合水平，或调至患者可能耐受的水平

【NPPV 的并发症与处理】

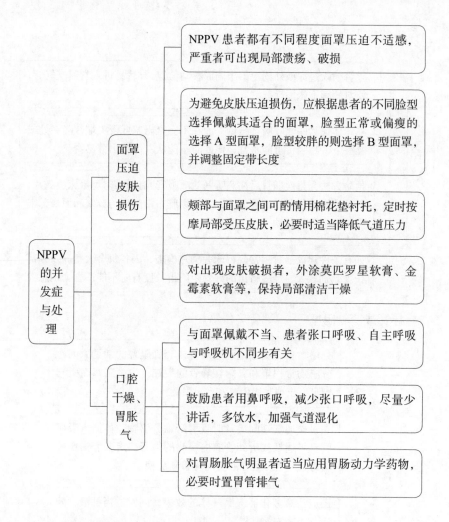

面罩压迫皮肤损伤
- NPPV 患者都有不同程度面罩压迫不适感，严重者可出现局部溃疡、破损
- 为避免皮肤压迫损伤，应根据患者的不同脸型选择佩戴其适合的面罩，脸型正常或偏瘦的选择 A 型面罩，脸型较胖的则选择 B 型面罩，并调整固定带长度
- 颊部与面罩之间可酌情用棉花垫衬托，定时按摩局部受压皮肤，必要时适当降低气道压力
- 对出现皮肤破损者，外涂莫匹罗星软膏、金霉素软膏等，保持局部清洁干燥

口腔干燥、胃胀气
- 与面罩佩戴不当、患者张口呼吸、自主呼吸与呼吸机不同步有关
- 鼓励患者用鼻呼吸，减少张口呼吸，尽量少讲话，多饮水，加强气道湿化
- 对胃肠胀气明显者适当应用胃肠动力学药物，必要时置胃管排气

五、机械通气的并发症与处理

由于施行机械通气的患者意识丧失或不能说话，很难主诉病情变化；而且有些患者本已处于垂危状态，若进一步受到并发症的威胁，则有造成死亡的危险，应及早发现和加以防治。按照并发症发生的原因，可分为 3 种情况。

【气管插管、套管产生的并发症】

1. 导管进入支气管

导管进入支气管
- 导管插入过深或外固定不牢固而移动位置,导管易进入右侧支气管,使对侧肺不张而导致缺氧
- 临床体征为左侧呼吸音减低,而在不完全阻塞或管尖端在隆突处或隆突下,呼吸音可能正常,但此时不能从左侧吸出分泌物
- 预防方法为每次插管后注意听两侧呼吸音,有困难时可摄床边胸片,以确认导管位置已正确无误,才能用胶布沿门齿与口塞和面颊部牢固固定,以免移动
- 如有条件建议插管后常规行床旁胸片检查,因各每个人身高及颈部长度差别较大,经验得出的导管距门齿长度有时不能适合个别患者

2. 导管或套管阻塞

导管或套管阻塞
- 分泌物多而稠厚是引起导管或套管阻塞的常见原因,分泌物常积聚和黏附在导管的尖端,发生阻塞而引起窒息,出现呼吸困难和严重发绀
- 在机械通气期间应及时吸引清除分泌物,如插入吸痰管已不通畅或听到管腔内痰鸣的声音一定要警惕痰栓堵管,气管导管在必要时应重新更换
- 还应注意雾化器湿润气体的效果,同时适当补液,防止分泌物浓缩黏稠
- 套囊过度充盈而疝出至导管末端是堵塞呼吸道的另一原因,当发现呼吸道压力峰值骤增或潮气量降低,可用手控呼吸,感呼吸道阻力增加,吸引管不能通过气管导管,吸气时有异常的管性呼吸音
- 当患者发生呼吸道阻塞时应立即将套囊放气,或减少套囊充气,如还不改善,必须紧急调换气管导管

3．气管黏膜坏死、出血

由于套囊长期过度充盈、压力太大，压迫气管壁，致使气管黏膜缺血、坏死、糜烂，形成溃疡，也可损伤血管导致出血，甚至发生气管食管瘘和无名动脉破裂而造成死亡。故遇有导管明显搏动，提示导管尖端或套囊位于动脉附近，应引起注意。

4．导管脱出或自动拔管

可造成急性呼吸道梗阻而窒息，必须立即再插管。一般情况下，急性呼吸衰竭患者不宜多用镇静药，若劝告或其他使患者安静的措施无效时为防止躁动和昏迷患者的过早拔管，可适当给予镇静、催眠药物。

【呼吸机故障引起的并发症】

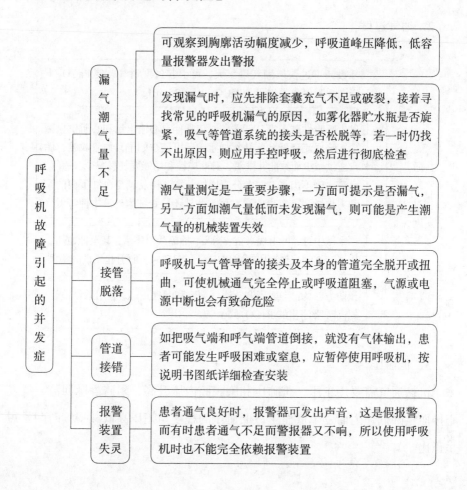

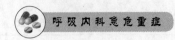

【长期机械通气的并发症】

1. 通气不足

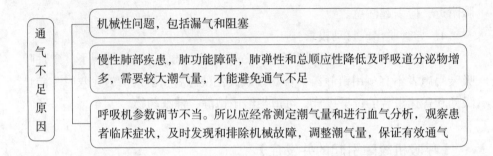

通气不足原因
- 机械性问题，包括漏气和阻塞
- 慢性肺部疾患，肺功能障碍，肺弹性和总顺应性降低及呼吸道分泌物增多，需要较大潮气量，才能避免通气不足
- 呼吸机参数调节不当。所以应经常测定潮气量和进行血气分析，观察患者临床症状，及时发现和排除机械故障，调整潮气量，保证有效通气

2. 通气过度

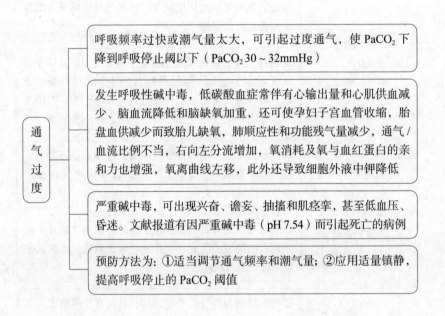

通气过度
- 呼吸频率过快或潮气量太大，可引起过度通气，使 $PaCO_2$ 下降到呼吸停止阈以下（$PaCO_2$ 30～32mmHg）
- 发生呼吸性碱中毒，低碳酸血症常伴有心输出量和心肌供血减少、脑血流降低和脑缺氧加重，还可使孕妇子宫血管收缩，胎盘血供减少而致胎儿缺氧，肺顺应性和功能残气量减少，通气/血流比例不当，右向左分流增加，氧消耗及氧与血红蛋白的亲和力也增强，氧离曲线左移，此外还导致细胞外液中钾降低
- 严重碱中毒，可出现兴奋、谵妄、抽搐和肌痉挛，甚至低血压、昏迷。文献报道有因严重碱中毒（pH 7.54）而引起死亡的病例
- 预防方法为：①适当调节通气频率和潮气量；②应用适量镇静，提高呼吸停止的 $PaCO_2$ 阈值

3. 低血压

机械通气需要用正压，跨肺压和胸膜腔内压升高，阻碍静脉回流，继发心排血量降低，因而发生低血压。低血压的程度与正压高低和持续时间长短呈正比。

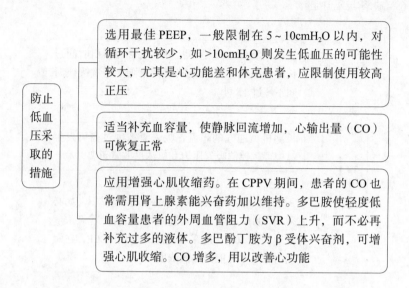

防止低血压采取的措施

选用最佳 PEEP，一般限制在 $5 \sim 10cmH_2O$ 以内，对循环干扰较少，如 $>10cmH_2O$ 则发生低血压的可能性较大，尤其是心功能差和休克患者，应限制使用较高正压

适当补充血容量，使静脉回流增加，心输出量（CO）可恢复正常

应用增强心肌收缩药。在 CPPV 期间，患者的 CO 也常需用肾上腺素能兴奋药加以维持。多巴胺使轻度低血容量患者的外周血管阻力（SVR）上升，而不必再补充过多的液体。多巴酚丁胺为 β 受体兴奋剂，可增强心肌收缩。CO 增多，用以改善心功能

4. 肺气压伤

机械通气时，由于气道内压过高或潮气量太大，或患者肺顺应性差，或原有肺气肿、肺大疱、哮喘和肺脓肿等慢性肺部病变，易致肺泡破裂而使空气扩散进入颈部皮下组织，甚至扩散到头、胸、腹及躯干其他部位。如空气进入破裂血管可引起气栓。用 PEEP 时胸膜腔内压较高也容易发生气压伤。

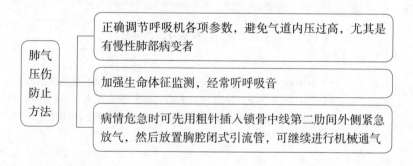

肺气压伤防止方法

正确调节呼吸机各项参数，避免气道内压过高，尤其是有慢性肺部病变者

加强生命体征监测，经常听呼吸音

病情危急时可先用粗针插入锁骨中线第二肋间外侧紧急放气，然后放置胸腔闭式引流管，可继续进行机械通气

5. 呼吸道感染

可因呼吸机和各种管道及器械消毒不严格，护理措施不力而继发肺部感染，特别是铜绿假单胞菌感染，须积极预防和治疗。

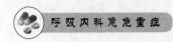

6. 缺氧与氧中毒

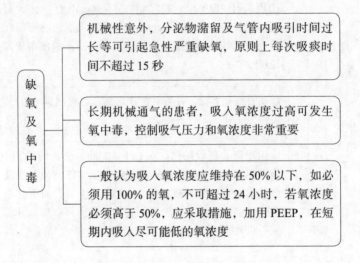

缺氧及氧中毒

机械性意外，分泌物潴留及气管内吸引时间过长等可引起急性严重缺氧，原则上每次吸痰时间不超过 15 秒

长期机械通气的患者，吸入氧浓度过高可发生氧中毒，控制吸气压力和氧浓度非常重要

一般认为吸入氧浓度应维持在 50% 以下，如必须用 100% 的氧，不可超过 24 小时，若氧浓度必须高于 50%，应采取措施，加用 PEEP，在短期内吸入尽可能低的氧浓度

7. 胃肠道并发症

胃肠道充气膨胀，胃肠道出血，胃、十二指肠溃疡穿孔。

8. 其他

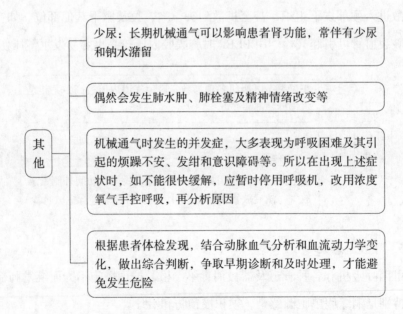

其他

少尿：长期机械通气可以影响患者肾功能，常伴有少尿和钠水潴留

偶然会发生肺水肿、肺栓塞及精神情绪改变等

机械通气时发生的并发症，大多表现为呼吸困难及其引起的烦躁不安、发绀和意识障碍等。所以在出现上述症状时，如不能很快缓解，应暂时停用呼吸机，改用浓度氧气手控呼吸，再分析原因

根据患者体检发现，结合动脉血气分析和血流动力学变化，做出综合判断，争取早期诊断和及时处理，才能避免发生危险

六、机械通气的撤离

【进行自主呼吸试验前要达到的标准】

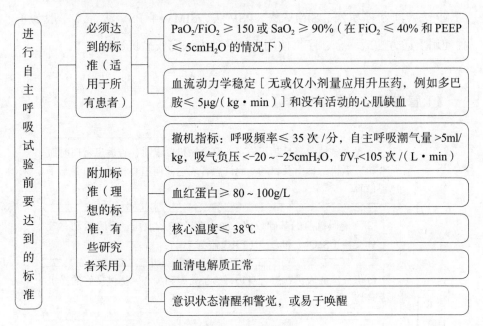

进行自主呼吸试验前要达到的标准
- 必须达到的标准（适用于所有患者）
  - $PaO_2/FiO_2 \geqslant 150$ 或 $SaO_2 \geqslant 90\%$（在 $FiO_2 \leqslant 40\%$ 和 PEEP $\leqslant 5cmH_2O$ 的情况下）
  - 血流动力学稳定〔无或仅小剂量应用升压药，例如多巴胺 $\leqslant 5\mu g/(kg \cdot min)$〕和没有活动的心肌缺血
- 附加标准（理想的标准，有些研究者采用）
  - 撤机指标：呼吸频率 $\leqslant 35$ 次/分，自主呼吸潮气量 $>5ml/kg$，吸气负压 $<-20 \sim -25cmH_2O$，$f/V_T<105$ 次/（L·min）
  - 血红蛋白 $\geqslant 80 \sim 100g/L$
  - 核心温度 $\leqslant 38℃$
  - 血清电解质正常
  - 意识状态清醒和警觉，或易于唤醒

【表明患者能耐受自主呼吸试验标准】

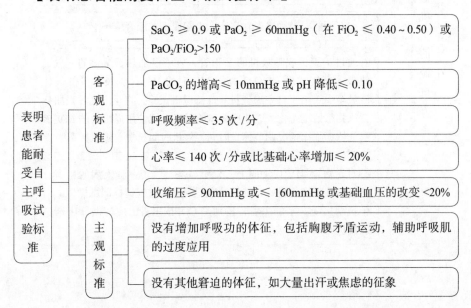

表明患者能耐受自主呼吸试验标准
- 客观标准
  - $SaO_2 \geqslant 0.9$ 或 $PaO_2 \geqslant 60mmHg$（在 $FiO_2 \leqslant 0.40 \sim 0.50$）或 $PaO_2/FiO_2>150$
  - $PaCO_2$ 的增高 $\leqslant 10mmHg$ 或 pH 降低 $\leqslant 0.10$
  - 呼吸频率 $\leqslant 35$ 次/分
  - 心率 $\leqslant 140$ 次/分或比基础心率增加 $\leqslant 20\%$
  - 收缩压 $\geqslant 90mmHg$ 或 $\leqslant 160mmHg$ 或基础血压的改变 $<20\%$
- 主观标准
  - 没有增加呼吸功的体征，包括胸腹矛盾运动，辅助呼吸肌的过度应用
  - 没有其他窘迫的体征，如大量出汗或焦虑的征象

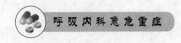

【机械通气常用的撤机方法】

机械通气常用的撤机方法主要有：直接停机、单独 T 管法或 T 管联合 CPAP 法、间断停机法、SIMV 法、PSV 法、SIMV ＋ PSV 法等。一般为单独使用上述方法或联合、序贯使用上述几种方法完成撤机过程。

【T 管撤机法的撤机方案】

T 管撤机法的撤机方案

①患者病情改善且趋于稳定、符合撤机要求时，告诉患者何时撤机、撤机的理由及目的。允许患者表达任何担心和感受，并给予解释

②测量撤机前的基础数值，如心率、RR、血压、呼吸运动、气体交换（SaO_2）和心律（EKG 监测）

③保证医务人员在患者身边，给予安慰和关心，提供良好的撤机环境

④避免使用镇静药，以保障患者最大努力地配合撤机锻炼

⑤如有可能，鼓励患者在病床上坐起或坐在床旁椅子上

⑥通过 T 管（或呼吸机的 Y 形管）呼吸已加热、湿化的氧气，使吸入氧气浓度（FiO_2）高于 MV 时的 10%。流经 T 管的气体流量至少 3 倍于自主通气量。维持撤机试验，直至出现呼吸肌疲劳或临床情况恶化。终止撤机试验时，继续使用撤机前的 MV 参数。依据临床情况调节休息时间、停机时间长短、停机频率

⑦对于短期 MV（<1 周），无明显基础气道 - 肺疾病的患者，如自主呼吸恢复良好，能维持合适的动脉血气指标即可撤机。对于长期接受 MV 的患者，特别是 COPD 患者，应遵循循序渐进的撤机原则

【SIMV 撤机法的撤机方案】

SIMV 撤机法的撤机方案

- 重复 T 管撤机方案中的第①~⑤。
- 通气模式调至 SIMV，若已采用 SIMV 模式则减少 RR。
- 对于无基础肺疾病、MV<1 周的患者，可每隔 30 分钟减少 MV 频率（f_{IMV}）。如 f_{IMV} 达 4 次/分，患者能稳定呼吸 4~6 小时、且能维持合适的动脉血气指标即可撤机
- 对于长期接受 MV 的患者，则需逐渐降低 f_{IMV} 至 8~10 次/分钟，VT 不变，增加 $FiO_2$10%，每小时减少 f_{IMV} 2 次/分，直至出现呼吸肌疲劳或临床情况恶化，则终止试验，增加 f_{IMV} 至患者舒适水平。如 f_{IMV} 在 4 次/分钟，患者能稳定呼吸 4~6 小时可撤机

【PSV 撤机法的撤机方案】

PSV 撤机法的撤机方案

- 重复 T 管撤机方案中的第 1~5 条
- 通气模式转为 PSV；如已采用 PSV 则降低 PS 水平
- 无基础肺疾病、MV<1 周的患者，可每隔 30 分钟降低 PS 水平；如果 PS 水平在 5~7cmH_2O，患者稳定呼吸即可撤机
- 对于严重肺功能减退、长期接受 MV 的患者，则需提高 $FiO_2$10%，逐渐降低 PS 水平，每小时降低 2~5cmH_2O，直至出现呼吸肌疲劳或临床情况恶化
- 如果患者在低水平的 PS 时不能克服增加的呼吸功，则应增加 PS 至撤机前的水平。当 PS 维持在 5~7cmH_2O 水平 4~6 小时时，患者能稳定呼吸即可撤机

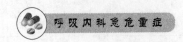

【间断停机的撤机方案】

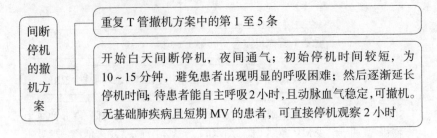

间断停机的撤机方案

- 重复 T 管撤机方案中的第 1 至 5 条
- 开始白天间断停机，夜间通气；初始停机时间较短，为 10~15 分钟，避免患者出现明显的呼吸困难；然后逐渐延长停机时间；待患者能自主呼吸 2 小时，且动脉血气稳定，可撤机。无基础肺疾病且短期 MV 的患者，可直接停机观察 2 小时

【恢复机械通气的指征】

在撤机过程中，如出现下述生理指征之一时，应立即恢复机械通气。

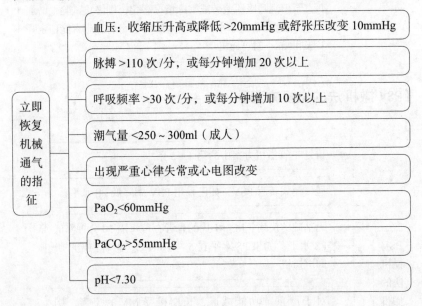

立即恢复机械通气的指征

- 血压：收缩压升高或降低 >20mmHg 或舒张压改变 10mmHg
- 脉搏 >110 次/分，或每分钟增加 20 次以上
- 呼吸频率 >30 次/分，或每分钟增加 10 次以上
- 潮气量 <250~300ml（成人）
- 出现严重心律失常或心电图改变
- PaO_2<60mmHg
- $PaCO_2$>55mmHg
- pH<7.30

第二节　氧气疗法

氧气疗法简称氧疗，是治疗缺氧的一种重要手段，通过增加吸入不同的氧浓度（FiO_2），提高肺泡氧分压（PAO_2），加大呼吸膜两侧氧分压差，促进

氧弥散，提高动脉血氧分压（PaO_2）和血氧饱和度（SaO_2），用以纠正缺氧。

【氧气疗法的适应证】

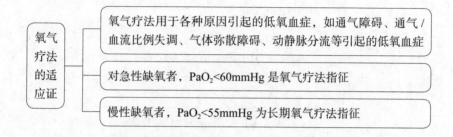

氧气疗法的适应证

- 氧气疗法用于各种原因引起的低氧血症，如通气障碍、通气/血流比例失调、气体弥散障碍、动静脉分流等引起的低氧血症
- 对急性缺氧者，$PaO_2 < 60mmHg$ 是氧气疗法指征
- 慢性缺氧者，$PaO_2 < 55mmHg$ 为长期氧气疗法指征

【单纯性低氧血症的氧疗】

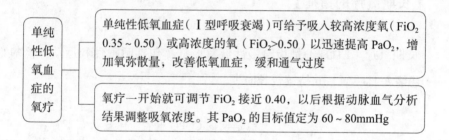

单纯性低氧血症的氧疗

- 单纯性低氧血症（Ⅰ型呼吸衰竭）可给予吸入较高浓度氧（FiO_2 0.35 ~ 0.50）或高浓度的氧（$FiO_2 > 0.50$）以迅速提高 PaO_2，增加氧弥散量，改善低氧血症，缓和通气过度
- 氧疗一开始就可调节 FiO_2 接近 0.40，以后根据动脉血气分析结果调整吸氧浓度。其 PaO_2 的目标值定为 60 ~ 80mmHg

【低氧血症伴高碳酸血症的氧疗】

低氧血症伴高碳酸血症（Ⅱ型呼吸衰竭）在给氧后因 PaO_2 升高而又有抑制呼吸中枢的危险，应采取控制性氧疗。其具体方法为以下几点。

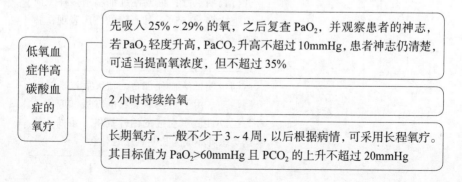

低氧血症伴高碳酸血症的氧疗

- 先吸入 25% ~ 29% 的氧，之后复查 PaO_2，并观察患者的神志，若 PaO_2 轻度升高，$PaCO_2$ 升高不超过 10mmHg，患者神志仍清楚，可适当提高氧浓度，但不超过 35%
- 2 小时持续给氧
- 长期氧疗，一般不少于 3 ~ 4 周，以后根据病情，可采用长程氧疗。其目标值为 $PaO_2 > 60mmHg$ 且 PCO_2 的上升不超过 20mmHg

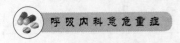

【血氧正常的氧疗】

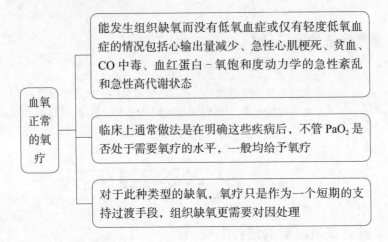

血氧正常的氧疗
- 能发生组织缺氧而没有低氧血症或仅有轻度低氧血症的情况包括心输出量减少、急性心肌梗死、贫血、CO 中毒、血红蛋白 - 氧饱和度动力学的急性紊乱和急性高代谢状态
- 临床上通常做法是在明确这些疾病后，不管 PaO_2 是否处于需要氧疗的水平，一般均给予氧疗
- 对于此种类型的缺氧，氧疗只是作为一个短期的支持过渡手段，组织缺氧更需要对因处理

【长期氧疗的指征】

长期氧疗（LTOT）是指给慢性低氧血症（包括睡眠性和运动性低氧血症）患者每日吸氧，并持续较长时期。

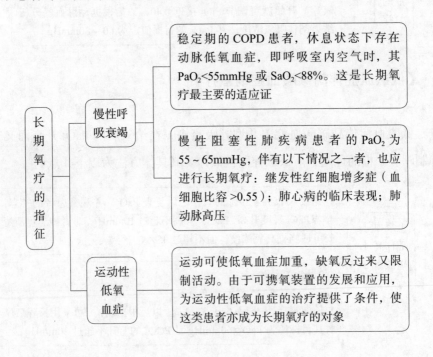

长期氧疗的指征
- 慢性呼吸衰竭
  - 稳定期的 COPD 患者，休息状态下存在动脉低氧血症，即呼吸室内空气时，其 $PaO_2<55mmHg$ 或 $SaO_2<88\%$。这是长期氧疗最主要的适应证
  - 慢性阻塞性肺疾病患者的 PaO_2 为 $55\sim65mmHg$，伴有以下情况之一者，也应进行长期氧疗：继发性红细胞增多症（血细胞比容 >0.55）；肺心病的临床表现；肺动脉高压
- 运动性低氧血症
  - 运动可使低氧血症加重，缺氧反过来又限制活动。由于可携氧装置的发展和应用，为运动性低氧血症的治疗提供了条件，使这类患者亦成为长期氧疗的对象

【长期氧疗的适应证】

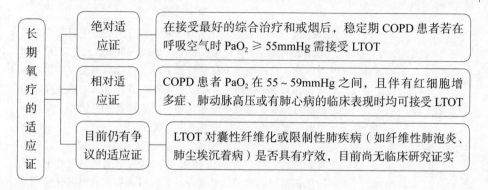

长期氧疗的适应证	绝对适应证	在接受最好的综合治疗和戒烟后，稳定期 COPD 患者若在呼吸空气时 $PaO_2 \geq 55mmHg$ 需接受 LTOT
	相对适应证	COPD 患者 PaO_2 在 $55 \sim 59mmHg$ 之间，且伴有红细胞增多症、肺动脉高压或有肺心病的临床表现时均可接受 LTOT
	目前仍有争议的适应证	LTOT 对囊性纤维化或限制性肺疾病（如纤维性肺泡炎、肺尘埃沉着病）是否具有疗效，目前尚无临床研究证实

【氧疗的不良反应】

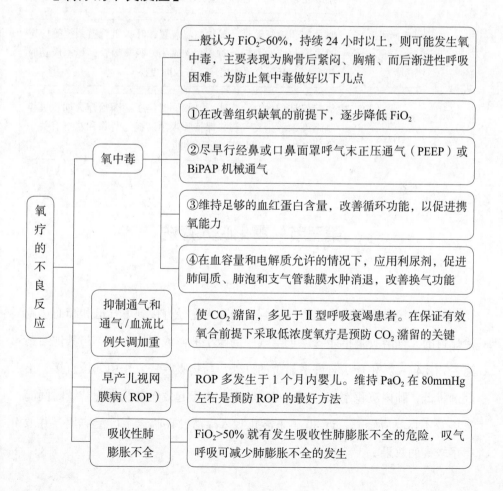

氧疗的不良反应	氧中毒	一般认为 $FiO_2 > 60\%$，持续 24 小时以上，则可能发生氧中毒，主要表现为胸骨后紧闷、胸痛、而后渐进性呼吸困难。为防止氧中毒做好以下几点
		①在改善组织缺氧的前提下，逐步降低 FiO_2
		②尽早行经鼻或口鼻面罩呼气末正压通气（PEEP）或 BiPAP 机械通气
		③维持足够的血红蛋白含量，改善循环功能，以促进携氧能力
		④在血容量和电解质允许的情况下，应用利尿剂，促进肺间质、肺泡和支气管黏膜水肿消退，改善换气功能
	抑制通气和通气/血流比例失调加重	使 CO_2 潴留，多见于Ⅱ型呼吸衰竭患者。在保证有效氧合前提下采取低浓度氧疗是预防 CO_2 潴留的关键
	早产儿视网膜病（ROP）	ROP 多发生于 1 个月内婴儿。维持 PaO_2 在 80mmHg 左右是预防 ROP 的最好方法
	吸收性肺膨胀不全	$FiO_2 > 50\%$ 就有发生吸收性肺膨胀不全的危险，叹气呼吸可减少肺膨胀不全的发生

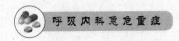

【氧疗的注意事项】

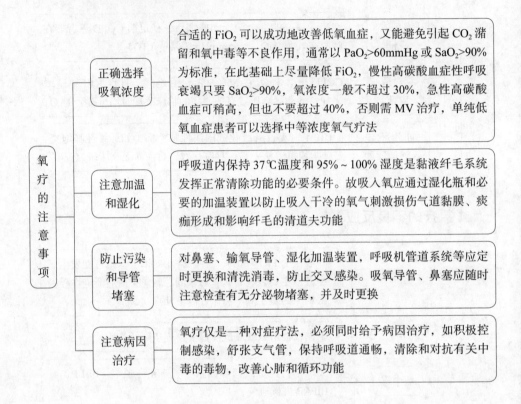

```
氧疗的注意事项
├─ 正确选择吸氧浓度 ── 合适的 FiO₂ 可以成功地改善低氧血症，又能避免引起 CO₂ 潴留和氧中毒等不良作用，通常以 PaO₂>60mmHg 或 SaO₂>90% 为标准，在此基础上尽量降低 FiO₂，慢性高碳酸血症性呼吸衰竭只要 SaO₂>90%，氧浓度一般不超过 30%，急性高碳酸血症可稍高，但也不要超过 40%，否则需 MV 治疗，单纯低氧血症患者可以选择中等浓度氧气疗法
├─ 注意加温和湿化 ── 呼吸道内保持 37℃温度和 95%～100% 湿度是黏液纤毛系统发挥正常清除功能的必要条件。故吸入氧应通过湿化瓶和必要的加温装置以防止吸入干冷的氧气刺激损伤气道黏膜、痰痂形成和影响纤毛的清道夫功能
├─ 防止污染和导管堵塞 ── 对鼻塞、输氧导管、湿化加温装置，呼吸机管道系统等应定时更换和清洗消毒，防止交叉感染。吸氧导管、鼻塞应随时注意检查有无分泌物堵塞，并及时更换
└─ 注意病因治疗 ── 氧疗仅是一种对症疗法，必须同时给予病因治疗，如积极控制感染，舒张支气管，保持呼吸道通畅，清除和对抗有关中毒的毒物，改善心肺和循环功能
```

第三节　雾化吸入疗法

　　雾化治疗是将药物转化为气溶胶，经吸入途径直接到下气道和肺而达到治疗目的。气溶胶是指能悬浮于空气中的微小液体或固体微粒。与其他给药途径相比较，雾化疗法有许多显著的好处：药物吸收快，作用部位直接，给药剂量低，肺内沉积率高，而全身吸收少。由于起效迅速、作用持续时间满意以及不良反应轻微，近 30 年来雾化吸入疗法已在临床上广泛应用，并取得了较好的效果。

【雾化治疗装置】

雾化治疗常用的吸入装置有喷射雾化器、超声雾化器、定量吸入器和干粉吸入器。

1. 喷射雾化器

<table>
<tr><td rowspan="4">喷射雾化器</td><td>临床上最为常用的雾化器，其以压缩空气和氧气气流为驱动力，高速气流通过细孔喷嘴时，根据 Venturi 效应在其周围产生负压携带贮罐内的液体，将液体卷入高速气流而被粉碎成细小的雾滴，再通过喷嘴两侧的挡板拦截筛选，使雾滴变得均一细小，撞落的大颗粒重新雾化</td></tr>
<tr><td>喷射雾化的颗粒较为均匀，直径大小主要取决于雾化器内挡板的设计，也与压缩气源有关</td></tr>
<tr><td>较高的气流量产生较多气雾和较小的气雾微粒，临床上常用的驱动气流量为 4 ~ 12L/min，但对于一些黏性较大的抗生素溶液，可能需要更高的驱动气流量（10 ~ 12L/min）</td></tr>
<tr><td>一般喷射型雾化器置入药液 4 ~ 6ml，驱动气流量 6 ~ 8L/min，常可产生理想的气雾量和雾化微粒</td></tr>
</table>

2. 超声雾化器

<table>
<tr><td rowspan="5">超声雾化器</td><td>利用超声发生器薄板的高频震动将液体转化为雾粒，利用换能器将部分能量转化为热能使雾粒温热</td></tr>
<tr><td>超声雾化器对药物的浓缩作用小于喷射雾化器，雾粒大小与超声频率成反比，超声波震动的强度决定了产生雾粒的数量，震动越强产生的雾粒越多</td></tr>
<tr><td>总的来说，超声雾化产生的气雾量比喷射雾化器大，消耗药液 1 ~ 2ml/min，但产生的气雾微粒也较大，微粒中位数直径（AMMD）一般为 3.7 ~ 10.5μm</td></tr>
<tr><td>超声雾化吸入后雾粒在肺内的沉积率为 2% ~ 12%，一般认为只要超声雾化器性能良好，使用得当，气雾微粒在肺内的沉降率可达 10% 以上</td></tr>
<tr><td>一些药物在超声雾化时可能不稳定，因此应严格选择超声雾化的药物品种，对生物制剂以及结构不稳定的药物应尽量少使用</td></tr>
</table>

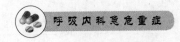

3．定量吸入器（MDI）

定量吸入器（MDI）

- MDI 筒内含加压混合物，包括推进剂（主要是氟利昂）、表面活性剂和药物（仅占总量的 1%）等
- 使用中无须额外动力，操作简单，便于携带，且无继发感染的问题
- 因此在过去 30 年中，MDI 已普遍用于哮喘和 COPD 的治疗中，成为重要的治疗手段之一
- MDI 罐内保持大约 400kPa 的恒定压力，每次手压驱动阀门开放，混合物定量射出，20ms 内成雾
- 气溶胶的初速度很快（大约 30m/s），AMMD 为 3～6μm，但此后速度迅速降低，50% 的气雾量撞击并沉积于口腔部，肺内沉积率为 15%～25%
- 在应用 MDI 时应注意口腔护理等问题

4．干粉吸入器（DPI）

干粉吸入器（DPI）

- 近年来研发的热点，药物以原药干粉方式存于吸入器内，患者吸气时随气流进入呼吸道
- 常用的干粉吸入器包括单剂吸入器和多剂吸入器，与 MDI 相比，DPI 使药物在肺内的沉积率更高，20%～30% 的药粉可吸入肺内，且不需要吸气动作与揿药动作的协调，使用较为方便
- 但 DPI 以患者的吸气压作为驱动力，使用时需要较高的吸入流速，且吸气流速越高肺内沉积率越高，因此病情严重的患者和幼儿，由于其自主吸气压较低，不能使用 DPI

【雾化治疗的常用药物与临床应用】

雾化治疗在危重病治疗中应用的目的主要包括降低气道炎症、减轻痰液黏稠度、舒缓气道痉挛以及治疗局部感染等。这些作用与雾化药物的种类密切相关，常用的雾化药物包括化痰药、支气管扩张剂、糖皮质激素以及抗生素等。在临床实际运用过程中，可根据患者病情的需要联合运用多种雾化液。

1. 化痰药

很多危重病患者气道分泌物增加，同时存在肺与气道功能的减退，因此患者常常存在痰液不能及时清除的问题。呼吸道分泌物沉积会继而造成支气管阻塞和感染难以控制，使病情加重，威胁生命。因此在危重病患者的治疗过程中，化痰和促进痰液排出具有重要的意义。

化痰药作用于痰液形成的各环节，降低痰液黏度并促使痰液咳出，主要用于痰液稠浓而不易排出的危重病患者。常用的雾化用化痰药物包括：氨溴索、α-糜蛋白酶和溴己新等。

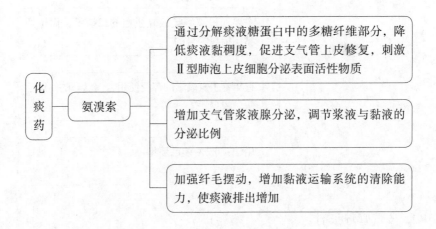

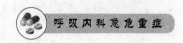

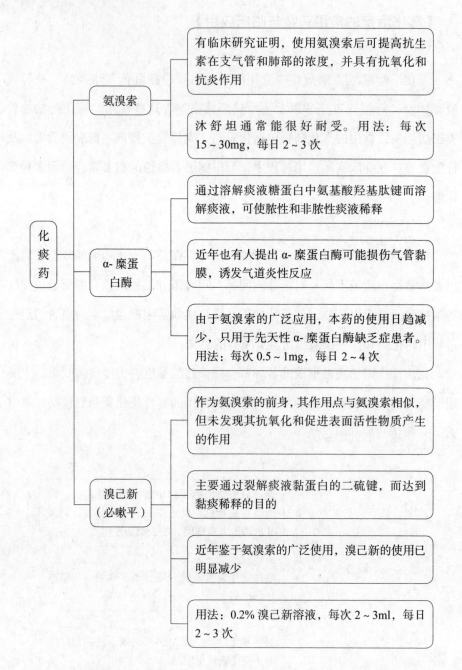

化痰药
├─ 氨溴索
│   ├─ 有临床研究证明，使用氨溴索后可提高抗生素在支气管和肺部的浓度，并具有抗氧化和抗炎作用
│   └─ 沐舒坦通常能很好耐受。用法：每次15~30mg，每日2~3次
│
├─ α-糜蛋白酶
│   ├─ 通过溶解痰液糖蛋白中氨基酸羟基肽键而溶解痰液，可使脓性和非脓性痰液稀释
│   ├─ 近年也有人提出α-糜蛋白酶可能损伤气管黏膜，诱发气道炎性反应
│   └─ 由于氨溴索的广泛应用，本药的使用日趋减少，只用于先天性α-糜蛋白酶缺乏症患者。用法：每次0.5~1mg，每日2~4次
│
└─ 溴己新（必嗽平）
    ├─ 作为氨溴索的前身，其作用点与氨溴索相似，但未发现其抗氧化和促进表面活性物质产生的作用
    ├─ 主要通过裂解痰液黏蛋白的二硫键，而达到黏痰稀释的目的
    ├─ 近年鉴于氨溴索的广泛使用，溴己新的使用已明显减少
    └─ 用法：0.2%溴己新溶液，每次2~3ml，每日2~3次

2. 支气管舒张剂

支气管舒张剂能够通过松弛呼吸道平滑肌、减少支气管炎症细胞释放介

质、降低血管通透性等作用，最终达到舒张支气管管腔、改善症状的疗效。目前常用的支气管舒张剂包括抗胆碱能药、β_2 受体激动剂等。

（1）抗胆碱能药物

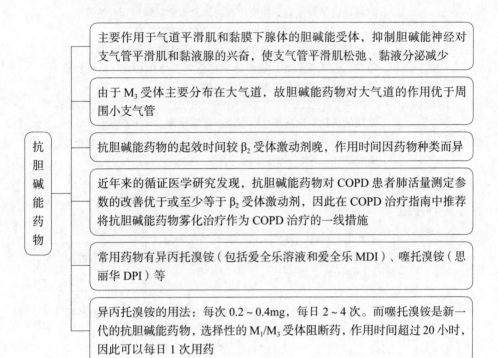

抗胆碱能药物

主要作用于气道平滑肌和黏膜下腺体的胆碱能受体，抑制胆碱能神经对支气管平滑肌和黏液腺的兴奋，使支气管平滑肌松弛、黏液分泌减少

由于 M_3 受体主要分布在大气道，故胆碱能药物对大气道的作用优于周围小支气管

抗胆碱能药物的起效时间较 β_2 受体激动剂晚，作用时间因药物种类而异

近年来的循证医学研究发现，抗胆碱能药物对 COPD 患者肺活量测定参数的改善优于或至少等于 β_2 受体激动剂，因此在 COPD 治疗指南中推荐将抗胆碱能药物雾化治疗作为 COPD 治疗的一线措施

常用药物有异丙托溴铵（包括爱全乐溶液和爱全乐 MDI）、噻托溴铵（思丽华 DPI）等

异丙托溴铵的用法：每次 0.2 ~ 0.4mg，每日 2 ~ 4 次。而噻托溴铵是新一代的抗胆碱能药物，选择性的 M_1/M_3 受体阻断药，作用时间超过 20 小时，因此可以每日 1 次用药

（2）β_2 受体激动剂

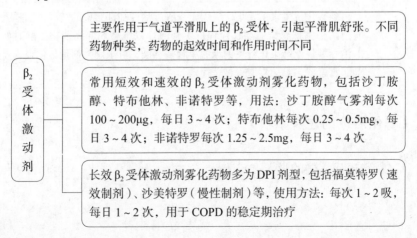

β_2 受体激动剂

主要作用于气道平滑肌上的 β_2 受体，引起平滑肌舒张。不同药物种类，药物的起效时间和作用时间不同

常用短效和速效的 β_2 受体激动剂雾化药物，包括沙丁胺醇、特布他林、非诺特罗等，用法：沙丁胺醇气雾剂每次 100 ~ 200μg，每日 3 ~ 4 次；特布他林每次 0.25 ~ 0.5mg，每日 3 ~ 4 次；非诺特罗每次 1.25 ~ 2.5mg，每日 3 ~ 4 次

长效 β_2 受体激动剂雾化药物多为 DPI 剂型，包括福莫特罗（速效制剂）、沙美特罗（慢性制剂）等，使用方法：每次 1 ~ 2 吸，每日 1 ~ 2 次，用于 COPD 的稳定期治疗

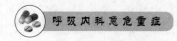

（3）糖皮质激素

糖皮质激素

> 研究表明 COPD 是一种慢性气道炎症性疾病，在急性加重期常常存在气道炎性反应的增强，因此局部和全身使用皮质激素能够通过抑制气道炎性反应而得到改善症状缩短病程的效果

> 虽然糖皮质激素在 COPD 稳定期及其急性加重的使用上存在争议，但大多数循证医学研究的结果支持在 COPD 急性加重期短期使用局部雾化或全身使用糖皮质激素

> 常用的药物有地塞米松、布地奈德雾化液（普米克令舒），已经广泛地用于哮喘和 COPD 的治疗中，常用方法：布地奈德雾化液 1mg/ 次，每日 2 次

（4）抗生素

抗生素

> 雾化吸入抗生素的好处在于气道局部药物浓度高，而全身吸收少，全身不良反应低

> 对于全身不良反应较大的药物可以选择局部雾化治疗，如氨基糖苷类药物雾化吸入，几乎无肾毒性，对消灭呼吸道的细菌定殖十分有效

> 值得注意的是长期雾化吸入可导致耐药菌的产生，且部分抗生素雾化可能诱发气道痉挛

> 目前雾化抗生素主要集中应用于一些难治性肺部感染的情况，如呼吸道耐药菌株感染需要长疗程抗生素治疗以维持局部高药物浓度时如治疗肺囊性纤维化继发铜绿假单胞菌感染，可采用大剂量雾化吸入妥布霉素或多黏菌素取得显著疗效

【雾化治疗的注意事项】

1. 特殊患病人群的吸入方式选择

特殊患病人群的吸入方式选择
- 呼吸频率过快的重症患者、婴幼儿和年老体弱患者往往不能主动配合深吸气和屏气，故应选择雾化器行吸入治疗，不宜选择定量吸入器
- 咳嗽无力患者，应注意雾化吸入后痰液膨胀会阻塞气道，甚至发生窒息
- 哮喘轻度发作可选择定量吸入器，中重度发作应使用雾化器吸入药物
- 预防儿童过敏性哮喘，可选择干粉吸入器
- 肾功能不全者用超声雾化吸入应防止加重全身水负荷
- 建立人工气道者，为防止通气过度，宜降低潮气量或通气频率

2. 雾化吸入治疗的注意事项

雾化吸入治疗使用简单，但治疗时也应注意如下事项：

雾化吸入治疗的注意事项
- 治疗最好选择在饭前进行，以防吸入药物引起恶心、呕吐，吸入前应先清除口、鼻、咽部分泌物并保持呼吸道通畅
- 雾化吸入时尽可能选择坐位，该体位使膈肌下移，并可以借助重力作用使雾滴深入到细支气管、肺泡
- 采用压缩空气或氧气驱动雾化吸入时间一般以不超过 20 分钟为宜，长时间雾化吸入可加重支气管水肿，使通气功能更差，导致心肌缺血缺氧
- 对处方 MDI 或 PDI 患者，应仔细讲解使用方法
- 在吸入治疗过程中，应密切观察患者的反应、SaO_2 及病情变化，如出现频繁恶心、咳嗽、痰液增多、胸闷、气短、甚至呼吸困难等不适时，应暂停吸入治疗，并查找原因，对症处理
- 吸入激素的主要副作用是口腔、咽喉的局部副作用，例如：声音嘶哑、继发霉菌感染等，所以在每次雾化吸入激素后要及时漱口

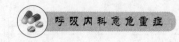

第四节　营养支持治疗

【营养不良对呼吸系统的影响】

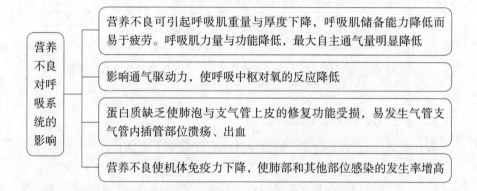

营养不良对呼吸系统的影响

- 营养不良可引起呼吸肌重量与厚度下降，呼吸肌储备能力降低而易于疲劳。呼吸肌力量与功能降低，最大自主通气量明显降低
- 影响通气驱动力，使呼吸中枢对氧的反应降低
- 蛋白质缺乏使肺泡与支气管上皮的修复功能受损，易发生气管支气管内插管部位溃疡、出血
- 营养不良使机体免疫力下降，使肺部和其他部位感染的发生率增高

【营养不良的评价指标】

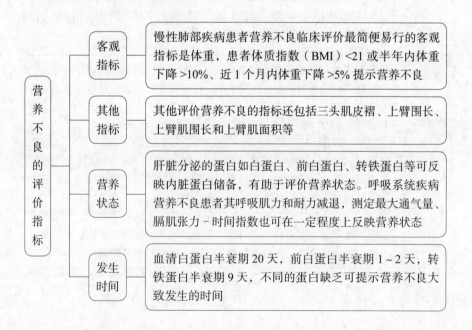

营养不良的评价指标

- 客观指标：慢性肺部疾病患者营养不良临床评价最简便易行的客观指标是体重，患者体质指数（BMI）<21 或半年内体重下降 >10%、近 1 个月内体重下降 >5% 提示营养不良
- 其他指标：其他评价营养不良的指标还包括三头肌皮褶、上臂围长、上臂肌围长和上臂肌面积等
- 营养状态：肝脏分泌的蛋白如白蛋白、前白蛋白、转铁蛋白等可反映内脏蛋白储备，有助于评价营养状态。呼吸系统疾病营养不良患者其呼吸肌力和耐力减退，测定最大通气量、膈肌张力 - 时间指数也可在一定程度上反映营养状态
- 发生时间：血清白蛋白半衰期 20 天，前白蛋白半衰期 1～2 天，转铁蛋白半衰期 9 天，不同的蛋白缺乏可提示营养不良大致发生的时间

【营养不良的分类】

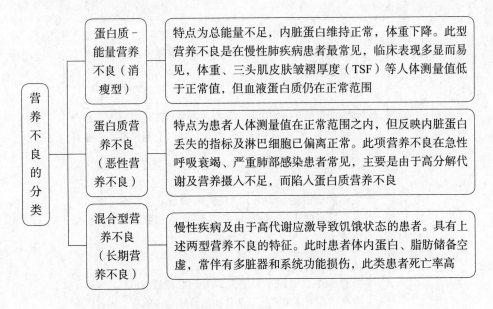

营养不良的分类

蛋白质-能量营养不良（消瘦型）：特点为总能量不足，内脏蛋白维持正常，体重下降。此型营养不良是在慢性肺疾病患者最常见，临床表现多显而易见，体重、三头肌皮肤皱褶厚度（TSF）等人体测量值低于正常值，但血液蛋白质仍在正常范围

蛋白质营养不良（恶性营养不良）：特点为患者人体测量值在正常范围之内，但反映内脏蛋白丢失的指标及淋巴细胞已偏离正常。此项营养不良在急性呼吸衰竭、严重肺部感染患者常见，主要是由于高分解代谢及营养摄入不足，而陷入蛋白质营养不良

混合型营养不良（长期营养不良）：慢性疾病及由于高代谢应激导致饥饿状态的患者。具有上述两型营养不良的特征。此时患者体内蛋白、脂肪储备空虚，常伴有多脏器和系统功能损伤，此类患者死亡率高

【营养支持的途径与选择】

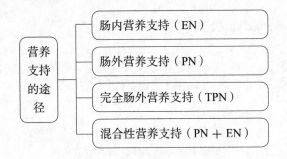

营养支持的途径

肠内营养支持（EN）

肠外营养支持（PN）

完全肠外营养支持（TPN）

混合性营养支持（PN + EN）

胃肠道是维持机体营养最符合生理的途径，是碳水化合物、脂肪、蛋白质与矿物质、维生素、微量元素吸收与调节重要场所，并能分泌免疫球蛋白及一些消化腺激素（如胃泌素、胃动素等）和防止肠道内细菌易位和内毒素吸收。因此只要胃肠道解剖与功能允许，应首选 EN。经胃肠道不能到达营养需要量的危重病患者，考虑 PN 支持或 PN + EN。

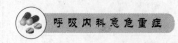

【机体能量消耗的分类】

机体能量消耗分类

- 基础能量消耗（BEE）。是指人体在清醒、安静状态下，不受肌肉活动、环境温度、食物及精神紧张等因素影响时的能量代谢

- 静息能量消耗（REE）。是指在进餐后 2 小时以上，在合适温度下，安静平卧或坐位 30 分钟以上测得的人体能量消耗

- 代谢能量消耗（MEE）。在疾病状态下患者不可能达到真正的安静状态，因此通常用 MEE 表示危重患者的静息能量消耗

- 总能量消耗（TEE）。是指 24 小时总能量的消耗，包括了静息状态下能量消耗以及食物的特殊动力效应、患者疾病状态、活动情况等附加能量之和

【Harris-Benedia 公式】

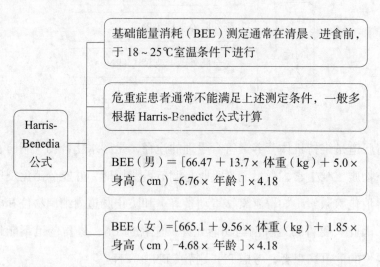

Harris-Benedia 公式

- 基础能量消耗（BEE）测定通常在清晨、进食前，于 18~25℃室温条件下进行

- 危重症患者通常不能满足上述测定条件，一般多根据 Harris-Benedict 公式计算

- BEE（男）＝[66.47 ＋ 13.7 × 体重（kg）＋ 5.0 × 身高（cm）-6.76 × 年龄] × 4.18

- BEE（女）=[665.1 ＋ 9.56 × 体重（kg）＋ 1.85 × 身高（cm）-4.68 × 年龄] × 4.18

【间接测热法】

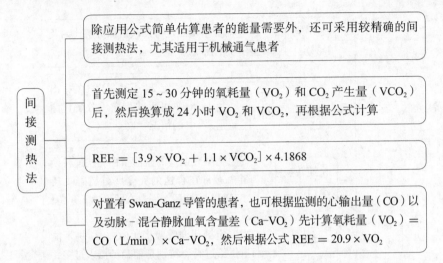

间接测热法

除应用公式简单估算患者的能量需要外，还可采用较精确的间接测热法，尤其适用于机械通气患者

首先测定 15～30 分钟的氧耗量（VO_2）和 CO_2 产生量（VCO_2）后，然后换算成 24 小时 VO_2 和 VCO_2，再根据公式计算

$REE = [3.9 \times VO_2 + 1.1 \times VCO_2] \times 4.1868$

对置有 Swan-Ganz 导管的患者，也可根据监测的心输出量（CO）以及动脉 - 混合静脉血氧含量差（Ca-VO_2）先计算氧耗量（VO_2）= CO（L/min）× Ca-VO_2，然后根据公式 $REE = 20.9 \times VO_2$

【蛋白质热量的分配】

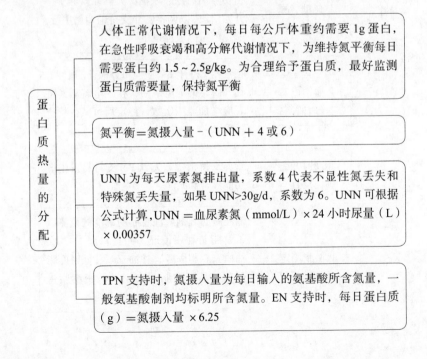

蛋白质热量的分配

人体正常代谢情况下，每日每公斤体重约需要 1g 蛋白，在急性呼吸衰竭和高分解代谢情况下，为维持氮平衡每日需要蛋白约 1.5～2.5g/kg。为合理给予蛋白质，最好监测蛋白质需要量，保持氮平衡

氮平衡＝氮摄入量 -（UNN + 4 或 6）

UNN 为每天尿素氮排出量，系数 4 代表不显性氮丢失和特殊氮丢失量，如果 UNN>30g/d，系数为 6。UNN 可根据公式计算，UNN ＝血尿素氮（mmol/L）× 24 小时尿量（L）× 0.00357

TPN 支持时，氮摄入量为每日输入的氨基酸所含氮量，一般氨基酸制剂均标明所含氮量。EN 支持时，每日蛋白质（g）＝氮摄入量 × 6.25

【营养支持治疗疗效评估】

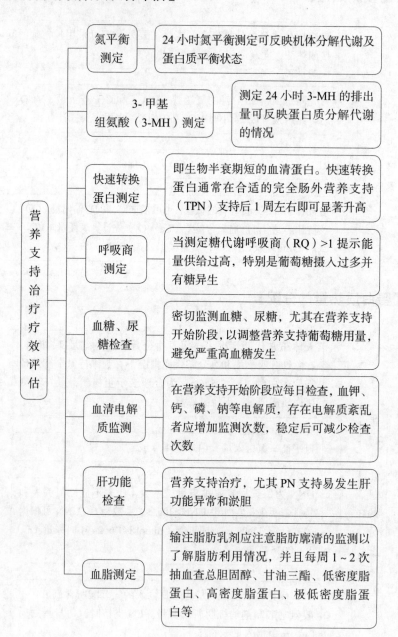

营养支持治疗疗效评估

- 氮平衡测定 — 24小时氮平衡测定可反映机体分解代谢及蛋白质平衡状态
- 3-甲基组氨酸（3-MH）测定 — 测定24小时3-MH的排出量可反映蛋白质分解代谢的情况
- 快速转换蛋白测定 — 即生物半衰期短的血清蛋白。快速转换蛋白通常在合适的完全肠外营养支持（TPN）支持后1周左右即可显著升高
- 呼吸商测定 — 当测定糖代谢呼吸商（RQ）>1提示能量供给过高，特别是葡萄糖摄入过多并有糖异生
- 血糖、尿糖检查 — 密切监测血糖、尿糖，尤其在营养支持开始阶段，以调整营养支持葡萄糖用量，避免严重高血糖发生
- 血清电解质监测 — 在营养支持开始阶段应每日检查，血钾、钙、磷、钠等电解质，存在电解质紊乱者应增加监测次数，稳定后可减少检查次数
- 肝功能检查 — 营养支持治疗，尤其PN支持易发生肝功能异常和淤胆
- 血脂测定 — 输注脂肪乳剂应注意脂肪廓清的监测以了解脂肪利用情况，并且每周1~2次抽血查总胆固醇、甘油三酯、低密度脂蛋白、高密度脂蛋白、极低密度脂蛋白等

【营养支持治疗的并发症】

营养支持治疗并发症的发生率约10%，可分为机械性、胃肠性、代谢性和肠道失用性。

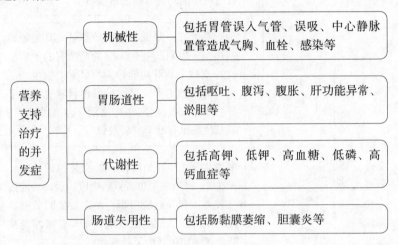

营养支持治疗的并发症
- 机械性 —— 包括胃管误入气管、误吸、中心静脉置管造成气胸、血栓、感染等
- 胃肠道性 —— 包括呕吐、腹泻、腹胀、肝功能异常、淤胆等
- 代谢性 —— 包括高钾、低钾、高血糖、低磷、高钙血症等
- 肠道失用性 —— 包括肠黏膜萎缩、胆囊炎等

【营养支持治疗并发症的预防与处理】

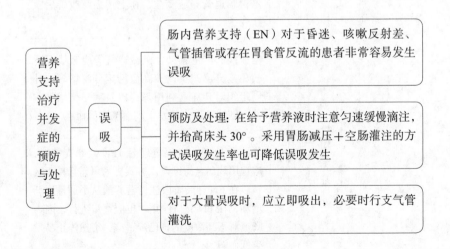

营养支持治疗并发症的预防与处理 —— 误吸
- 肠内营养支持（EN）对于昏迷、咳嗽反射差、气管插管或存在胃食管反流的患者非常容易发生误吸
- 预防及处理：在给予营养液时注意匀速缓慢滴注，并抬高床头30°。采用胃肠减压＋空肠灌注的方式误吸发生率也可降低误吸发生
- 对于大量误吸时，应立即吸出，必要时行支气管灌洗

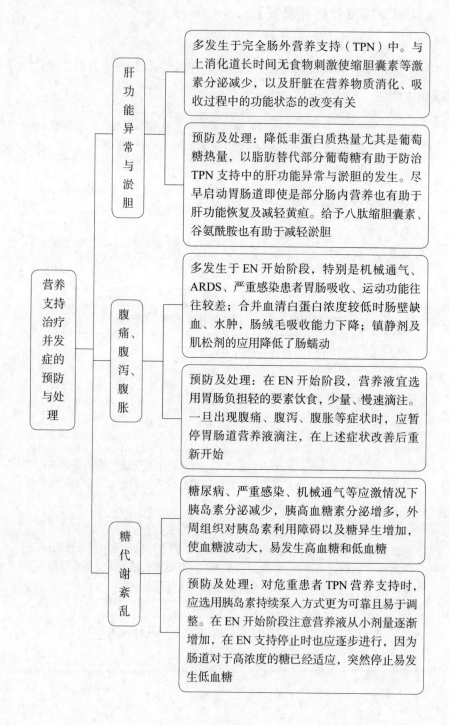

营养支持治疗并发症的预防与处理

肝功能异常与淤胆
- 多发生于完全肠外营养支持（TPN）中。与上消化道长时间无食物刺激使缩胆囊素等激素分泌减少，以及肝脏在营养物质消化、吸收过程中的功能状态的改变有关
- 预防及处理：降低非蛋白质热量尤其是葡萄糖热量，以脂肪替代部分葡萄糖有助于防治TPN支持中的肝功能异常与淤胆的发生。尽早启动胃肠道即使是部分肠内营养也有助于肝功能恢复及减轻黄疸。给予八肽缩胆囊素、谷氨酰胺也有助于减轻淤胆

腹痛、腹泻、腹胀
- 多发生于EN开始阶段，特别是机械通气、ARDS、严重感染患者胃肠吸收、运动功能往往较差；合并血清白蛋白浓度较低时肠壁缺血、水肿，肠绒毛吸收能力下降；镇静剂及肌松剂的应用降低了肠蠕动
- 预防及处理：在EN开始阶段，营养液宜选用胃肠负担轻的要素饮食，少量、慢速滴注。一旦出现腹痛、腹泻、腹胀等症状时，应暂停胃肠道营养液滴注，在上述症状改善后重新开始

糖代谢紊乱
- 糖尿病、严重感染、机械通气等应激情况下胰岛素分泌减少，胰高血糖素分泌增多，外周组织对胰岛素利用障碍以及糖异生增加，使血糖波动大，易发生高血糖和低血糖
- 预防及处理：对危重患者TPN营养支持时，应选用胰岛素持续泵入方式更为可靠且易于调整。在EN开始阶段注意营养液从小剂量逐渐增加，在EN支持停止时也应逐步进行，因为肠道对于高浓度的糖已经适应，突然停止易发生低血糖

第十九章　呼吸系统
急危重症患者的护理

第一节　急危重症患者的一般护理

呼吸系统急危重症患者一般都安置在重症监护室内，首先，应按急危重症患者的要求做好其身心护理，促进患者早日康复。

【保持清洁，防止交叉感染】

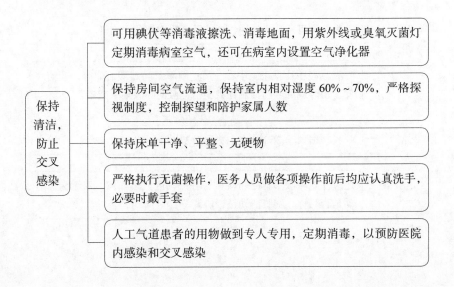

保持清洁，防止交叉感染

- 可用碘伏等消毒液擦洗、消毒地面，用紫外线或臭氧灭菌灯定期消毒病室空气，还可在病室内设置空气净化器
- 保持房间空气流通，保持室内相对湿度60%～70%，严格探视制度，控制探望和陪护家属人数
- 保持床单干净、平整、无硬物
- 严格执行无菌操作，医务人员做各项操作前后均应认真洗手，必要时戴手套
- 人工气道患者的用物做到专人专用，定期消毒，以预防医院内感染和交叉感染

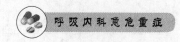

【协助患者】

协助患者
- 重症呼吸疾病患者往往呼吸肌无力，痰液黏稠，痰液不易排出，应鼓励神志清楚的患者经常改变体位，指导并教会患者进行有效的咳嗽、咳痰，同时给予正确的胸背部叩击
- 病情较重者，定时给予翻身、拍背，必要时人工吸痰
- 翻身拍背时应防止各种导管的滑脱以及非计划性导管拔出等意外

【生命体征监测】

生命体征监测
- 二氧化碳潴留和缺氧可引起肺性脑病，出现神志障碍
- 低氧血症和高碳酸血症还可使心跳加快，并可导致心律失常、传导阻滞和心跳停止
- 轻度缺氧和二氧化碳潴留可使血管收缩、静脉回心血量增加及心率加快等，使心输出量增加，血压升高
- 严重持续缺氧和二氧化碳潴留则可损害心血管功能而使血压下降
- 呼吸频率可反映患者通气功能及呼吸中枢的兴奋性
- 呼吸减慢往往见于碱中毒、严重缺氧及高碳酸血症等，颅脑病变、镇静或麻醉药抑制呼吸中枢也可使呼吸频率减慢
- 呼吸频率大于 25 次 / 分，提示呼吸功能不全
- 还应注意呼吸节律是否规则，呼吸幅度大小如何，双侧胸廓运动是否对称、胸腹活动是否协调等

【压疮的护理】

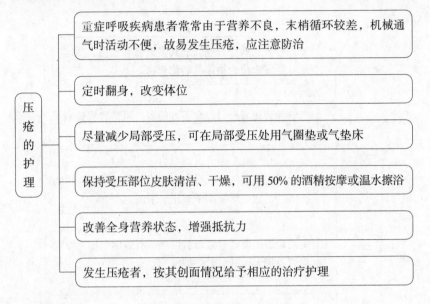

压疮的护理

- 重症呼吸疾病患者常常由于营养不良，末梢循环较差，机械通气时活动不便，故易发生压疮，应注意防治
- 定时翻身，改变体位
- 尽量减少局部受压，可在局部受压处用气圈垫或气垫床
- 保持受压部位皮肤清洁、干燥，可用50%的酒精按摩或温水擦浴
- 改善全身营养状态，增强抵抗力
- 发生压疮者，按其创面情况给予相应的治疗护理

【口腔护理】

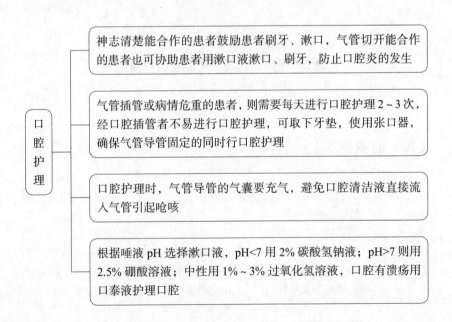

口腔护理

- 神志清楚能合作的患者鼓励患者刷牙、漱口，气管切开能合作的患者也可协助患者用漱口液漱口、刷牙，防止口腔炎的发生
- 气管插管或病情危重的患者，则需要每天进行口腔护理2～3次，经口腔插管者不易进行口腔护理，可取下牙垫，使用张口器，确保气管导管固定的同时行口腔护理
- 口腔护理时，气管导管的气囊要充气，避免口腔清洁液直接流入气管引起呛咳
- 根据唾液pH选择漱口液，pH<7用2%碳酸氢钠液；pH>7则用2.5%硼酸溶液；中性用1%～3%过氧化氢溶液，口腔有溃疡用口泰液护理口腔

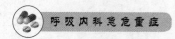

【营养支持】

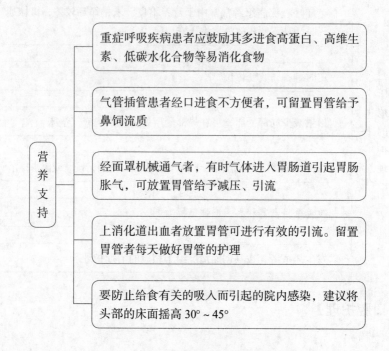

营养支持

- 重症呼吸疾病患者应鼓励其多进食高蛋白、高维生素、低碳水化合物等易消化食物
- 气管插管患者经口进食不方便者，可留置胃管给予鼻饲流质
- 经面罩机械通气者，有时气体进入胃肠道引起胃肠胀气，可放置胃管给予减压、引流
- 上消化道出血者放置胃管可进行有效的引流。留置胃管者每天做好胃管的护理
- 要防止给食有关的吸入而引起的院内感染，建议将头部的床面摇高 30° ~ 45°

第二节　人工气道的护理

【鼻、面罩护理】

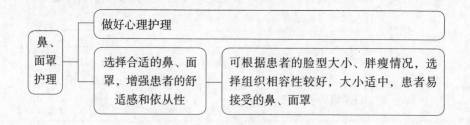

鼻、面罩护理

- 做好心理护理
- 选择合适的鼻、面罩，增强患者的舒适感和依从性 — 可根据患者的脸型大小、胖瘦情况，选择组织相容性较好，大小适中，患者易接受的鼻、面罩

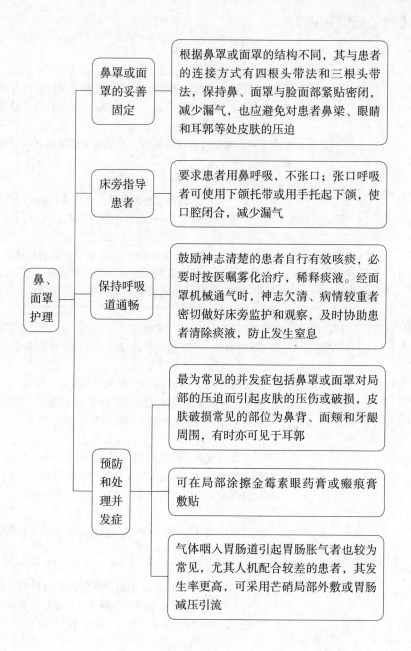

鼻罩或面罩的妥善固定——根据鼻罩或面罩的结构不同，其与患者的连接方式有四根头带法和三根头带法，保持鼻、面罩与脸面部紧贴密闭，减少漏气，也应避免对患者鼻梁、眼睛和耳郭等处皮肤的压迫

床旁指导患者——要求患者用鼻呼吸，不张口；张口呼吸者可使用下颌托带或用手托起下颌，使口腔闭合，减少漏气

保持呼吸道通畅——鼓励神志清楚的患者自行有效咳痰，必要时按医嘱雾化治疗，稀释痰液。经面罩机械通气时，神志欠清、病情较重者密切做好床旁监护和观察，及时协助患者清除痰液，防止发生窒息

预防和处理并发症——最为常见的并发症包括鼻罩或面罩对局部的压迫而引起皮肤的压伤或破损，皮肤破损常见的部位为鼻背、面颊和牙龈周围，有时亦可见于耳郭

可在局部涂擦金霉素眼药膏或瘢痕膏敷贴

气体咽入胃肠道引起胃肠胀气者也较为常见，尤其人机配合较差的患者，其发生率更高，可采用芒硝局部外敷或胃肠减压引流

鼻、面罩护理

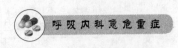

【气管插管护理】

气管插管护理

妥善固定气管导管
经鼻气管插管者可将小纱带经双侧面颊部，绕过枕后在耳郭上方打结，不能压住耳郭，固定牢靠。经口腔气管插管者应选用适当的牙垫，将牙垫和导管固定。牙垫比气管导管略粗些，避免患者咬扁导管。然后将导管用胶布固定在面颊皮肤上

经常检查气管导管插入的深度
一般经鼻插管留在鼻腔外的导管 3 ~ 4cm，经口腔插管则有 5 ~ 6cm 长的导管留在口腔外

及时发现并预防气管导管滑出
神志清醒的患者，做好心理护理，防止患者自行拔管，躁动患者可用约束带固定手、脚密切观察，加强保护措施。翻身时应保护好气管导管，防止滑出

适时湿化吸痰
吸痰是对气管切开患者最重要的护理措施，湿化是保持人工气道通畅、为吸痰提供良好的条件的重要措施

气囊充气和定时放气
一般每间隔 3 ~ 4 小时将气囊内气体放掉，持续 3 ~ 5 分钟，以减少气囊对气管黏膜的压迫。气囊放气前应先行将导管内、口腔和咽喉部分泌物清除

放气后的气囊应重新充气，其压力不得太大，可采用最小漏气技术，即充气后不产生导管四周漏气，又使气管所承受的压力最小（气囊压力 ≥ 15mmHg）

充气量应做好记录。气囊放气或拔除气管插管前应吸引气囊上方的分泌物

导管拔除后观察和护理
拔管后一般禁食 12 ~ 24 小时，或将胃管留置 12 ~ 24 小时，防止过早进食而误吸。拔管后应指导患者发音和进食，教会患者发音 "E"，进食时取坐位

注意有无会厌水肿、喉痉挛等并发症。为预防喉头水肿，可短期静脉滴注或喉头喷雾糖皮质激素。认真记录监护记录单或特护单

【气管切开护理】

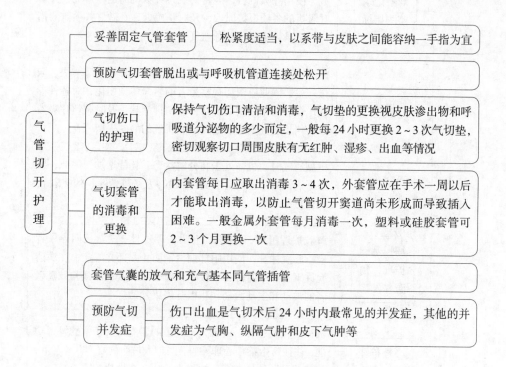

气管切开护理 ── 妥善固定气管套管 ── 松紧度适当，以系带与皮肤之间能容纳一手指为宜

├ 预防气切套管脱出或与呼吸机管道连接处松开

├ 气切伤口的护理 ── 保持气切伤口清洁和消毒，气切垫的更换视皮肤渗出物和呼吸道分泌物的多少而定，一般每 24 小时更换 2~3 次气切垫，密切观察切口周围皮肤有无红肿、湿疹、出血等情况

├ 气切套管的消毒和更换 ── 内套管每日应取出消毒 3~4 次，外套管应在手术一周以后才能取出消毒，以防止气管切开窦道尚未形成而导致插入困难。一般金属外套管每月消毒一次，塑料或硅胶套管可 2~3 个月更换一次

├ 套管气囊的放气和充气基本同气管插管

└ 预防气切并发症 ── 伤口出血是气切术后 24 小时内最常见的并发症，其他的并发症为气胸、纵隔气肿和皮下气肿等

第三节　机械通气的护理

在机械通气过程中，为确保其有效性和安全性，医护人员应掌握呼吸机的监测技术，加强气道管理，预防解除患者心理障碍，才能减少并发症的发生，缩短机械通气时间。

【一般护理】

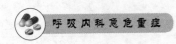

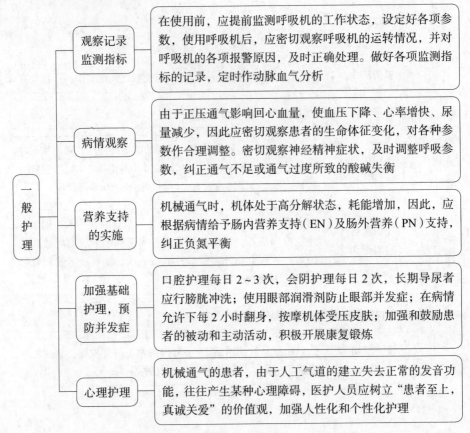

一般护理

观察记录监测指标: 在使用前，应提前监测呼吸机的工作状态，设定好各项参数，使用呼吸机后，应密切观察呼吸机的运转情况，并对呼吸机的各项报警原因，及时正确处理。做好各项监测指标的记录，定时作动脉血气分析

病情观察: 由于正压通气影响回心血量，使血压下降、心率增快、尿量减少，因此应密切观察患者的生命体征变化，对各种参数作合理调整。密切观察神经精神症状，及时调整呼吸参数，纠正通气不足或通气过度所致的酸碱失衡

营养支持的实施: 机械通气时，机体处于高分解状态，耗能增加，因此，应根据病情给予肠内营养支持（EN）及肠外营养（PN）支持，纠正负氮平衡

加强基础护理，预防并发症: 口腔护理每日2~3次，会阴护理每日2次，长期导尿者应行膀胱冲洗；使用眼部润滑剂防止眼部并发症；在病情允许下每2小时翻身，按摩机体受压皮肤；加强和鼓励患者的被动和主动活动，积极开展康复锻炼

心理护理: 机械通气的患者，由于人工气道的建立失去正常的发音功能，往往产生某种心理障碍，医护人员应树立"患者至上，真诚关爱"的价值观，加强人性化和个性化护理

【人工气道的护理】

1. 气管插管的护理

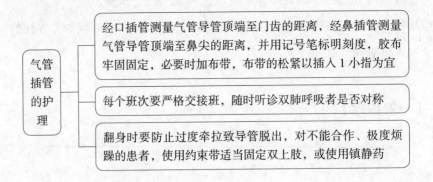

气管插管的护理: 经口插管测量气管导管顶端至门齿的距离，经鼻插管测量气管导管顶端至鼻尖的距离，并用记号笔标明刻度，胶布牢固固定，必要时加布带，布带的松紧以插入1小指为宜

每个班次要严格交接班，随时听诊双肺呼吸者是否对称

翻身时要防止过度牵拉致导管脱出，对不能合作、极度烦躁的患者，使用约束带适当固定双上肢，或使用镇静药

2. 气囊的护理

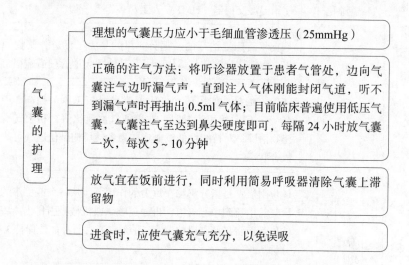

气囊的护理

理想的气囊压力应小于毛细血管渗透压（25mmHg）

正确的注气方法：将听诊器放置于患者气管处，边向气囊注气边听漏气声，直到注入气体刚能封闭气道，听不到漏气声时再抽出 0.5ml 气体；目前临床普遍使用低压气囊，气囊注气至达到鼻尖硬度即可，每隔 24 小时放气囊一次，每次 5~10 分钟

放气宜在饭前进行，同时利用简易呼吸器清除气囊上滞留物

进食时，应使气囊充气充分，以免误吸

3. 气管切开的护理

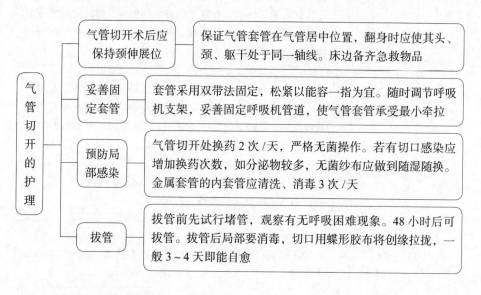

气管切开的护理

气管切开术后应保持颈伸展位：保证气管套管在气管居中位置，翻身时应使其头、颈、躯干处于同一轴线。床边备齐急救物品

妥善固定套管：套管采用双带法固定，松紧以能容一指为宜。随时调节呼吸机支架，妥善固定呼吸机管道，使气管套管承受最小牵拉

预防局部感染：气管切开处换药 2 次 / 天，严格无菌操作。若有切口感染应增加换药次数，如分泌物较多，无菌纱布应做到随湿随换。金属套管的内套管应清洗、消毒 3 次 / 天

拔管：拔管前先试行堵管，观察有无呼吸困难现象。48 小时后可拔管。拔管后局部消毒，切口用蝶形胶布将创缘拉拢，一般 3~4 天即能自愈

4. 保持呼吸道通畅

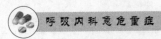

	人工气道湿化	常用的有电热恒温蒸汽发生器法、气管内直接滴注加湿法、使用温湿交换器（HME、人工鼻）等
保持呼吸道通畅	胸部物理治疗	是支气管康复治疗的一部分，目的是为了促进分泌物的排出。胸部体疗常常与雾化吸入和其他呼吸道管理措施相结合
		体位、翻身：如病情允许应取半坐卧位（床头抬高30°～45°）；定时给患者翻身，改善通气血流比值，利于气道分泌物清除；对持续性低氧血症的患者使用俯卧位通气可改善氧合状态
		体位引流：是指分泌物在重力的作用下，从一个或更多的肺段气管引流到中心气道，再通过咳嗽或机械吸引排出。每种体位都应将患侧肺段放置高于脊柱，通常每种体位保持3～5分钟
		拍背和叩背法：手掌微屈呈杯状，沿支气管大致走向，从下往上，从外向内，叩击患者胸壁。一般认为叩拍力可通过胸壁传到气道，将支气管壁上的分泌物松解，然后随患者咳嗽排出体外。患者多呈侧卧位，操作持续5～10分钟，频率5次/秒，2～3次/天
		振颤：患者取平卧或侧卧位，治疗者以双手交叉取位于肺底部，随患者呼气做自下而上的按摩振颤动作。此法通过手的快速振动，使胸壁简短地压缩，换气量增加，呼气流速加快，末梢支气管内的痰液冲向中枢气管内。频率3～5次/秒
	人工气道的吸引	由于加压呼吸妨碍了纤毛运动，使分泌物滞留，人工吸引成为清除气道内分泌物的唯一方法
		吸痰前评估：掌握有效的吸痰指征，如呼吸机气道压力升高，患者咳嗽或有呼吸机对抗，肺部听诊有痰鸣音，血氧饱和度下降等
		吸痰注意事项：吸痰前后给予纯氧，可有效防止低氧血症发生；选择小于插管直径一半的吸痰管，吸引负压不得>6.67kPa。一次吸痰10～15秒。吸痰过程中密切监测心率、心律、血压、氧饱和度；动作轻柔，注意无菌操作

【无创机械通气的护理】

1. 面罩的选择

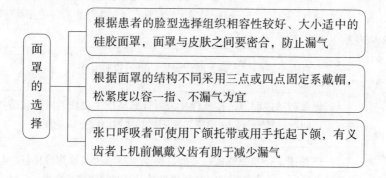

面罩的选择

- 根据患者的脸型选择组织相容性较好、大小适中的硅胶面罩，面罩与皮肤之间要密合，防止漏气
- 根据面罩的结构不同采用三点或四点固定系戴帽，松紧度以容一指、不漏气为宜
- 张口呼吸者可使用下颌托带或用手托起下颌，有义齿者上机前佩戴义齿有助于减少漏气

2. 机械通气的护理

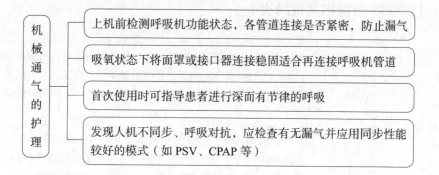

机械通气的护理

- 上机前检测呼吸机功能状态，各管道连接是否紧密，防止漏气
- 吸氧状态下将面罩或接口器连接稳固适合再连接呼吸机管道
- 首次使用时可指导患者进行深而有节律的呼吸
- 发现人机不同步、呼吸对抗，应检查有无漏气并应用同步性能较好的模式（如 PSV、CPAP 等）

3. 呼吸道的护理

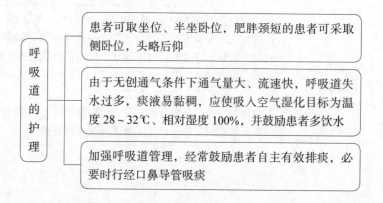

呼吸道的护理

- 患者可取坐位、半坐卧位，肥胖颈短的患者可采取侧卧位，头略后仰
- 由于无创通气条件下通气量大、流速快，呼吸道失水过多，痰液易黏稠，应使吸入空气湿化目标为温度 28～32℃、相对湿度 100%，并鼓励患者多饮水
- 加强呼吸道管理，经常鼓励患者自主有效排痰，必要时行经口鼻导管吸痰

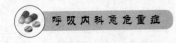

4. 并发症的防治及护理

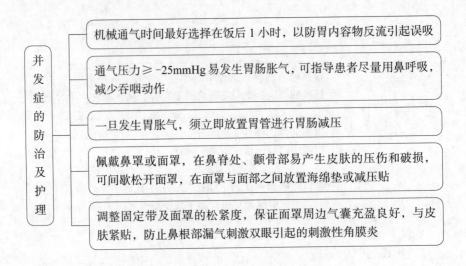

并发症的防治及护理

- 机械通气时间最好选择在饭后 1 小时，以防胃内容物反流引起误吸
- 通气压力 ≥ -25mmHg 易发生胃肠胀气，可指导患者尽量用鼻呼吸，减少吞咽动作
- 一旦发生胃胀气，须立即放置胃管进行胃肠减压
- 佩戴鼻罩或面罩，在鼻脊处、颧骨部易产生皮肤的压伤和破损，可间歇松开面罩，在面罩与面部之间放置海绵垫或减压贴
- 调整固定带及面罩的松紧度，保证面罩周边气囊充盈良好，与皮肤紧贴，防止鼻根部漏气刺激双眼引起的刺激性角膜炎

【预防呼吸机相关性肺炎】

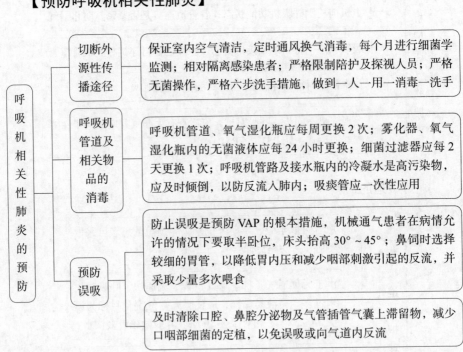

呼吸机相关性肺炎的预防

- 切断外源性传播途径
  - 保证室内空气清洁，定时通风换气消毒，每个月进行细菌学监测；相对隔离感染患者；严格限制陪护及探视人员；严格无菌操作，严格六步洗手措施，做到一人一用一消毒一洗手
- 呼吸机管道及相关物品的消毒
  - 呼吸机管道、氧气湿化瓶应每周更换 2 次；雾化器、氧气湿化瓶内的无菌液体应每 24 小时更换；细菌过滤器应每 2 天更换 1 次；呼吸机管路及接水瓶内的冷凝水是高污染物，应及时倾倒，以防反流入肺内；吸痰管应一次性应用
- 预防误吸
  - 防止误吸是预防 VAP 的根本措施，机械通气患者在病情允许的情况下要取半卧位，床头抬高 30° ~ 45°；鼻饲时选择较细的胃管，以降低胃内压和减少咽部刺激引起的反流，并采取少量多次喂食
  - 及时清除口腔、鼻腔分泌物及气管插管气囊上滞留物，减少口咽部细菌的定植，以免误吸或向气道内反流

【呼吸机撤离后的护理】

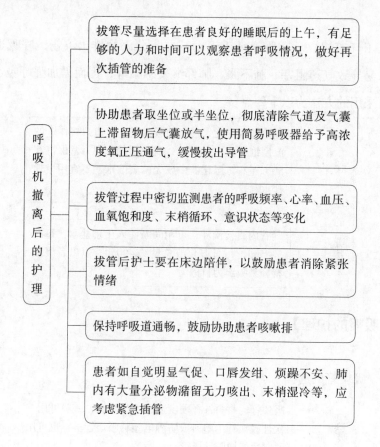

呼吸机撤离后的护理
- 拔管尽量选择在患者良好的睡眠后的上午，有足够的人力和时间可以观察患者呼吸情况，做好再次插管的准备
- 协助患者取坐位或半坐位，彻底清除气道及气囊上滞留物后气囊放气，使用简易呼吸器给予高浓度氧正压通气，缓慢拔出导管
- 拔管过程中密切监测患者的呼吸频率、心率、血压、血氧饱和度、末梢循环、意识状态等变化
- 拔管后护士要在床边陪伴，以鼓励患者消除紧张情绪
- 保持呼吸道通畅，鼓励协助患者咳嗽排
- 患者如自觉明显气促、口唇发绀、烦躁不安、肺内有大量分泌物潴留无力咳出、末梢湿冷等，应考虑紧急插管

第四节　吸痰的护理

建立人工气道使用机械通气的患者不能有效的咳嗽、咳痰，为保持呼吸道通畅，减少气道阻力，防止肺不张等并发症，最为重要的护理措施是湿化吸痰。

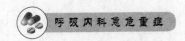

【呼吸道的湿化方法】

人工气道建立后呼吸道纤毛运动减弱，分泌物排出不畅，呼吸道失水增多，易导致气道阻塞、肺不张、肺部继发感染等，因而需加强呼吸道的湿化。可采用的方法为以下两点。

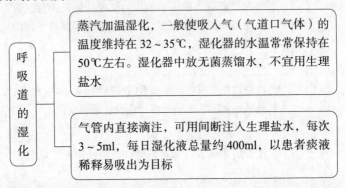

呼吸道的湿化
- 蒸汽加温湿化，一般使吸入气（气道口气体）的温度维持在 32～35℃，湿化器的水温常常保持在 50℃左右。湿化器中放无菌蒸馏水，不宜用生理盐水
- 气管内直接滴注，可用间断注入生理盐水，每次 3～5ml，每日湿化液总量约 400ml，以患者痰液稀释易吸出为目标

【吸痰的护理】

1. 吸痰管的选择

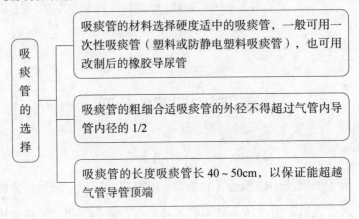

吸痰管的选择
- 吸痰管的材料选择硬度适中的吸痰管，一般可用一次性吸痰管（塑料或防静电塑料吸痰管），也可用改制后的橡胶导尿管
- 吸痰管的粗细合适吸痰管的外径不得超过气管内导管内径的 1/2
- 吸痰管的长度吸痰管长 40～50cm，以保证能超越气管导管顶端

2. 吸痰注意事项

吸痰的注意事项

- 严格无菌操作，吸痰前洗手或带一次性手套

- 吸痰前适当提高吸 O_2 浓度，持续 1~2 分钟

- 吸痰动作要迅速，每次吸痰时间不宜超过 10~15 秒

- 吸痰负压不得超过 50mmHg

- 吸痰管插入的深度应掌握在刚超过气管内导管顶端为好，吸痰时鼓励患者咳嗽，使气道分泌物咳至气管内导管，吸痰的手法为左右旋转，向上提拉，动作要轻柔

- 吸痰时严密观察病情，尤其缺氧的情况

- 吸痰后高浓度（100%）吸氧至少 5 次深呼吸

- 当痰液稠厚不易吸出时，可注入 5ml 生理盐水于导管内，然后用简易呼吸器加压通气数次，使注入液体深入小支气管中，促进痰液稀释，再充分吸痰

- 正确判断吸痰时机，掌握适时吸痰技术。根据听诊判断患者痰液的位置、性状适时吸痰；根据体位改变，血氧饱和度监测情况，气道压力的变化及咳嗽症状适时吸痰。一般吸痰间隔时间为 0.5~2 小时吸引 1 次

- 预防吸痰引起的并发症，如缺氧、心律失常、低血压、气管黏膜受损、出血、肺不张、继发感染等

- 口腔、鼻咽部或气囊上分泌物的吸引，应在气管导管内分泌物吸引后方可进行

- 气管导管气囊定时放气，应先吸引口腔、鼻咽部或气囊上分泌物，另外换一根吸痰管，然后在气囊放气的同时吸引气管内痰液

- 吸痰装置及用物应个人专用，橡胶吸痰管应定时煮沸消毒

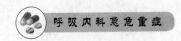

呼吸内科急危重症

【密闭式吸痰方法与护理】

除了上述的传统经典的开放式吸痰外，近年来国内外开展了一种新的吸痰方法——密闭式吸痰。

密闭式吸痰方法与护理

传统吸痰方法需将呼吸机与患者人工气道暂时分离，中断机械通气和加重缺氧可导致动脉血氧饱和度下降，心率加快，尤其是应用 PEEP 的患者，由于气道突然减压使上述症状加重，甚至引起心肌缺氧、心律不齐，乃至心跳骤停等并发症

传统的吸痰方法需做吸痰前准备工作，如倒冲洗液、打开吸痰管、连接吸引管、戴无菌手套，机械通气患者需脱开呼吸机等

采用密闭式吸痰管吸痰时，由于吸痰管外套有透明薄膜，不需戴无菌手套，也不需要脱开呼吸机及停止机械通气，打开吸引器即可吸痰，能即刻满足患者的吸痰需求，又减少了外源性感染机会，从而降低肺部感染率，延迟了肺部感染发生的时间

密闭式吸痰管不会因痰液喷出而影响其他患者和医护人员，避免交叉感染，保护了患者和医护人员的安全；一根密闭吸痰管可以反复多次使用，吸痰时不需要每次更换；一人即可完成整个吸痰过程，从而大大地减少了人力

362

参考文献

[1] 陈平，诸兰艳. 呼吸系统疑难病例解析［M］. 北京：人民卫生出版社，2013.

[2] 肖毅，蔡柏蔷. 呼吸内科疑难病例析评：协和医生临床思维例释［M］. 北京：中国协和医科大学出版社，2013.

[3] 胡红. 临床呼吸内科医师速查手册［M］. 北京：科学技术文献出版社，2013.

[4] 王建，师华华，冯玉斌. 常见病临床诊疗丛书：呼吸系统危重症［M］. 北京：化学工业出版社，2013.

[5] 吴昌归，李志奎. 西京呼吸与危重症医学科临床工作手册［M］. 西安：第四军医大学出版社，2012.

[6] 王荣英，霍书花，苏建玲. 内科急危重症救治关键［M］. 南京：江苏科学技术出版社，2011.

[7] 冯起校. 呼吸与危重症医学科必读［M］. 北京：人民卫生出版社，2012.

[8] 赵立. 呼吸内科急重症与疑难病例诊治评述［M］. 北京：人民卫生出版社，2012.